权威·前沿·原创

皮书系列为

“十二五”“十三五”“十四五”时期国家重点出版物出版专项规划项目

BLUE BOOK

智库成果出版与传播平台

健康公益蓝皮书

BLUE BOOK OF HEALTH PHILANTHROPY

中国健康公益发展报告（2023）

ANNUAL REPORT ON CHINA HEALTH PHILANTHROPY (2023)

清华大学健康中国研究院
清华大学公益慈善研究院 / 组织编写

主　编 / 王　名　尤　红

副主编 / 蔡桂全　刘海龙

社会科学文献出版社
SOCIAL SCIENCES ACADEMIC PRESS (CHINA)

图书在版编目（CIP）数据

中国健康公益发展报告 . 2023 / 王名，尤红主编
. --北京：社会科学文献出版社，2023. 10
（健康公益蓝皮书）
ISBN 978-7-5228-2348-5

Ⅰ. ①中… Ⅱ. ①王… ②尤… Ⅲ. ①健康-关系-社会福利事业-研究报告-中国-2023 Ⅳ. ①R161 ②D632. 1

中国国家版本馆 CIP 数据核字（2023）第 161081 号

健康公益蓝皮书
中国健康公益发展报告（2023）

主　　编 / 王　名　尤　红
副 主 编 / 蔡桂全　刘海龙

出 版 人 / 冀祥德
组稿编辑 / 刘骁军
责任编辑 / 刘同辉　陈　荣
责任印制 / 王京美

出　　版 / 社会科学文献出版社 · 集刊分社（010）59367161
地址：北京市北三环中路甲 29 号院华龙大厦　邮编：100029
网址：www. ssap. com. cn
发　　行 / 社会科学文献出版社（010）59367028
印　　装 / 天津千鹤文化传播有限公司

规　　格 / 开 本：787mm × 1092mm　1/16
印 张：27.25　字 数：409 千字
版　　次 / 2023 年 10 月第 1 版　2023 年 10 月第 1 次印刷
书　　号 / ISBN 978-7-5228-2348-5
定　　价 / 168. 00 元

读者服务电话：4008918866

健康公益蓝皮书编委会

主要编撰者简介

王　名　博士，毕业于日本名古屋大学。现任清华大学公共管理学院教授、博士生导师，清华大学公益慈善研究院院长，《中国非营利评论》主编。主要研究领域为公益慈善、社会组织与社会治理。已发表中英文学术论文百余篇，著有《中国社团改革》《中国民间组织30年》《建言者说》《社会组织论纲》《社会组织与社会治理》《非营利组织管理》《中国社会组织1978~2018》等专著。

尤　红　博士，现任清华大学万科公共卫生与健康学院、清华大学健康中国研究院卓越访问教授，吉林大学教授。主要研究领域为高等医学教育、康复管理、健康公益。曾担任卫生部、教育部、中国残联等多项课题组组长，并撰写论文40余篇，编写或参编著作数本。曾担任白求恩医科大学党委副书记兼副校长，卫生部新闻办公室主任，中国康复研究中心（北京博爱医院）党委书记兼首都医科大学康复医学院院长，中国残联办公厅主任、中国残联康复部主任，中国狮子联会会长，白求恩医科大学北京校友会会长。

蔡桂全　博士，毕业于日本东北大学，现任清华大学公共管理学院博士后、助理研究员。主要研究领域为健康公益、社会保障、健康经济学等。在《人口学刊》、《东北亚论坛》、《中国非营利评论》、*The China Nonprofit Review* 等核心期刊发表论文多篇，在中国社会科学院日本研究所主编的《日本经济蓝皮书》撰写报告4篇，撰写和参与《少子老龄化社会与家庭》《中国自贸发展报告》等专著6本。

刘海龙　北京理工大学管理学博士，清华大学公共管理博士后。现任北京工商大学商学院副教授、硕士生导师。主要研究领域为企业社会责任、公益慈善、定性比较分析。已发表学术论文40余篇，获评全国百篇优秀管理案例，出版《媒体参与企业社会责任治理：理论建构与经验实证》《基金会绿皮书：中国基金会发展独立研究报告（2017）》《面向未来——“公益科学教育”论丛》等著作。

摘　要

本书以改革开放以来活跃在我国医疗卫生及大健康领域的公益慈善力量为研究对象，提出“健康公益”的范畴并尝试进行概念建构，尽可能对健康公益所涉领域进行全覆盖的扫描。全书分为总报告、专题篇和案例篇三部分。

总报告是本书的概论。我们尝试从历史、现实和面向未来三大视角，系统分析从旧医改到新医改，进而到全面推进健康中国战略的历史进程中，医疗卫生和大健康领域的公益慈善力量在贯彻以人民健康为第一导向的原则进程中，是如何一步步迭代更新，形成充满活力、灵活多样并跨界合作的健康公益力量的。本书基于大数据，尝试呈现较为系统和结构化的“数说健康公益”，努力展示其整体样貌。

专题篇是本书的主体。我们借用健康中国战略的四大支柱，把专题篇分为“健康生活篇”“健康服务篇”“健康保障篇”“健康环境篇”四个专题，分别从儿童青少年心理健康、残疾人康复、医务社工、安宁疗护、老龄人群健康、大病救助、医疗救助、突发公卫事件以及国际化实践等主题切入，努力涵盖健康公益在健康中国战略整体进程中具代表性的活动领域和行动对象，系统梳理其发展脉络、运营机制和现状，并有针对性地对存在的不足和问题提出了建议。

案例篇是本书的特色。我们围绕健康公益尝试展示鲜活多彩的案例，其中既有基金会开展的相关公益项目的传统案例，也有以好心情平台为代表的数字化健康公益等前沿案例，有公共 AED 案例，有“食育”主题的健康养生案例，有资助医学研究的案例，有基层乡村医疗援助案例，有精神障碍患者家庭的 CAFF 花园案例。

总之，作为健康公益的第一个年度研究报告，本书在进行概念建构的同时尝试在较为宏观的整体视角开展基本扫描，为下一步更加深入的研究提供初步的框架和方向。

关键词： 健康公益　公益慈善　医疗卫生与大健康

序

以健康公益为题，探讨健康中国战略下的公益实践，是本书的独特视角。主编和作者团队邀我作序，有感于这个富有创意的选题，我欣然应允。

我曾服务于世界卫生组织（WHO），深谙健康领域是各种公益组织和公益项目非常活跃的领域，WHO 也是联合国体系中最早与各类 NGO 建立稳定咨商关系并持续开展深度合作的机构之一。在中国，改革开放 40 多年来，以各类社会组织为主体的公益慈善事业蓬勃发展，医疗卫生和大健康是其中最为活跃的领域之一，本书尝试以健康公益为题系统梳理和总结这方面的发展及其经验，是很有价值的探索，希望能够做好。

中国有着五千年的悠久历史，在中华优秀传统文化中，孕育着健康公益的深刻思想和丰富实践。如文中所述，健康公益的本源与《周易》所倡导的自强不息、厚德载物、遏恶扬善、迁善改过等思想密切相关。扁鹊、华佗、张仲景、孙思邈、宋慈、李时珍等历代名医传颂天下、照耀千古，《黄帝内经》、《伤寒论》、《本草纲目》等医书博大精深、享誉世界。因此提及健康公益，必溯源文化根脉，中华优秀传统文化乃健康公益的总根脉和大源流。

总之，健康公益这一富有创意的主题不仅具有实践意义、理论意义和政策意义，也有着深厚的历史文化意义。希望并祝愿这一主题的研究继续下去，为健康中国的国家战略添砖加瓦。

陈冯富珍

2023 年 10 月 10 日

前　言

公益慈善等社会力量在健康领域的作用日益凸显，公益慈善与健康事业的相向发展与深度融合成为必然。打造共建共治共享的社会治理格局、全面建成多层次社会保障体系等一系列战略部署，有效地促进了公益慈善事业在贫困救济、医疗救助、扶老助残等领域的高质量发展。

本书以健康公益概念为基础，聚焦改革开放以来，公益慈善在卫生健康领域的发展历程、公益慈善参与健康中国战略和多层次医疗保障制度体系建设的机制与影响等问题，对健康领域的公益慈善力量和公益慈善实践的进展进行了宏观、中观和微观层面的系统分析，为推动健康中国战略以及多层次医疗保障制度建设提出具有科学性、针对性的思路。

全书分为总报告、专题篇和案例篇三个部分，共十八篇报告。总报告通过历史制度主义的架构系统梳理公益慈善与健康领域相融合发展的主要特点，并通过较为系统和结构化的数据呈现其整体样貌。专题篇参照了健康中国战略的主要架构和涉及的领域，系统梳理了儿童青少年心理健康、残疾人康复、医务社工、安宁疗护、老龄人群健康、医疗救助、突发公共卫生事件应对以及国际化实践等健康公益的发展脉络、运作机制和现状，对其不足和问题进行了比较全面的探讨。案例篇通过各种鲜活案例，呈现出健康公益实践的典型性和代表性。因此，本书既可供公共卫生与健康、公益慈善等相关领域的研究人员使用，也可供政府相关部门和从事健康与公益事业的业界人士参考。

清华大学公共管理学院教授、清华大学公益慈善研究院院长王名，清华大学万科公共卫生与健康学院、清华大学健康中国研究院卓越访问教授尤红、汪宁，海南亚洲公益研究院执行院长黄浩明，指导全书的写作并负责审定，清华大学公益慈善研究院助理研究员、博士后蔡桂全和北京工商大学商学院副教授刘海龙负责组织和协调撰写工作。来自清华大学万科公共卫生与健康学院、清华大学健康中国研究院、清华大学公共管理学院、清华大学公益慈善研究院、北京大学第六医院（精神卫生研究所）、首都医科大学公共卫生学院、中国人民大学中国社会保障中心、海南亚洲公益研究院、北京社会管理职业学院（民政部培训中心）、哈尔滨医科大学卫生管理学院、杭州师范大学公共卫生学院等的研究团队，以及中国医院协会、清华大学附属北京清华长庚医院、北京白求恩公益基金会、韩红爱心慈善基金会、首都保健营养美食学会、深圳市恒晖公益基金会、深圳市职业病防治院、北京易善信用管理有限公司、好心情健康产业集团有限公司等行业机构团队具体负责本书相关章节的写作。本书写作过程中，得到了清华大学万科公共卫生与健康学院、清华大学健康中国研究院、中国社会福利基金会小爱慈善计划、好心情健康产业集团有限公司、葆婴有限公司、康宝莱（中国）保健品有限公司的大力资助和支持，在此表示诚挚的谢意。此外，还需要感谢社会科学文献出版社刘骁军编审以及刘靖悦等各位编辑为本书出版付出的辛劳。

由于本书内容仍属于一个探索性的全新范畴，我们的研究水平也有待进一步提高，不足之处在所难免，恳请广大读者批评指正。

梁万年

2023 年 9 月 22 日于清华

目录

Ⅰ 总报告

Ⅱ 专题篇

Ⅲ 案例篇

皮书数据库阅读**使用指南**

总 报 告

General Reports

B.1 健康公益：健康中国的新境界

王 名 尤 红 蔡桂全*

摘 要： 本报告提出健康公益的概念，旨在总结改革开放以来特别是近10多年来各种致力于人民健康的民间非营利的社会公益活动，探析其中相应的公益资源配置、公益运作机制、公益产出和相应的受益状况，揭示健康公益发展中体现的若干重要的趋势性、本质性的规律，并对影响和推进健康公益发展的政策、法规及制度/体制进行总体研判。我们的基本观点是：改革开放40多年来，健康公益随着我国的经济社会发展、改革开放深化和社会转型的展开，总体上经历了一个从自下而上到上下结合的曲折发展过程，与医改的进程大体相当。近年来在新医改和政策体制的推动下，健康公益呈现出蓬勃发展和创新迭代的繁荣景象，逐渐

* 王名，清华大学公共管理学院教授、博士生导师，清华大学公益慈善研究院院长，主要研究领域为公益慈善、社会组织与社会治理；尤红，清华大学万科公共卫生与健康学院、清华大学健康中国研究院卓越访问教授，吉林大学教授，主要研究方向为高等医学教育、康复管理、健康公益；蔡桂全，清华大学公共管理学院博士后、助理研究员，主要研究方向为健康公益、社会保障、健康经济学等。

呈现应对不同问题、引领不同趋势、共生且依次迭代等三种主要形态：一是以各类社会组织为主体、以动员社会资源为主流、以扶助弱势群体为主要使命的公益型健康公益；二是以非营利的医疗机构及城乡社区为主要载体、以多元主体共建共治共享为主要特征、以推进大健康为主要使命的健康型健康公益；三是伴随互联网、大数据等新技术的发展应用出现的融健康与公益于一体、富有社会创新特征、以健康公益为主要使命的融合型健康公益。

本报告在明确界定健康公益基本概念的基础上，从历史视角分析健康公益演进及发展的三个主要阶段，基于案例深入探析健康公益在资源配置、运作机制、产出及受益等方面的发展现状和主要特征，在实证基础上总结健康公益发展的若干重要趋势，最后提出相应的政策研判和建议。

关键词： 健康公益　医疗卫生制度改革　体制支持

一　健康公益的基本概念

健康公益是我们在长期跟踪和调查研究基础上用来把握当下以及未来中国公益慈善事业发展与社会创新趋势的一个实践性的概念。当前以医疗、康复、养老、疫情防控、公共卫生等为代表的大健康成为各类慈善资源、慈善组织和慈善项目最为集中的领域，也是各种社会创新空前活跃的地方。我们基于实证调研和案例研究的观察分析，提出“健康公益”的概念，尝试较为清楚地概括和把握在健康领域里公益实践发展与社会创新的普遍性现象及其中所反映出的若干重要的趋势。

要全面、深入、完整地把握健康公益，至少要从二个层面解释这一概念。

（一）健康公益的基本词义

首先简要梳理一下“健康”和“公益”的词义。

健康与公益本是两个词语。

健康，英文为 health 或 wellness。世界卫生组织（WHO）在其宪章中关于健康的经典定义是：“健康乃是一种在身体上、心理上和社会上的完满状态，而不仅仅是没有疾病和虚弱的状态。”① 据此，健康指的是人在身体、精神和社会等方面都处于良好的状态。

公益，英文为 public welfare 或 philanthropy，通常指公众利益或社会利益，为区别于公共利益，强调其具有非政府性、非营利性及公众参与的志愿性，常与慈善并用，称为“公益慈善”。2016 年颁布的《慈善法》，将慈善与公益等同起来，定义为“自然人、法人和其他组织以捐赠财产或者提供服务等方式，自愿开展的”扶贫、济困，扶老、恤病、助残等六个方面的公益活动。

因此，健康与公益本来是两个词，有两重词义：健康义在人，公益义在事。合为一体，则健康公益强调人和事两个方面，意指为改善人的健康状况而开展的公益活动，即健康公益。

（二）健康公益的四大本义

健康公益的本质到底是什么？让我们回到中华文化的思想境界中。健、康、公、益四个字可以拆开来释义，它们在中华传统文化中都有着源远流长且博大精深的蕴意，乃从我们古代文明中走来。

1. 健者，乾之道也

健者，乾之道也。《周易》首卦为乾。《说卦》云：乾者，健也。清华校训引用乾卦象辞中“自强不息”四个字，表达的就是君子所应有的“天

---

① World Health Organization，WHO remains firmly committed to the principles set out in the preamble to the constitution［EB/OL］，https：//www. who. int/about/governance/constitution，2022-10-20.

行健”之自强精神。

是故，“健”的本质是乾卦所彰显的自强不息精神，这种精神强调以天为大道，行如君子，自强不息，如天道一样光明正大，意志坚定，刚强劲健，奋发上进，永不懈怠。

2. 康者，坤之德也

康者，坤之德也。“康”字本义为通达顺畅。《尔雅·释宫》曰：五达谓之康。康合《周易》坤卦之德。坤卦象辞“厚德载物”，强调君子应有“地势坤”之厚德精神。《文言传》曰：君子敬以直内，义以方外；黄中通理，正位居体，美在其中，而畅于四肢；发于事业，美之至也。

是故，“康”的本质是坤卦所强调的厚德载物精神。厚德载物所以通达顺畅，不仅有身体和心理的通达顺畅，而且有内在精神与品德、外在社会关系与事业的通达顺畅。

3. 公者，遏恶扬善也

公者，大有之遏恶扬善也。“公”字本义为公正无私。《春秋》曰：公之为言公正无私也。公合《周易》大有卦之遏恶扬善。《序卦》云：与人同者物必归焉，故受之以大有。大有卦辞元亨。《文言传》曰：元者善之长也，亨者嘉之会也。《象辞》曰：君子以遏恶扬善，顺天休命。《杂卦》云：大有，众也。

是故，“公”的本质是大有卦所强调的遏恶扬善精神。遏恶扬善所以公正无私，只有不断促进境界的升维，包括财富的不断升维、人的不断升维和社会的不断升维，才能达至“自天佑之，吉无不利”的至善境界。

4. 益者，迁善改过也

益者，迁善改过也。《周易》《益卦》云：损上益下，民悦无疆；自上下下，其道大光。《系辞》曰：益，德之裕也；长裕而不设；益以兴利。《象辞》曰：君子见善则迁，有过则改。朱熹释此为“迁善改过”以长善。

是故，“益”的本质是益卦所强调的迁善改过精神。这种精神强调没有最好，只有更好，所以见到善行必迁而从之，才能更好益善；人皆有过，所以有了过失必悔而改之，才能少过益善。

总之，健康公益不仅有如前述之词义和三种形态，更可追溯其本源之义，即乾道之自强不息，坤德之厚德载物，大有之遏恶扬善，益之迁善改过，具备这四个方面，才堪称健康公益。

具体而言，我们理解，健康公益在本质上指向四个不同的维度：

“健”字指向健康公益的当事者主体维度，无论是捐赠者、志愿者、服务者、受益者还是其他利益相关者，作为当事者都有其自身的主体性；“健”字强调相关主体向内的意志、心态、念力和信力等，此为乾道天道。故，健康公益的第一个本质含义，是自强不息。

“康”字指向健康公益的身体、心理、社会等客体维度，强调厚德载物以至通达顺畅，包括身体物理上和生理上的通达顺畅，心理、品性、精神乃至灵性上的通达顺畅，各种社会关系、社会交往、事业人生等方面的通达顺畅。故，健康公益的第二个本质含义，是通达顺畅。

“公”字指向健康公益的客观功能维度，强调健康公益无论对于相关主体还是相关客体，在客观功能上都有两个基本作用：一为遏恶，遏制内心之恶，去除身体、心理及社会的疾患；二为张扬内心之善，发扬身体、心理及社会之善。故，健康公益的第三个本质含义，是遏恶扬善。

“益”字指向健康公益的主观效能维度，强调健康公益的基本价值取向，在于见善则迁，有过则改，在于不断地通过迁善改过迭代升级，从而逐步实现主体的完善和客体的完美，以至至善。故，健康公益的第四个本质含义，是迁善改过。

因此，自强不息、通达顺畅、遏恶扬善、迁善改过，是健康公益的本质。

二　健康公益的形成与发展

长期以来，人们对于健康的理解多停留在身体的无病状态。1989 年，世界卫生组织对健康重新定义：

健康乃是一种在身体上、心理上和社会上的完满状态，而不仅仅是没有疾病和虚弱的状态。[①]

从这个健康定义上来看，健康是立身之本，是追求幸福的起点，也是人民永恒不变的追求。定义转变的这一进程，也显现出人民对健康的需求呈现出更全面、更多样、更多层次以及更具有个性化的特点。与之对应，市场、政府和社会作为健康供给侧的三大主体，在历史巨轮中不断发生变化：一方面，它们的内部驱动力要求它们不断扩大健康供给以满足需求；另一方面，它们在外部约束条件下不断调整三者之间供给的方式。健康公益，一种全新的健康供给方式，便是在供需两端的动态变化过程中应时代而生的，进而逐步成为引领着市场和政府进行自我纠正的重要角色，呈现越来越清晰可见的生命力。

（一）健康公益的“史前期”：计划经济体制下的健康供给

这一时期堪称健康公益的“史前期”，大体从新中国成立至改革开放前。

新中国成立伊始，百废待兴。我国的经济体制参考学习了苏联成熟的计划经济体制。计划经济的优势在于，能够尽可能把极有限的资源汇聚起来，投放到最需要发展的地方。如此，资源使用的收益率就等于计划经济的效率，资源投放收益率越高，计划经济体制就越有效率。然而，计划经济实现高效运作的前提，是政府能够正确掌握一切信息，即信息完全对称，否则，政府如果无法掌握全部信息，把稀缺的资源错误投放，那么轻则浪费资源，重则造成重大经济损失，后果难以设想。

计划经济体制具体到健康领域，即政府能够正确掌握人民对健康的所有需求，并针对需求进行有效健康供给。事实上，在当时整个经济发展水平相

---

① World Health Organization, WHO remains firmly committed to the principles set out in the preamble to the constitution [EB/OL], https: //www.who.int/about/governance/constitution, 2022-10-20.

当低的形势下，计划经济体制的健康供给应该说是比较有效的。具体看，首先是基本构建了覆盖面较为广泛且完整的公有制健康供给网络与体系。一是在城市和乡村分别建立了以县医院为龙头、以乡镇卫生院为枢纽、以村卫生室为基础的三级医疗服务网络，医疗机构与行政等级挂钩，实行严格的双向转诊制度，使健康供给的可及性得到大幅提高；二是逐步建立了包括卫生防疫、妇幼保健、地方病控制、国境卫生检验检疫机构在内的、基本完整的公共卫生体系。由于几乎所有的医疗机构与公共卫生体系都统一归国家所有，因此二者并无利益冲突，促使形成了良好协作机制，向全国人民提供廉价和稳定的基本健康产品与服务。

其次，确定了健康作为非营利公共品的定位。由各级政府、行政部门及国有企业兴办的医院，其目标是提高公众健康水平，而不在营利。与此同时，无论是城市里的公费医疗、劳动保险和病人欠费基金制度还是农村合作医疗制度，都根植于当时公有制的经济特性，这些制度的资金基本都是由政府、国营企业或农村集体负责承担。在计划经济下，无论在城市还是乡村，医疗几乎免费，患者一般只需支付少量的药品费用即可享受医疗服务。因此，中国仅仅用了 GDP 的 3%左右的卫生投入，婴儿死亡率和人均寿命就发生了巨大变化：前者从新中国成立初期的 200‰下降至 34‰，后者从 35 岁提高到 68 岁。人民的健康水平取得了显著提高，不少国民综合健康指标更是达到了中等收入国家的水平，被一些国际机构评价为发展中国家医疗卫生工作的典范。①

虽然计划经济体制下的健康供给模式在当时资源约束下取得了不错的成效，但仍存在很大局限。如上文所述，政府作为唯一的健康供给主体，在供需两端信息不对称的情况下，计划经济体制下的健康供给就可能会引发供给不足、供过于求或供需错配等一系列问题。尽管政府清楚地知道健康是全体人民共同的诉求，但受制于有限的资源，在构建健康供给体系的广度或提高

---

① 国务院发展研究中心：《对中国医疗卫生体制改革的评价与建议》，http://chinaps.cass.cn/zhtjj/dzgylwstzdggdplyjy/201506/t20150623_ 2363619.shtml，最后访问日期：2022 年 11 月 28 日。

健康供给质量之间只能是二选一，选择了构建覆盖面广泛的健康供给体系就必然降低健康供给的质量。在经济相对落后的地区，健康服务体系不健全，保障水平十分有限，难以满足所有患者的需求。不仅如此，计划经济体制下的健康制度，一方面不能激发健康供给侧的主观能动性，难以维持健康供给侧的效率；另一方面又由于医疗几乎不用自费，患者的“道德风险”必然在一定程度上导致健康资源浪费，这对于当时极其有限的健康资源而言也是难以承受的压力。

由此可见，在既不存在市场机制，又缺乏社会系统支撑的背景下，人民对于健康的需求在相当程度上是很难被满足的。政府尽其所能地建构了基本完整的健康供给体系，将健康作为基本公共品努力保障其供给，但由于资源短缺和制度不完备，健康供给只能维持在最基本的层面，并不能满足更高层次、更高水平、更广泛和多样化的健康需求。从这个角度看，尽管作为基本公共品的健康供给得到了较为全面的保障，计划经济体制下的健康供给不足是整体性、根本性和全方位的，这两个方面，都是计划经济体制的必然产物。而随着计划经济体制的终结，整体性的健康供给不足和基本健康供给的保障这两个方面，都面临巨大的挑战。

（二）健康公益的形成期：旧医改催生的新供给

这一时期大体从改革开放至2003年前后。

1978年，改革开放促进了中国发展，中国经济逐步从过去的计划经济体制转向既能发挥市场运行机制作用又能发挥社会主义制度优越性的社会主义市场经济体制。1984年8月卫生部起草的《关于卫生工作改革若干政策问题的报告》指出：“必须进行改革，放宽政策，简政放权，多方集资，开阔发展卫生事业的路子，把卫生工作搞活。”自此以后，改革春风吹到了老百姓最关切的健康领域，一场轰轰烈烈的医疗卫生改革正式拉开了序幕。所谓医疗卫生改革，实际上就是以健康市场需求为导向，发挥市场竞争优胜劣汰的作用，实现医疗资源的合理配置和效率最大化，从而实现“调动各方面的积极性，改善服务态度，提高服务质量和管理水平，有利于防病治病，便民利民。医院的改革要坚持正确的治疗原则，注意合理用药和合理的检查，避免浪费”的卫生工作改革目标。①

1. 供求关系发生剧烈变化

首先看健康供给侧。一是健康供给的所有制基础从计划经济时期的单一公有制变为多种所有制并存，二是计划经济时期的公费医疗保障制度基本瓦解。在市场机制下新增的健康供给带有明显的“排他性”和“竞争性”，同时政府不断弱化自身在健康领域的主导地位，大幅度缩减了非营利健康公共品的供给。其次看健康需求侧。一方面，健康商品与服务价格的迅速上升降低了百姓非刚性健康需求。另一方面，随着经济不断发展和人民生活水平的提高，人们健康和医疗基本需求持续增长。

2. 社会问题日益突出

健康供求关系严重失衡带来了一系列突出的社会问题，主要表现为：第一，城乡之间健康资源严重失衡，矛盾日益凸显。资本驱动下的新增健康资源集中在较发达的城镇地区，使得乡村在基本医疗保障方面回归底线的原始状态，广大农村的健康供给变得更加匮乏。据统计，21 世纪初，我国医疗资源的 80%集中在城市，而广大农村地区则不足 20%。第二，居民医疗支出结构失衡，个人及家庭医疗负担不断加重。据统计，1978 年到 1998 年 20 年间，卫生经费总费用节节攀升，个人及家庭卫生支出占比从 20.4%增加至超过 50%，而政府卫生支出占比从 32.2%下降至不足 15%。②第三，看病贵、看病难成为广泛的社会问题。由于医疗机构的逐利倾向，药品、医疗器械生产流通秩序混乱，政府监管不足，以及公共财政投入不足，医保发展缓慢等，看病贵、看病难成为 21 世纪初突出的社会问题。第四，人民的整体健康水平止步不前甚至倒退。旧医改的结果不仅如上所述，在计划经济时代已经成功控制的一些传染病、地方病开始死灰复燃，人民的整体健康水平未达到预期。2000 年，世界卫生组织对 191 个成员国卫生总体绩

---

① 《国务院批转卫生部关于卫生工作改革若干政策问题的报告的通知》，http：//app.reformdata.org/print.php？contentid=5234，最后访问日期：2022 年 11 月 28 日。

② 中华人民共和国卫生部编《中国卫生统计年鉴》，中国协和医科大学出版社，2009。

效评估排序中，中国仅列第 144 位；在卫生筹资与分配公平性的评估排序中，中国列第 188 位。

对此，学术界产生了激烈的争辩。一部分学者认为这是“市场失灵”，认为市场机制引入医疗卫生领域，必然会加重患者的医疗负担，使看病贵问题日益凸显，加剧医患矛盾。另一部分学者则认为政府并没有完全退出对医疗资源的掌控。政府对公共卫生投入不足，监管与公共政策有所缺失。但从事实上来看，公平性下降和宏观效率的低下应该是市场和政府双双失灵共同导致的后果。它不仅影响到国民的健康，也带来了诸如贫困、公众不满情绪增加、群体间关系失衡等一系列社会问题。①

3. 社会组织逐渐兴起

改革开放后，呈现勃勃生机的非营利组织进入健康领域，开始填补政府和市场留下的供给空缺，一种全新的健康供给形态——以非营利组织为主体，主要面向弱势群体提供健康服务的健康公益开始出现在中华大地上。

最先是中国红十字会得到国务院批准，作为人民卫生救护团体在北京、上海、天津等 10 个城市恢复工作，揭开了改革开放后公益类非营利组织恢复发展的序幕。此后，中国儿童少年基金会②、中国残疾人福利基金会、中国癌症研究基金会、中国医学基金会、中国初级卫生保健基金会、中国肝炎防治基金会等参与公益性健康供给的基金会纷纷成立。一个通过基金会募集资金并开展健康公益活动的热潮很快形成。例如，中国儿童少年基金会通过向贫困地区的女童、育龄妇女等群体提供小额无偿资助，进而间接地改善诸如女性生殖健康等健康状态；中国残疾人福利基金会则直接面向残疾人等弱势群体，致力于开展社会福利活动；中国肝炎防治基金会则配合政府的健康

---

① 陈永正、李珊珊、黄滢：《中国医改的几个理论问题》，《财经科学》2018 年第 1 期，第 76~88 页。

② 中国儿童少年基金会由中国福利会、中国人民保卫儿童全国委员会、全国妇联、全国总工会、共青团中央、全国青联、中国文联、中国科协、中华全国体育总会、全国侨联、全国工商联共同发起成立，首任会长为康克清。该基金会通过接受社会捐赠推动儿童和少年福利事业的发展。据报道，该基金会成立不到一年就接受社会各界捐赠 340 万元，主要用于中国儿童少年活动中心建设和资助边远少数民族地区的少儿福利事业。

相关的规划，如肝炎预防规划，推动偏远、贫困地区的整体健康水平提高。据统计，这一时期围绕卫生领域开展活动的基金会占全部基金会的 30%，其中，主要集中在残疾人救助、扶贫开发、计划生育、妇女儿童等社会福利方面的占 22%，直接用于卫生领域的占 8%。

同一时期，一批国际民间组织也开始进入中国，带来了丰富的经验。

在基金会和境外民间组织提供资源支持的同时，一批民间自发的致力于健康公益的社会服务机构陆续诞生。1985 年，在广州出现了一家面向智障儿童特殊教育的公益组织——广州至灵学校，工人出身的孟维娜在香港一家慈善组织的指导和帮助下创办了这个大陆第一家开展特殊教育的公益组织，她后来又创办了致力于智障青年创业的社会企业广州慧灵，扎根社区开展面向智障人士的公益服务，并将这种健康公益服务的模式推广到北京、西安、天津、重庆等二十多个城市。1993 年，一家名为“星星雨”的非营利组织诞生在北京，一批家长和专业人士发起为孤独症儿童及其家庭提供服务的活动，发动家长和社会共同为孤独症患者撑起一片蓝天。至 2004 年，他们共筹集 230 万元资金，帮助了全国 2000 多个孤独症儿童的家庭。先天性脆骨症患者于海波在 1990 年代中期主持开通对残疾人开展心理支持的公益咨询电话“心语热线”，并创办以志愿者为中心的公益组织“心语协会”。此外如云南生育健康研究会（1994）、向阳儿童发展中心（1996）、云南戴托普（1998）、北京丰台区利智中心（2000）等，如雨后春笋般出现。一批批致力于健康公益服务的草根组织开始活跃在中华大地上，他们自发地组织起来，动员社会资源和各种可能的专业资源，面向健康领域里的各种弱势人群如智障者、孤独症患者、残疾者、戒毒者等，探索走出一条靠社会力量支撑健康公益供给的新路子。以“星星雨”为例，1993 年成立之初，全中国仅有 3 名权威医生诊断过孤独症，在教育领域，无论是学校还是医疗机构，都没有一家机构能够给孤独症儿童提供服务以及相关信息。“星星雨”围绕孤独症儿童学习并探索积极干预的措施。“星星雨”的老师自主研发了面向孤独症儿童的初步课程与课型设计，为 3~12 岁的孤独症儿童开设“行为训练”（ABA）课程。在中国台湾资深社工、北京师范大学特教中心提供语言障碍的训练等培训以后，“星星雨”开始将服务形式转变为“家长培训中心制”，探索更适合中国家庭环境特点的模式，初步建立了每年四期家长培训班的模式，实行“反馈式”追踪服务制度。这一系列的改进引起国际上的关注，“星星雨”先后得到了日本、德国、美国、加拿大等多个国家的专业培训，进一步科学地完善了 ABA 课程，建立了家长考试制度。通过这一连串的学习和改进，大幅提高了家长对孤独症儿童的养育能力并促进行业的健康发展。和“星星雨”一样，这一时期的草根公益组织一方面紧扣服务对象的需求，另一方面多方筹集社会资源；一方面引入国际先进的健康服务模式和经验，另一方面不断探索创新专业服务模式，使出浑身解数，多方求援多面发力，积极探索，逐渐走出了一条自下而上面向弱势人群开展健康公益服务的道路。

（三）健康公益的扩展期：新医改带来的新公益

1. 新医改回归“公益”

2005 年 7 月，国务院发展研究中心发布《对中国医疗卫生体制改革的评价与建议》，报告指出，医改“在某些方面也取得了进展，但暴露的问题更为严重。从总体上讲，改革是不成功的”，需要承认，中国改革开放以来医疗市场化改革是重新走了一遍早已被理论和各国实践充分证明了的错误道路，这种倾向必须纠正。[①] 这一结论标志着我国的第一次医改基本告一段落。以 2006 年 9 月由国家发改委、卫生部共同牵头，财政部、人力资源和社会保障部等 11 个部委参加的医药卫生体制改革部际协调工作小组的成立为标志，新一轮医改方案的研究制定的帷幕正式拉开了。在长达三年多时间里多次严格论证后，新医改纲领性文件《中共中央　国务院关于深化医药卫生体制改革的意见》（中发〔2009〕6 号）终于在 2009 年 4 月 6 日由新华社正式向社会发布，标志着中国正式迈入新医改的新征程。新医改的内容广

---

① 《对中国医疗卫生体制改革的评价与建议（概要和重点）》［EB/OL］，国务院发展研究中心课题组，http：//chinaps. cass. cn/zhtjj/dzgylwstzdggdplyjy/201506/t20150623_2363619. shtml，最后访问日期：2022 年 11 月 28 日。

泛而深刻，但最本质的要求就是致力于将健康供给回归“公益性”这一正确轨道之中，提高老百姓健康需求的可及性。

2. 践行公益的新形态

旧医改时期，由于中国并没有发展社会组织的传统和经验，相关法律、法规不健全，非营利机构的组织管理模式难以开展，在新医改重回“公益性”这一根本方针引导下，需要不断地恢复和加大作为非营利性公共品的健康供给。在《医药卫生体制改革近期重点实施方案（2009—2011 年）》中，明确了将推进公立医院改革、健全基层医疗卫生服务体系作为改革重点。[①] 为此，进行公立医院改革，扩大非营利医院成为新医改中不得不直面的重要挑战。在这一背景下，健康公益不再止步于社会组织，大量公立医院回归非营利性这一实践过程，孵化出一种新型的健康公益形态，即由政府、市场和社会共建共治共享的新型非营利健康公益业态，其中最为典型的当数非营利公立医院践行社会责任、慈善医院的发展以及社区医疗服务体系的出现。

（1）公立医院践行社会责任

医院本身的行业特征决定着其本身在一定程度上履行着社会责任。但在旧医改时期，公立医院的公益性被淡化，削弱了医疗卫生服务的可及性，导致医疗费用大幅上涨，是造成群众“看病难，看病贵”的主要原因之一。从公众角度来看，公立医院作为社会资源，应承担更多的社会责任，以更好地满足更多群众的健康需求。

在对旧医改进行不断反思之际，一些公立医院敢于率先践行社会责任，尝试探索了回归公益之路。2008 年，山东省立医院在国内没有先例的情况下，通过引进社工理念，在紧密结合医务工作的基础上，成立医务社会工作办公室，成为山东省医疗卫生系统首家设立医务社会工作办公室的医院，也是全国最早成立医务社会工作办公室的医院之一。在医务社会工作办公室的

① 《医药卫生体制改革近期重点实施方案（2009—2011 年）》［EB/OL］，中华人民共和国国家卫生健康委员会，http：//www. nhc. gov. cn/wjw/gfxwj/201304/48fd1871876b401e9047004f2905048f. shtml，最后访问日期：2022 年 11 月 29 日。

指引之下，该医院成立了全省首家医疗卫生系统志愿者服务联络站，制定了比较完善的志愿者服务和管理制度。通过招募社会各界爱心人士，组建志愿者队伍，走进社区、医院和病房，提高广大群众健康素养，为就诊患者服务。基于志愿者的实践经验，2012 年，山东省立医院成立“义工之家”，开创“社工+义工”模式，以病人为中心，借助社会人力资源来服务于医院的需求。发展至今，山东省立医院已有注册志愿者 3634 人，院内设置志愿服务岗位 30 个，成立志愿者服务队 35 支，仅 2015 年在院长特派岗、大型医疗救助等活动中的志愿服务就达到 5960 人次，共计服务 26015 小时。然后，在医务社会工作办公室下成立了惠民工作办公室，专门从事贫困病人的医疗救助工作。为减轻患者的经济负担，主动联系多家公益基金会和爱心企业，设立救助项目。先后得到了微笑列车基金会、神华公益基金会、爱佑慈善基金会等基金会和交通银行、伊利、拜耳等企业的支持，设置了髋关节脱位特困患儿救助、瓷娃娃罕见病关爱基金、先天性心脏病患儿救助基金、贫困肾衰竭透析救助、幸福天使基金、小天使基金等 20 余个救助项目，资助了来自贫困家庭的唇腭裂、白血病、先天性心脏病、成骨不全症、白内障等疾病的患者，救助金额数千万元。这些“爱心基金”的设立，拓展了救助项目的领域，在缓解贫困病人“燃眉之急”的同时，节约了医院医疗成本，传递了社会关怀，并且利于社会公益文化的建设和医院社会正面形象的树立。①

除了公立医院在回归“公益性”道路上的社会责任实践之外，新医改强调公立医院遵循公益性质和社会效益原则这一要求②，也催生了与生俱来就带有“公益性”基因的公立医院，由清华大学与北京市共建共管的大型综合性公立医院——北京清华长庚医院，在建设和运营过程中得到了台塑企业和台湾长庚纪念医院的无私捐助和援建。因此，北京清华长庚医院开院之

① 《勇于承担社会责任，彰显公立医院公益性》[EB/OL]，山东省立医院，http://www.sph.com.cn/Html/News/Articles/289.html，最后访问日期：2022 年 11 月 30 日。

② 赵婉文、吴财聪、罗敏、欧阳霞、林伟吟、卢帅、颜洁环、王鑫睿：《广东省不同等级公立医院社会责任现状分析》，《现代医院》2018 年第 2 期，第 164~167 页。

初即提出了要践行公立医院的公益性的目标。行胜于言，北京清华长庚医院先后走进青海玉树、果洛，四川甘孜，新疆乌鲁木齐等地，进行肝包虫病的医疗支援工作，救治当地复杂危重虫癌患者并展开教学指导，帮助多地设立肝包虫病治疗中心；并在院内设立肝包虫病的专项救治基金，该基金已成功帮扶多名患者，为他们减轻手术负担。医院多科行动，走进云南、内蒙古、河北、河南，开展对点帮扶，达成多项技术合作协议。设立清华长庚发展基金和社会服务基金，募集社会善款发展临床医学并救助困难患者。响应健康中国行动，医院每年举办近百场健康公益讲座和义诊活动。2016 年 3 月，北京清华长庚医院启动了社会服务基金项目，先后资助了多名肝包虫病患者、小耳症患者、需要人工耳蜗植入的患者等。2014 年开院至今，共举办 130 场公益活动，在 2017 年荣获了“中国公益影响力医院”。[①]

大量的案例表明，公立医院将社会责任与医院发展战略相结合，在做好本职工作的同时，投入专业和时间资源，积极地开展社会公益活动，扩大社会效益，是履行社会责任的有效路径。可以说，公立医院履行社会责任是基本医疗服务重回“公益性”正确轨道上的重要体现。

（2）慈善医院的发展与壮大

慈善医院并不是新医改的产物，在医疗卫生市场化改革进程中，健康公益活动掀起的浪潮使得向弱势群体和特殊群体提供基本的医疗服务的活动受到了政府部门与社会公众越来越多的关注，催生了诸多致力于满足弱势群体和特殊群体健康需求的慈善性医疗服务机构。其中，在新医改鼓励社会参与办医政策支持下，出现了公益组织与医院有效联合、利用自身技术优势开展有针对性的公益活动的慈善医院，这些医院在全国各地蓬勃发展。

1990 年 11 月，杭州整形医院韩凯、林静医师发起了专门为贫困家庭的头面部畸形及唇腭裂患儿提供免费治疗的公益慈善组织。翌年 5 月，该组织第一次在杭州整形医院开展活动以后，通过“微笑行动专项基金”这一全

① 《北京清华长庚医院荣获“中国公益影响力医院”》，［EB/OL］，北京清华长庚医院，http：//www. btch. edu. cn/xxdt/xwdt/26770. htm，最后访问日期：2022 年 12 月 1 日。

国性公募平台和杭州整形医院汇聚社会各界爱心，打造了一支由高度专业化的优秀医务人员及社会各界爱心人士组成的志愿者队伍，成为以公益慈善为唯一宗旨的非营利性组织。此后，中国微笑行动在30余个省市地区（包括新疆喀什、阿克苏，西藏拉萨、那曲等边远、高海拔地区）派出超过160支志愿医疗队，为26968名贫困家庭的患儿和患者提供了免费手术。2007年11月，中国微笑行动在杭州成立了国内第一家完全免费的医疗机构——杭州微笑行动慈善医院。到2014年，已经有15600余名全国各地贫困的头面部畸形、唇腭裂患儿和患者在该医院接受了免费手术和相关治疗。同时医院已逐渐成为国内除公立医院以外的第一家民营的非营利性整形医疗机构。①

1996年，经广州市慈善会倡议，广州市政府批准筹建一所为了在根本上缓解广州市患重大疾病的特困人士住院救治难问题的慈善医院。此外，为了妥善解决经慈善医院治疗病情相对稳定、重症疾病晚期的需临终关怀的特困病人的医疗问题，广州市慈善会和香港慈善家何耀光先生共同出资，于2004年建成“临终关怀病区”，设床位100张，专门收治重症疾病晚期需临终关怀的特困病人。临终关怀病区的建设是慈善医院特困医疗功能的延续。② 据统计，慈善医院开业以来，出院病人每年已超过5000人次，其中特困病人占40%左右。③ 至2010年底，广州市慈善医院共治愈病人43463人次，为特困病人实施手术1702台次，减免特困病人医疗费用总额达7329万元，约为20000人次提供了义诊服务，免费为50岁以上困难人士体检2200人次，免费为特困人士提供非处方药品6000份。④ 该医院的成立使特

---

① 吴卫华:《中国微笑行动暨杭州微笑行动慈善医院发展简介》，载浙江省医学会医学美学与美容分会、浙江省医学会整形外科分会、浙江省医师协会美容整形分会主编《2014年浙江省美容整形学术会议暨浙江省首届美容整形医师大会论文汇编》，2014年，第104~106页。

② 徐久:《广州市——造福特困群体 彰显慈善精神》,《社会福利》2006年第9期。

③ 杨志敏、胡学军、徐久、杨沛莲、吕玉波:《授权经营管理在广州市慈善医院的实践与体会》,《中华医院管理杂志》2007年第2期。

④《广东福彩公益金优秀项目——广州慈善医院》，央视网，http://search.cctv.com/，2013年12月8日。

困病人能够得到集中救治，成为广州市社会保障体系的重要组成部分。

此外，上海慈爱医院、宁夏慈善医院等慈善医院遍地开花，让更多的弱势群体和特殊人群在生病的时候能够得到相当程度的救助。[①] 慈善医院的出现，进一步缓解了低保对象和生活困难群众的医疗保障问题，对于完善我国的医疗服务保障体系有着非常积极的意义。

（3）社区成为健康守门人

现代化进程当中，社区逐步成了老百姓生活的基本单元，以政府、市场、社会组织为主体，以社区为载体提供系列健康供给成为人民追求健康的新趋势。社区的健康供给可以视作为“全人群”“全生命周期”进行健康管理，并为“全人群”提供符合其身心发展需求的健康服务活动。在我国老龄化程度不断加深的背景下，越来越多的社区更是视老年人为社区康养的服务主体。随着社会发展，社区的健康供给已经逐步形成了多元主体参与的格局，“时间银行”“健康社区”等以社区为载体的健康互助概念被广泛讨论，人们积极创建以社区为载体的可接续、多样化健康供给网络。[②] 例如，坐落在温州市鹿城区松台街道，由企业、团体、家庭和个人等社会各界力量共同成立的水心怀老站，利用爱心人士和社区居民的捐款改造了社区半闲置的老旧自行车车库，把其作为场地，由温州市安仁公益服务中心负责日常运营。除志愿者外，该怀老站积极鼓励和动员老年人群体参与打造能够在家门口获得的互助养老服务。同时，水心怀老站还探索“时间银行”志愿服务机制，组建养老专业服务队伍，为社区老人提供上门服务。而坐落在上海市曹杨街道的健康党建共同体则是由曹杨街道社区卫生服务中心、普陀区中心医院、普陀区精神卫生中心、普陀区红十字会、复旦大学社会发展和公共政策学院、复旦大学护理学院、上海健康医学院康复学院 7 家单位共同参与组建

① 束蓉、韩均：《我区首家慈善医院成立　贫困尿毒症、白内障患者医疗费可减免 30%》，《银川晚报》2011 年 5 月 13 日第 5 版。

② 《“健康中国”战略下的社区医养结合服务策略》［EB/OL］，中国社会科学网，https：//baijiahao. baidu. com/s? id = 1671616335539754518&wfr = spider&for = pc，最后访问日期：2022 年 12 月 2 日。

的，一方面通过社区卫生站点开设“舒心驿站”心理健康工作室，另一方面成立“曹 YOUNG 健康说”讲师团，推行“互联网+”诊疗服务，通过“线上+线下”方式，建立快速转诊绿色通道，以社区居民为对象提供高效、便捷、高质量的健康服务，提升居民健康水平。[①]

在新冠疫情肆虐时，社区作为疫情防控的第一线，其健康供给功能更是发挥了积极作用。北京西山壹号院小区居民自发组织自愿捐款，经过与居委会、物业沟通协调，利用曾经的售楼处，建了一个设有 20 张床位的临时隔离点，供确诊阳性的小区业主和物业人员进行隔离。临时隔离点由物业代管，三餐和经费则由业主的捐款保障，防疫物资和医疗垃圾处置由居委会提供支持，形成了市场、政府、居民组织三方协同合作的防疫网络，有效地向社区居民提供了健康保障。

（四）迈向健康中国新时代

在我国经济由高速增长阶段向高质量发展阶段转型之际，人民对身体健康和健康生活方式的追求与关心也正处于历史新高。以习近平同志为核心的党中央重视民众关切，把人民健康放在优先发展的战略地位，并对“健康中国”建设作出全面部署。2017 年 10 月 18 日，习近平总书记在党的十九大报告中强调，实施健康中国战略。在健康中国行动的十五个专项活动中，明确了个人、社会、政府三方作为专项活动的实践主体地位以及具体分工，进一步推动政府、市场和社会协同合作的健康供给网络的发展。新时代的健康供给模式，让人民的可及性大幅提高，充分彰显着人民健康至上的价值理念。

1. 新时代的健康供给

为进一步满足老百姓对健康的追求，政府、市场和社会始终致力于提升健康供给的能力。首先是政府方面，通过采取集中采选药品，加大公立医院

① 《高效、便捷、高质量！普陀这群健康“守门人”不一般!》［EB/OL］，上海普陀发布，https：//baijiahao. baidu. com/s？id = 1697385211666663521&wfr = spider&for = pc，最后访问日期：2022 年 12 月 2 日。

的财政补助力度等一系列举措大幅提升了基本健康供给的可及性，公益性不断增强。其次在市场领域，药品、保健食品、营养补充剂、医疗器械等“大健康”理念的产业链条已初具规模。高端医疗、医疗产业化的延伸与发展，都提高了市场化和产业化水平，并进一步刺激和释放医疗美容、私人医生和高端医疗服务等细分领域的需求。[①] 根据预测，中国的大健康产业规模可能会从 2021 年的不到 2 万亿美元增长到 2030 年的 5 万亿美元以上，年均增长率超过 10%。[②] 最后，社会领域也在这一时期迎来了具有跨时代意义的发展阶段。2016 年，我国公益慈善事业在《慈善法》《红十字会法》《企业所得税法》等相关法律颁布后，社会组织在公开募捐、慈善服务与内部治理结构以及慈善信息公开等方面有法可依、有法可循，不断规范化。社会各界参与公益的热情空前高涨，社会公益慈善组织数量、资源规模等方面都实现了飞跃式发展。值得一提的是，以追求利润最大化为目的的企业竟然发展成为中国公益慈善事业的中坚力量。

2. “互联网+健康供给”新业态

截至 2022 年 6 月，我国网民规模达 10.51 亿人，互联网普及率达 74.4%，农村地区互联网普及率为 58.8%。[③] 十亿用户接入互联网，成为全球最为庞大、生机勃勃的数字社会。在互联网大幅普及的背景下，互联网与其他行业的相互融合形成了一种可以实现生产资料优化配置和整合的新形式。

2015 年 3 月，十三届全国人大三次会议《政府工作报告》明确提出，要制定“互联网+”战略。7 月，国务院出台《关于积极推进“互联网+”行动的指导意见》，提出推广医疗卫生在线的新模式，通过互联网实现一定程度的移动医疗便捷服务，引导远程医疗服务，同时鼓励支持第三方机构与

① 曾燕：《2023 大健康行业发展趋势及市场现状分析》，中研网，https://www.chinairn.com/scfx/20230322/172930288.shtml，最后访问日期：2022 年 12 月 2 日。

② 陈泽芳：《大健康产业现状及发展趋势国家赋能大健康产业科技化》，中研网，https://www.chinairn.com/hyzx/20230414/175042679.shtml，最后访问日期：2022 年 12 月 2 日。

③ 《第 50 次〈中国互联网络发展状况统计报告〉发布》［EB/OL］，中国政府网，http://www.gov.cn/xinwen/2022-09/01/content_5707695.htm，最后访问日期：2022 年 12 月 2 日。

医疗机构合作建立医疗信息共享服务平台等意见。① 2018 年 7 月 17 日，国家卫生健康委员会和国家中医药管理局组织制定了《互联网诊疗管理办法（试行）》《互联网医院管理办法（试行）》《远程医疗服务管理规范（试行）》。中国互联网络信息中心发布的第 50 次《中国互联网络发展状况统计报告》显示，截至 2022 年 6 月，我国在线医疗用户规模达 3 亿，占网民总数的 28.5%。② 工信部、国家卫健委接着公布了“5G+医疗健康应用试点项目名单”，期望在 5G 赋能下，互联网医疗将会实现更多可能。③

社会组织的健康供给也融入了更多的科技元素，通过互联网实现公益众筹逐渐成了当前中国最具活力的公益新模式。它打破了传统的公益募资方式，改变了捐赠者必须通过基金会、公益组织等第三方机构才可以进行公益捐助的路径。这种新式传播最早出现在 2011 年，邓飞等联合其他媒体人在微博平台发起“免费午餐”活动，通过“人人网”在全国各大高校推广。2014 年，出现了一个可以通过朋友圈实现好友互助服务的平台——“轻松筹”，它的诞生给热衷于公益的爱心人士或者需要筹款的群体以帮助，他们的需求可以借助朋友圈实现以熟人为基础的逐层传播，标志着互联网众筹公益形式的出现。

然而，真正将互联网众筹公益发扬光大的契机是健康公益的需求。2016 年，主要内容与“轻松筹”类似的另一家网络众筹公司——“水滴筹”诞生，其重点推送关联平台“水滴互助”的公益社群和关联平台“水滴保”的精选保险业务的信息，以及“健康日报”与“水滴集市”等生活服务内容，其中，“发起筹款”是发起大病筹款、梦想筹款及咨询项目，以此开创了网络大病筹

---

① 《国务院关于积极推进“互联网+”行动的指导意见》［EB/OL］，中国政府网，http：//www.gov.cn/zhengce/content/2015-07/04/content_10002.htm，最后访问日期：2022 年 12 月 2 日。

② 《第 50 次〈中国互联网络发展状况统计报告〉发布》［EB/OL］，中国政府网，http：//www.gov.cn/xinwen/2022-09/01/content_5707695.htm，最后访问日期：2022 年 12 月 2 日。

③ 《互联网医疗缓解“看病难”（网上中国）》［EB/OL］，人民网，http：//finance.people.com.cn/n1/2021/1011/c1004-32249376.html，最后访问日期：2022 年 12 月 2 日。

款的模式。[①] 水滴筹面向大病救助的网络众筹方式获得了社会的广泛关注。据水滴筹平台相关业绩数据统计，2018 年水滴集团整体的注册用户数超过 5.5 亿人，其中独立付费的用户数超过了 1.6 亿人，而且水滴互助凭借超过 50%的市占率在网络健康互助行业稳居龙头位置，同时作为一个大病筹款 0 手续费的开创者继续在行业中领跑。截至 2021 年末，约有 3.94 亿用户通过水滴筹向近 240 万名大病患者捐赠了累计超过 484 亿元。[②]

3. 融合型健康公益初露端倪

正如上文所述，水滴筹的内容板块涵盖了保险业务，事实上，水滴公司并不仅是一个公益募捐的平台，其主要收入来自保险业务板块，公司财报显示，2021 年度水滴保首年保费规模达到 163.63 亿元。营收的主体主要分为保险经纪收入和技术服务收入，前者是通过销售保险产品，从保险公司获得佣金，后者是为保险机构提供技术服务，获得服务费。在 2021 年 4 月，水滴公司正式向美国证监会递交了 IPO 招股书，筹划在纽交所上市。在其招股书披露的主要股东中，腾讯持股 22.1%，还有博裕资本、高榕资本、瑞士再保险，而水滴公司的核心管理层持股 26.4%。从这一点看，运营水滴筹服务平台业务的水滴公司无疑应归属于以营利为目的的企业，但从实际业务发展的模式来看，水滴公司的客户大多数是参与过大病救助的爱心人士，换言之，公司通过医疗众筹和互助平台，为营利业务发现了庞大的潜在客户人群，进而用其营利业务的收入进一步推动非营利业务的发展，形成一种良性循环。

2020 年 2 月 25 日，中共中央、国务院发布《关于深化医疗保障制度改革的意见》，提出建立以基本医疗保险为主体，医疗救助为托底，补充医疗保险、商业健康保险、慈善捐赠、医疗互助共同发展的医疗保障制度体系。

---

① 穆昊杰、施延吉：《“轻松筹”的微信公益众筹之路探析》，《新闻研究导刊》2016 年第 18 期，第 342~343 页。肖雯雯：《微信公益众筹之路探析——以水滴筹为例》，《传播力研究》2017 年第 8 期，第 121 页。

② 《3.94 亿水滴筹用户累计捐赠超过 484 亿元》［EB/OL］，《工人日报》，https：//baijiahao.baidu.com/s? id=1728096727357569454&wfr=spider&for=pc，最后访问日期：2022 年 11 月 28 日。

由此可见，公益慈善力量已成为我国医疗保障体系中不可或缺的重要一环。在这一背景下，水滴公司更加积极地响应政府号召，作为社会力量积极参与由医保、商保、政府救助、公益基金和社会救助构建的多层次保障体系的探索实践。由此可见，水滴筹这类新型健康供给主体，并不是传统意义上的社会组织，因为其主体涉及的业务无法明确地区分“营利性”和“非营利性”，并且它又积极地融入政府构建的新型健康供给网络之中。这类主体跳出了“公益型或健康型健康公益”的模式，呈现出一种融健康与公益于一体、富有社会创新特征、以健康供给为主要使命的融合型健康公益。

三　健康公益现状及特征

长期以来，健康领域的供给往往局限于政府与市场二元主体，这是因为政府可借助国家权力的强制性来配置健康资源，使之可以有序运行和发展；相对而言，市场力量则可以通过市场机制促进健康资源的优化配置。但是从改革开放 40 多年历史发展的脉络来看，健康领域仅仅靠政府和市场二元运作是行不通的，大量弱势群体和特殊人群的健康需求无法得到基本满足。在这一背景下，社会中的个体或组织凭借自发的公共精神、公共责任以及公民意识，主动承担一定的健康供给的职责，进而不断完善和拓展健康供给的新方式，成为健康领域至关重要的一方。

（一）健康公益的发展现状

改革开放以来，中国社会发生了翻天覆地的变化，中国取得了举世瞩目的成绩，社会公益事业也取得较大发展。首先，从组织数量来看，截至 2021 年底，全国社会组织总量为 90.09 万个，其中，社会团体 37.1 万个，社会服务机构 52.1 万个，基金会 8885 个。全国累计慈善信托备案 773 单，财产规模为 39.35 亿元。共计 631 家境外民间组织代表机构依法登记。其次，从社会公益资源规模来看，2021 年全国社会公益资源总量预测为 4466 亿元，其中社会捐赠总量为 1450 亿元，彩票公益金总量为 1062 亿元，志愿者服务贡献价值折现为1954亿元。最后，从志愿者队伍建设来看，2021年全国志愿者总量约为2.70亿人，占全国人口总数的19.10%。其中，注册志愿者总数为2.22亿人，占人口总数的15.72%。全国志愿服务组织（队伍）总数为123万家，志愿服务参与率达到7.71%，超过1亿名活跃志愿者贡献服务时间42.07亿小时，志愿服务制度化、标准化与专业化建设提速。① 在社会力量实现高速发展的进程中，据易善数据库的统计，截至2021年底全国开展健康公益领域相关工作的社会组织共254971家，其中，社会团体92442家，基金会3187家，社会服务机构159342家。健康公益领域三类社会组织分别占全国三类社会组织比例为：社会团体，24.9%；基金会，35.9%；社会服务机构，30.5%。从健康公益社会组织在各地分布数量来看，江苏居于第一位，占总数量的16.5%，山东和广东紧随其后。从健康公益社会组织的规模来看，截至2021年末的659家企业/家族基金会中，总资产规模在10亿元以上的基金会有9家；1亿元至10亿元之间的有53家；1000万元至1亿元之间的有168家；200万元至1000万元之间的基金会有316家；200万元以下的基金会113家。另外，筹款型基金会在过去五年间（从2017年起），共有2528家筹款型基金会开展了健康公益领域相关的工作，开展项目31106个，总计投入资金1074.3亿元。可以说，这些社会组织是我国健康公益事业的中坚力量，推动着我国健康公益事业的发展。

另一方面，从我国卫生健康事业发展进程中也可以看到我国健康公益正在加速发展。根据《2021年我国卫生健康事业发展统计公报》，2021年社会卫生支出33920.3亿元，占卫生总支出的44.9%，同比增长3.1个百分点，高于政府卫生支出的20718.5亿元（占27.4%）和个人卫生支出的20954.8亿元（占27.7%）。社会卫生支出，是指政府支出外的社会各界对卫生事业的资金投入，包括社会医疗保障支出、商业健康保险费、社会办医支出、社会捐赠援助、行政事业性收费收入等。值得注意的是，健康公益具

---

① 《2022〈慈善蓝皮书〉发布：中国慈善事业迎来第三波发展浪潮》[EB/OL]，皮书说，https://mp.weixin.qq.com/s/EYEhB3Ixt_XgLWfsJCZoZA，最后访问日期：2022年12月3日。

有极强的韧性，主要表现在在新冠疫情席卷全球之际社会捐赠援助出现井喷式增长。据《2020 年度中国慈善捐赠报告》，2020 年我国共接收境内外慈善捐赠 2253.13 亿元人民币，卫生健康领域接收款物捐赠占比超过总善款的三成，达到 710.4 亿元，同比增长 161.0%，虽然仅占社会卫生支出总额的 2.3%，但却占据了 2020 年社会卫生支出增量的 39.8%（见表 1）。

通过上述数据的直观比较可以发现，在健康公益类社会组织与社会卫生支出不断增长的推动之下，未来我国健康公益事业仍将不断发展壮大，逐渐成为守护中国居民身心健康的一股重要力量。

表 1　社会捐赠援助（卫生健康）与社会卫生支出的关系

单位：亿元

项目	2019 年	2020 年	2019~2020 年增量	增速
社会卫生支出	29150.6	30252.8	1102.2	3.8%
社会捐赠援助(卫生健康)	272.2	710.4	438.2	161.0%
流向健康领域的捐赠援助在社会卫生支出占比	0.9%	2.3%	39.8%	—

资料来源：《2020 年我国卫生健康事业发展统计公报》《2020 年度中国慈善捐赠报告》。

（二）健康公益的分类及公益型健康公益的特征

从旧医改时期各种形态的非营利组织开始积极进入健康领域，努力填补政府和市场留下的供给空缺开始，一种全新的健康供给形态——以非营利组织为主体主要向弱势群体提供健康服务的“公益型健康公益”活跃在中华大地上。在旧医改进入全面反思，新医改重回“公益性”这一转变中，以服务人民健康为锚点，以非营利性医院、社区为载体，由政府、市场、社会三方共建共享共治的健康公益新业态进一步扩大了健康供给网络。我们将这一时期的健康公益称为“健康型健康公益”。随着经济发展水平的显著提高，在回归“公益”的新医改不断推动之下，我国全面步入了健康中国的新时代。一方面，政府、市场和社会各方都在各自的领域中不断提高健康供给能力，提高健康供给的质量，以更好地满足人民对健康的追求。另一方面，在科技赋能之下，健康供给出现了“互联网+健康公益”的新业态，在这种背景下，一些公益性的健康供给内容不再局限在非营利性的社会组织本身，而是融合了更多市场与政府的属性。我们将这种健康公益称为“融合型健康公益”，这种形态初露端倪，仍在不断的变化和发展之中，是一个面向未来的概念。

这三个不同的健康公益类型，其资金来源、运作机制及受益人群都不尽相同，大体说来，可以通过以下三个角度对公益型健康公益进行观察和分类。

首先，从资源来源视角来看，“公益型健康公益”的资源形成可以分为自上而下、自下而上和自外而内三种类别。所谓自上而下，通常由相关的各级党政部门发起，尽量用体制内的各种资源，自上而下地推进健康公益的发展，前述中国红十字会、中国儿基会等皆属此类。自上而下类的非营利组织具有明显的“双重性”的特征。[①] 事实上，在旧医改背景下，与政府减少非营利健康公共品供给所对应的政府职能的转变和政府改革，是催生这类非营利组织的重要条件。所谓自下而上，通常是公民自发组织，这类组织往往有较强的内驱力，面对医疗健康方面严重的供给不足，它们或由专业人士发起，或由当事人或其家长等发起，或由热爱公益事业的人士在种种机缘下发起，他们想方设法动员来自社会方方面面的力量，探索依靠社会的资源和力量自下而上地推动健康公益的发展。所谓自外而内，则主要指来自境外的各类公益组织，它们通常在公益领域有着丰富的经验、优质的专家资源、完善的治理结构及其他雄厚的资源，在对外开放的形势下来到中国。它们对健康领域严重的供给不足及其带来的种种问题，利用其优势持续动员来自境外的大量资源投入所关心的健康领域，并以专业的团队和组织形式致力于解决相关健康问题，自外而内地推进健康公益的发展。“健康型健康公益”资源的来源已经不仅局限在自上而下的政府财政支持或者是自下而上和自外而内的

① 孙炳耀：《中国社会团体官民二重性问题》，《中国社会科学季刊》1994 年第 2 期，第 17~23 页。

社会组织的自筹资金，在新医改回归“公益”的大方针下，政府、市场开始积极履行社会责任，与社会力量一道，形成多方出资、协同合作的新型健康供给业态。它们由社会组织首先发起倡导，政府给予支持，构建以“公益性”为前提的健康供给实体。然而，这种实体往往保留了一定程度的市场属性，旨在更好地打破纯粹的公益慈善医院资金难以为继的僵局，实现可持续发展。在“健康中国”的大时代背景下，“融合型健康公益”资源来源显现出新特点，健康供给主体的非营利性公益业务的服务对象是其营利性的市场业务的潜在客户，同时，市场业务的营收用在其公益性业务上，形成一种可以独自立主的可持续性的“自我造血做公益”的出资方式。此外，基于互联网的支付功能的发展，广泛的互联网用户都可以成为健康公益的出资者。

其次，从运作机制视角来看，将“公益型健康公益”分为资助支持和运作服务两种类别。在从资源来源视角区分的自上而下、自下而上和自外而内三类非营利组织中，自外而内的境外民间组织多为资助支持类，而自下而上的非营利组织多为运作服务类，前者凭借雄厚的资源和专业优势，资助支持后者在健康领域提供公益服务，双方往往形成稳定且长期的合作关系。自上而下的非营利组织通常依靠体制支持向社会募集资源并开展公益项目，属于募集资源运作服务的类别。在新医改的推动之下，“健康型健康公益”形成了政府、市场、社会共建共享共治的健康供给合作网络。社会组织已经不仅仅是对市场和政府的补充，而是在一定程度上发挥了健康网络供给的“灯塔”作用，引领着健康资源流向更需要的领域。在此基础上，政府鼓励市场参与和履行社会责任，同时进行监管。形成了“社会引导—市场参与—政府监管”三元共同参与的新格局。在这一多元化治理进程中，政府、市场和社会的边界逐渐模糊，呈现出一种融合的态势，二者成为健康公益的强大内在驱动力，同时可以无限发挥其能量的有机结合体，我们称其为“融合型健康公益”。政府承担着其“大脑”的部分功能，决定、统筹健康公益的方向和解决原则性问题。市场在其中就如人体造血器官骨髓、淋巴结、肝脏、脾脏、胸腺等，发挥“造血”的功能，通过市场机制创造出更多的公益资源，实现了在公益领域的营利功能。而社会组织本身，就像是人体的四肢，在公益领域开展具体的活动。

最后，从受益人群视角来看，“公益型健康公益”的受益人群可以分为普遍受益和特定受益两种类别。这种区分主要依据的是健康公益品的属性。一般而言，向不特定多数的受益者提供的基础性医疗和健康服务属于普遍受益，许多自上而下的非营利组织属于这种类别；向特定弱势群体及其家庭提供的公益性医疗和健康服务属于特定受益，大多数自下而上的非营利组织属于这种类别。境外民间组织中有些关注并面向特定弱势群体的组织，如针对智障者、孤独症患者等提供公益服务的，属于特定受益；但大多数境外民间组织则针对健康领域的特定疾病，如艾滋病、结核病等，向不特定多数的受益者提供医疗和健康服务，属于普遍受益。“健康型健康公益”则通过公立医院践行社会责任，通过慈善医院等新形式进一步扩大普遍受益者和特定受益者的基数。在社会经济发展进程中，社区逐渐发展成人民生活的基本单位，一种以社区为载体，面向“全人群”的“全生命周期”的健康公益供给网络形成，打破了既有的受益人群界限。在互联网等科技赋能之下，“融合型健康公益”的受益人群从“线下”走向“线上”，兼顾了更为广泛的受益群体。与此同时，过去的从健康公益供给侧选择供给对象，变成了由健康需求方通过互联网发起求助来寻找供给方，进一步降低了信息不对称引发的供需错配的潜在风险。

当然，上述三个视角的分类也都是相对而言的。特别是在健康公益发展的初期，重要的不是如何区分不同类别，而是如何做大健康公益这一新生的“公益蛋糕”。在旧医改带来的政府监管不力、市场失灵的背景下，面对巨大的健康需求，新生的健康公益尽管规模有限、作用有限，影响也有限，但仍然弥足珍贵，成为当时中国健康领域的奇葩。

总的来说，在改革开放 40 余年的进程中，面对人民对健康的需求，健康供给侧的形态在内在驱动力和医疗体制改革的外部制度变化影响下不断发生变化。在这一进程中，社会对健康领域的供给，在旧医改时期仅作为对市场失灵和政府监管不力的补充，形成了公益型健康公益（健康公益 1.0）。

在新医改以后，公益型健康公益逐步开始引领市场和政府所持有的健康资源的走向，在公民和社会力量积极提议和主动争取下，逐步催生出与市场、政府形成三元共建共享共治的网络，即健康型健康公益（健康公益 2.0），不断创造新的健康供给。在这一实践中，政府、市场与社会的健康供给的边界开始越来越模糊，甚至消失。在将来，社会与市场、政府可能进一步融合，产生融合型健康公益（健康公益 3.0），为广大人民群众提供健康的保障。健康公益三种形态发展趋势见图 1。

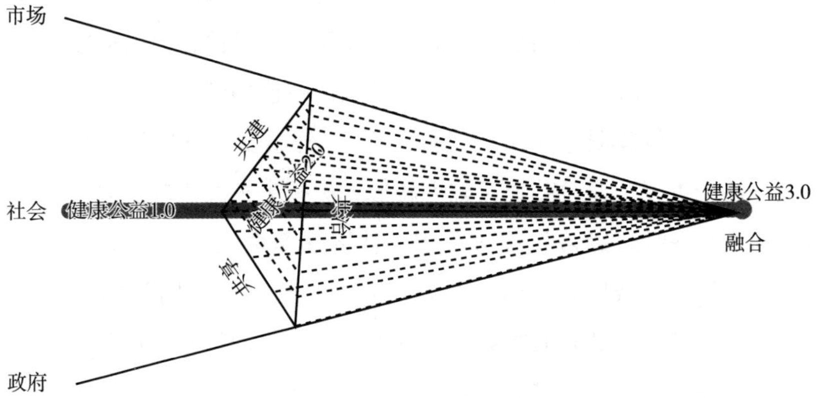

图 1　健康公益的三种形态发展趋势

资料来源：作者自制。

四　健康公益发展的主要趋势与体制支持

改革开放 40 多年来，在我国医疗制度改革的进程中，健康公益从无到有，逐渐丰富，已经发展成为我国健康供给的重要前进方向。随着我国迈向实现第二个百年奋斗目标的征程，在实现社会主义现代化强国这一进程中，我国经济将全面步入高质量发展的新阶段，人民生活方式和疾病谱也将持续发生变化，对健康的新需求将持续扩大，特别是在人口结构老龄化程度不断加剧的情况下，老龄人口的健康需求会进一步扩大。

（一）健康公益发展的主要趋势

在新时代，健康公益发展进程中的资金来源、专业化程度、运作模式和效果评估等方面都将持续优化，以不断满足广大人民的健康需求，这些优化可能会呈现出以下几方面的主要趋势。

1. 健康公益资金来源趋向普遍化

健康公益最早起源于旧医改中市场和政府对非营利健康公共品供给的缺失，在此期间，虽然大部分的基金会得到了政府由上而下的资金支持，但草根社会组织的资金绝大部分都只能依靠热心富裕阶层的慷慨解囊，因此十分有限。受困于资金的有限性，健康公益的规模较小，供给周期较短，难以维系长期的稳定的供给。在新医改的背景下，健康公益升级至政府、市场和社会三元共建共享共治的新模式，更多源自政府，特别是市场的资金开始流入健康公益领域，用于履行一定的社会责任，因此，健康公益的供给规模和周期都实现了新突破，更多的弱势群体和特殊人群得到了无偿的救助。但由于信息不对称，三方的博弈导致公共品供给的“挤兑”效应，健康公益难以持续供给的问题依旧突出。如今，通过互联网，资金来源不用全部依赖于特定的富裕人群，每一个人都可以参与到健康公益的活动之中，这就是“人人都可以献出一点爱”的互联网公益平台。在美国，个人捐赠的规模占总捐赠规模的 2/3 以上，对比之下，我国的个人捐赠规模还不大。数字化科技赋能有希望进一步激发个人捐赠的动机，开发个人捐赠的巨大的潜力，因此，我们认为，健康公益的资金来源将更加普遍化。不仅如此，月捐、季捐等一些稳定性和可持续性更突出的筹款方式正在不断推广，已经逐渐成为社会服务机构、非公募基金会和公募基金会可持续运营的重要资金来源。这些定期捐赠虽然单次捐赠数额不大，但是积少成多，稳定性强，能够在一定程度上解决健康公益资金不稳定的问题。

2. 健康公益服务专业化程度进一步提升

在新医改回归“公益”这一方针指引下，政府、市场和社会通过不断拓展健康公益的供给网络，强化了供给的能力，较好满足了人民对健康的基本需求。随着人民基本健康需求的基本满足，提高健康供给质量成为新时代背景下深化改革的重要内容。应该说，专业化程度是衡量健康供给质量的一个重要指标。当前健康公益的形式越来越多样，供给的范围和人群越来越广，专业化程度越来越高。今后，健康公益的活动将进一步促进健康新理念和数字化技术的集合应用，例如，通过人工智能在心理健康方面提供更好的衡量标准，使健康公益组织能够识别社区护理系统成员的参与模式、人口统计指标和医疗保健使用情况，从而促进患者康复。人工智能可以通过学习人群患病模式，提前进入干预。这种新模式要求员工具备更强的专业能力，促使健康公益的活动聚焦在更加具体的专业领域。与此同时，国内外能力建设培训网络将不断扩大，形成互相学习、共创新理念和新技术的健康公益网络，最终实现健康供给质量的提升。

3. 健康公益运作模式趋向可持续化

在互联网、5G 等数字化技术的赋能之下，新的健康公益模式可以在开展非营利性业务的同时，开展财富增殖的营利性业务，带动了社会创新。一直以来，公益慈善组织最鲜明的标志是其“非营利性”，但“非营利性”又反过来是阻碍公益慈善组织走向稳定发展的主要原因。因此，制订出一套既能够实现自我造血能力，又能持续强化优化健康供给的模式对健康公益而言具有现实重要意义。未来的健康公益，“非营利”（non-profit）有可能走向“新公共性”（new publicness），如水滴公司这种一定程度上利用了“商业+公益”策略推动公益发展创新的模式有望持续出现，这类新型社会企业、公益创投等主体可以通过创造和撬动新资源推动新伙伴投入健康公益的发展之中，在兼具商业动机和慈善动机的情况下，进行商业运作来解决自身持续稳定发展的难题，拓展健康领域的新公共性，不断改善健康资源的不平衡和不充分的形势，达到促进人民健康的发展目标。

4. 健康公益各方主体加速融合

社会组织参与健康供给，是现代化社会多元化治理的必然趋势。在人民对健康追求越来越多样化、多层次化、多元化的进程之中，为适应我国政治、经济、社会、文化与环境各方面新发展阶段的实际，政府、市场和社会各方积极推进大健康理念的创新实践，社会组织在“健康中国”行动中不再局限于扮演补充者的角色，而是日渐成为社会治理中的主体力量之一，发挥着动员社会资源、提供社会服务、参与社会事务管理等功能。在构建初次分配、再分配、三次分配协调配套的基础性制度安排的驱动之下，社会组织在全面深入参与社会治理之际，虽然会依旧保留“公益型健康公益”和“健康型健康公益”的形式。但是在建设“健康中国”目标驱动下，社会组织进一步与政府、市场协同合作，不断加深融合，形成健康领域中一体化供给主体。这一形式目前已经初露端倪，但在今后发展之中，必然也会在各个层面遇到诸多问题与挑战，因此，这是一个面向未来的概念，需要一个完整的过程。在这形成以前，“公益型健康公益”和“健康型健康公益”的形式还是会作为主要形式，在健康供给网络中发挥重要的作用。

（二）健康公益发展的体制支持

人民对健康不断的需求决定了完全的市场机制或政府主导的机制不适应于健康领域。因而健康供给不是单纯的效率或公平问题，而是需要效率和公平并行，具有鲜明的社会公义功能。三种形态的健康公益如今平行并存，对健康供给发挥着积极的作用。今后，需要从顶层制度设计、协作平台搭建、社会组织培育发展等方面针对不同形态的健康公益进行优化，同时进一步挖掘健康公益潜能，构建健康公益推进“健康中国”发展的政策支撑体系。

第一，强化不同形态健康公益推进“健康中国”发展的顶层制度设计。面对现阶段群众丰富多样的健康需求，不同形态的健康公益既有共性，也有差异。共性在于所有的健康公益都是自发性的公益行为。差异在于不同形态的健康公益的资源来源、运作机制和受益人群都不尽相同，故需要对不同形态的健康公益进行差异化顶层制度设计。首先，针对共性，应该给予健康公益在“健康中国”发展中的合法地位，承认健康公益是多层次健康供给体系的有益组成部分，是引导和推动新医改回归“公益性”的积极因素。其次，针对健康公益不同形态的发展特征进行支持。具体而言，对于缺乏可持续资源支撑的“公益型健康公益”，可以通过强化购买服务、设立社会组织发展专项资金等方式进行更广泛的资金和人员支持；对于需要多方主体协作的“健康型健康公益”，给予更多合法性支持，通过提高其规范合法性与认知合法性促进其与政府、市场的合作，扩大优质公共服务的共享空间；对于走出主体边界的“融合型健康公益”，给予更多监管，因为其本身不仅运用了市场机制，也与政府的号召高度同步，在健康领域不断创造更多的公共利益，对可持续资金来源、运营公共服务项目的专业化成长都形成了有力保障，但是由于缺乏边界，需要对其进行监管，避免其利用制度漏洞损害公众利益。

第二，积极构建健康领域政府、市场、社会协调配套的分工体系。从推动医疗体制改革的经验教训来看，政府应该发挥主导作用，确保健康资源的相对公平性，同时应该积极发挥市场化作用，撬动更多的健康资源，也能提升健康供给的效率。应该支持“公益型健康公益”发挥补充作用，最大限度地满足弱势群体健康需求。在新医改回归“公益”、人口结构老龄化加剧的进程中，应该发挥“健康型健康公益”在健康供给网络中的基本作用，将其打造成健康保障的第一道“防火墙”。此外，还应该鼓励“融合型健康公益”在扩大健康资源来源、激发健康供给侧主观能动性等方面发挥积极作用。在坚定不移支持健康供给网络“公益性”根本原则的前提下，既要防止市场在基础性健康产品供给之中不正当的竞争行为，也要避免政府主导的健康供给中发生健康公共品“挤兑”效应，同时应该积极撬动广泛的社会资源，主动打造多元化健康供给主体体系，打破各方健康供给主体信息不对称的壁垒，形成一体化的健康公益有效供给网络。

第三，打造健康公益队伍，推动健康公益的全面发展。一是通过“公益型健康公益”打造健康公益的队伍，鼓励持续深挖现阶段健康需求的“灰色地带”。还可以加强应对突发性公共卫生事件的动员能力、社会公益慈善资源管理能力，提升健康供给的专业化水平。二是“健康型健康公益”应该扩大在公立医院、慈善医院以及社区等的合作空间，为一般群众提供高效、便捷、高质量的健康服务。充分发挥健康公益在“健康社区”建设中的积极作用，完善以社区为载体的健康中国相关制度基础。三是

“融合型健康公益”可以在开展非营利性业务的同时，开展财富增殖的营利性业务，带动社会创新。促进“非营利”向“新公共性”转型，利用“商业+慈善”策略创造和撬动新资源，推动新伙伴投入健康公益的发展之中，在兼具商业动机和慈善动机的情况下，以商业运作来解决自身持续稳定发展的难题，拓展健康领域的新公共性，不断改善健康资源的不平等和不充分现象，达到促进人民健康的公平正义发展的目标。

B.2
大数据分析视角下健康公益的现状与趋势

王 名　韩 熙　陶 泽　张碧琳*

摘　要： 本报告基于大数据，对健康公益领域的机构、项目与资源投入情况进行分析，对健康公益进行系统性、结构化、直观的呈现。报告分析了健康公益各领域基金会的机构特征和公益项目支出情况，并分析了2021年腾讯99公益日中健康公益领域项目的公众捐赠情况。作为健康公益领域的首份行业数据分析研究，报告初步提出了健康公益领域的分类体系和涵盖的主要公益项目主题。

关键词： 健康公益　社会组织　公益项目　腾讯99公益日

本报告尝试从健康公益的视角，基于大数据分析这一领域的中国社会组织、公益项目、投入的公益资源等情况。正如《“健康中国2030”规划纲要》所指出的，推进健康中国建设，是“以提高人民健康水平为核心，以体制机制改革创新为动力，以普及健康生活、优化健康服务、完善健康保障、建设健康环境、发展健康产业为重点，把健康融入所有政策，加快转变健康领域发展方式，全方位、全周期维护和保障人民健康”。健康是融入所有政策的国家战略，健康公益也融合了医疗卫生、灾害救助、环境保护、养

* 王名，清华大学公共管理学院教授、博士生导师，清华大学公益慈善研究院院长，主要研究领域为公益慈善、社会组织与社会治理；韩熙，北京易善信用管理有限公司咨询研究部负责人；陶泽，北京易善信用管理有限公司总裁；张碧琳，北京易善信用管理有限公司行业分析师。

生健身等多个公益领域。

从公益组织实际开展工作的角度看，健康公益涉及的医疗卫生、扶老助残、健康教育、污染防治、灾害救助等诸多问题，是很多社会组织普遍关注的领域，也是扶贫和乡村振兴工作中重要的构成部分，而老人、残疾人、妇女儿童、因病致贫和因病返贫的困境家庭也是公益组织普遍关注和服务的人群。为了清晰准确地描述和分析健康公益领域公益组织的数量、特点、发展趋势和健康公益领域的项目开展情况和资源投入情况，避免过于宽泛的研究范畴，健康公益蓝皮书专家团队以《“健康中国 2030”规划纲要》为指导性文件，通过文献研究、线上专家访谈等方式，结合中国公益行业的发展现状和广泛的项目数据研究，初步建立了适用于公益行业研究分析的健康公益领域的分类学标准，作为本报告对健康公益领域社会组织、项目进行分类、统计和分析的基础，并作为未来进一步展开行业交流和对话的基础。

在健康公益领域，建立健康生活、健康服务、健康保障、健康环境4 个一级领域和 12 个二级领域。作为探索健康公益的初次尝试，本报告的初步研究分析将在一级领域进行，本次二级领域划分主要用于辅助分类，说明本领域包含的公益项目类型。表 1 为一、二级领域所包含的主要议题。

表 1　健康公益一、二级领域主要议题

一级领域	二级领域	主要议题关键词/描述
健康生活	健康教育	健康体重、健康口腔、健康骨骼、健康素养和生活方式监测、健康教育、健康科普
	健康行为	营养膳食、健康食堂和健康餐厅，学校、幼儿园、养老机构、重点地区营养健康管理；控烟限酒；全民心理健康、重点人群心理问题早期发现和及时干预；性健康和性安全教育及干预；毒品危害教育和戒毒服务
	全民身体素质	全民健身公共设施建设、公共体育场地场馆建设、群众健身休闲活动开展；青少年体育爱好培养、学校体育场地设施与器材配置；妇女、老人和职业群体参与全民健身；残疾人康复体育和健身体育

续表

一级领域	二级领域	主要议题关键词/描述
健康服务	公共卫生服务	慢性病筛查和早期发现、高发地区重点癌症早诊早治、学生近视、肥胖等常见病防治，儿童患龋率控制、重大传染病防治、生育支持、再生育计划服务保障；以生育支持、幼儿养育、青少年发展、老人赡养、病残照料为主题的家庭服务；计划生育家庭奖励扶助；流动人口基本公共卫生计生服务
	医疗服务	基本医疗卫生服务均等化、医疗卫生资源均衡化、医疗服务区域发展和整体水平提升；康复、老年病、长期护理、慢性病管理、安宁疗护等接续性医疗机构建设；健康扶贫工程、中西部贫困地区医疗卫生机构建设、服务能力提升；医疗服务人文关怀、和谐医患关系
	中医药优势	挖掘、发展、强化中医药的独特优势，健全中医医疗保健服务体系，将中医药优势与健康管理结合，传播中医药知识和易于掌握的养生保健技术方法
	重点人群健康服务	母婴安全、出生缺陷综合防治、新生儿疾病筛查、儿童重点疾病防治、妇女常见病筛查和早诊早治；养老机构开展医疗服务，为老年人提供治疗期住院、康复期护理、稳定期生活照料、安宁疗护一体化的健康和养老服务；社会力量兴办医养结合机构；老年常见病、慢性病健康指导和综合干预，老年人健康管理、老年心理健康与关怀服务，老年痴呆症干预、居家老人长期照护服务；经济困难的高龄、失能老人补贴制度；老年人更便捷获得基本药物；低收入残疾人医疗救助、残疾儿童康复救助、残疾人基本型辅助器具补贴、防盲治盲和防聋治聋工作
健康保障	健康保障	重大疾病医疗救助、医疗保障、药品保障、商业保险，健全以基本医疗保障为主体、其他多种形式补充保险和商业健康保险为补充的多层次医疗保障体系
健康环境	爱国卫生运动	提升饮水安全、修建供水设施；无害化卫生厕所建设；垃圾处理和回收；污水治理
	环境问题治理	大气污染、水污染、土壤污染治理；农业面源污染防治、工业污染治理与重点行业节能减排；污染源监测、环境质量监测和信息公开
	食品药品安全	食品安全、药品安全、农产品质量安全与监测
	公共安全	安全生产监管、职业病危害源头治理、道路交通安全、预防和减少伤害、防灾减灾能力、紧急医学救援能力、安全教育

本报告资料来源于易善数据。根据上市公司、基金会和慈善组织相关法律法规要求，上市公司、基金会和慈善组织需要履行信息公开的义务。易善数据团队通过政府、企业、媒体和公益组织的网站和微信公众号等公开渠道采集上市公司年报信息，基金会、慈善组织年度工作报告、审计报告、项目信息和捐赠收支信息，然后通过人工和机器相结合的方法将多源异构数据转换成为结构化数据集，供研究使用。

为了便于开展国际慈善比较研究，推动中外慈善行业相关方交流与合作，本报告在对社会组织进行分类时，参考易善数据提出的公益生态分析模型（见图1）中的部分定义和统计方法。

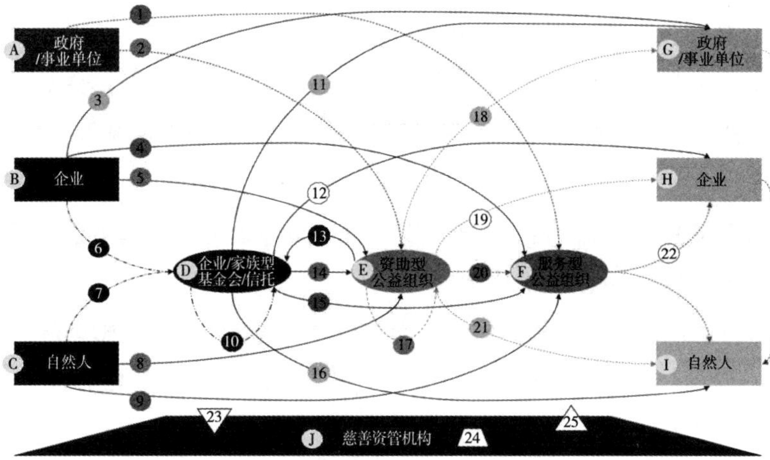

图1　易善公益生态分析模型

模型中长方形代表政府、企业、自然人、事业单位。其中A代表采购社会组织服务的政府和事业单位，B、C代表为公益行业提供资金的捐赠人，G代表协助落实善款的政府和事业单位，H代表为公益行业提供产品和服务的供应商，I代表公益行业的受益群体。

椭圆形代表社会组织、红十字会、宗教活动场所等三类非营利法人以及慈善信托。其中椭圆D企业/家族型基金会/信托是指由单一的企业、企业家或者家庭发起并持续提供开展公益项目所需资金的基金会或者慈善信托，通常情况下此类基金会的理事会的理事主要来自发起企业或家庭（法律概念等同于美国税法中的 Private Foundation），本报告中这类基金会称为企业/家族型基金会。椭圆 E 和椭圆 F 代表通过向企业或者公众募集善款开展公益项目的公益组织（其中包含除企业/家族型基金会以外的其他基金会，本报告把这部分称为“筹款型基金会”，法律概念等同于美国税法中的 Public Charity），其中资助型公益组织指为其他公益组织提供过一笔或一笔以上开展公益活动所需资金的公益组织，服务型公益组织指主要依靠自身团队实现公益服务并尚未为其他公益组织提供过资金支持的公益组织。

梯形代表为非营利法人提供资产管理等金融服务的金融机构。

带箭头的连接线代表连接线前后两端组织和个人的资金和物资的流动，连接线上的数字代表流动的资金和物资的金额。

在统计企业公益捐赠额时，按照企业是否已经发起成立基金会采用不同的统计方法：如果企业已经发起成立基金会，那企业的捐赠额等于序号 3、4、5、6、11、12、14、15、16 的金额之和减序号 13 的金额，再减去企业为企业自身发起的基金会的捐赠额；如果企业尚未发起成立基金会，那企业捐赠额等于序号 3、4、5、6 之和。

在统计中国社会年度捐赠额时，为避免重复统计，年度捐赠金额等于序号 3、4、5、8、9、11、12、14、15、16 的金额之和减序号 13 的金额，以上类型捐赠在模型中用实线表示。其中企业给企业基金会捐款或捐物不列入社会年度捐赠，资助型公益组织和服务型公益组织类型之间的捐款或捐物不列入社会年度捐赠，以上两种捐赠形式在模型中用两种虚线表示。

一　健康公益领域社会组织总览

根据中华人民共和国民政部发布的《2021 年民政事业发展统计公报》，截至 2021 年底，全国共有社会组织 90.2 万个，其中，社会团体 371110 家，基金会 8877 家，社会服务机构 521883 家。通过对数据库中成立时间在 2021 年 12 月 31 日之前的全国社会组织的检索和统计，全国开展健康公益领域相关工作的社会组织共254971家，其中，社会团体92442家，基金会3187家，社会服务机构159342家。健康公益领域三类社会组织占全国社会组织中对应类型组织的比例为：社会团体，24.9%；基金会，35.9%；社会服务机构，30.5%。①

2004年开始，三类组织新设立的数量进入快速增长期，尤以社会服务机构增长速率最高，2015年后，三类组织增速放缓（见图2）。

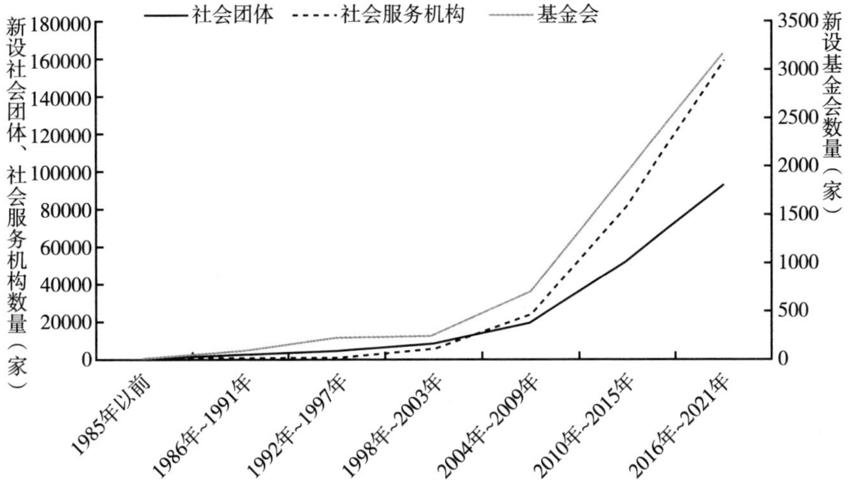

图2 健康公益领域三类社会组织新设时间趋势

资料来源：易善数据，截止时间为2021年12月31日。

健康公益领域三类社会组织在各地分布的数量，江苏以42043家社会组织位于第一，其中社会服务机构数量为29608家，基金会为192家，社会团体为12243家；位于第二、第三的分别是山东和广东（见图3）。

不同类型社会组织在各地数量排名有所不同，基金会排名前3名的分别是北京、广东和上海；社会服务机构前3名分别为江苏、山东和浙江；社会团体数量前3名分别为江苏、广东和福建。表2分别列出了三类社会组织数量排名前5位的地区。

---

① 数据来源于易善数据。

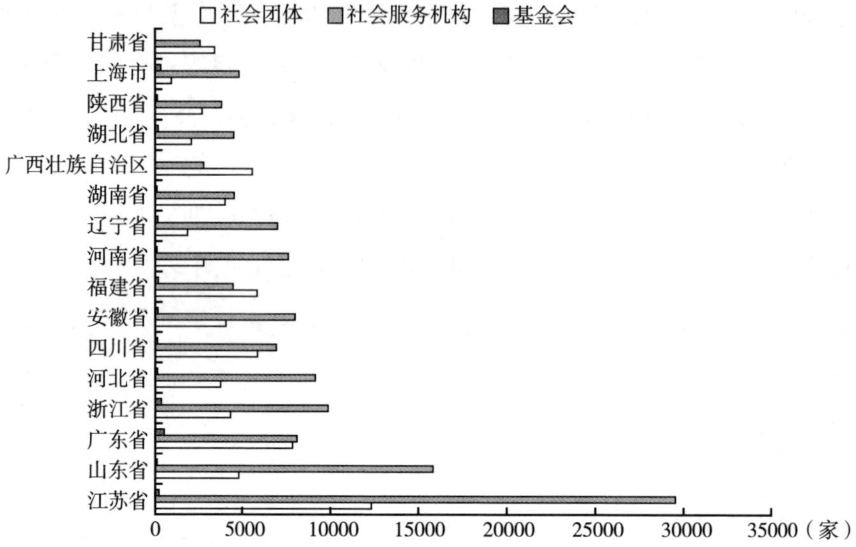

图 3　健康公益领域三类社会组织数量排名前 16 位的省份

资料来源：易善数据，截止时间为 2021 年 12 月 31 日。

表 2　健康公益领域三类社会组织数量排名前 5 位地区

排名	社会团体		社会服务机构		基金会		总量	
	地区	数量（家）	地区	数量（家）	地区	数量（家）	地区	数量（家）
1	江苏省	12243	江苏省	29608	北京市	560	江苏省	42043
2	广东省	7833	山东省	15866	广东省	506	山东省	20758
3	福建省	5830	浙江省	9869	上海市	314	广东省	16423
4	四川省	5767	河北省	9079	浙江省	289	浙江省	14405
5	广西壮族自治区	5592	广东省	8084	江苏省	192	河北省	12822

资料来源：易善数据，截止时间为 2021 年 12 月 31 日。

二　健康公益领域基金会研究

通过对易善数据库中收录的 2016～2021 年全国基金会披露的年度工作

报告中基金会基本信息、公益慈善项目开展情况、财务会计情况等部分相关数据的统计，健康公益蓝皮书专家团队对在健康公益领域开展工作的基金会进行了分析，尝试回答全国有多少基金会在健康公益领域工作，它们的特征、关注的议题，以及在健康公益的四个分领域的投入情况等问题。

需要说明的是，对于向老人、残障人士、患病者及其家人发放资金和生活物资，以扶贫、济困、慰问为主要项目目标和内容，但未提供与健康直接相关服务的机构，未纳入本研究中健康公益领域机构范畴，其项目支出，未计入健康公益领域公益支出金额统计。对于提供了健康公益领域相关的项目，同时为受益群体提供了基本生活补贴、物资、慰问金的机构，纳入健康公益领域机构范畴，其包括健康服务和有扶贫济困性质的所有项目支出，均纳入健康公益领域公益支出金额统计分析。

2020 年初，新型冠状病毒感染疫情（后文简称“新冠疫情”）突袭而至，面对这一传播速度快、传播范围广、防控难度高的重大突发公共卫生事件，全国各级公益组织迅速响应，通过捐款捐物和提供志愿服务等方式广泛参与到疫情防控的工作中，为抗击疫情提供了巨大支持。经统计，2020～2021 年，共有 1517 家基金会发生了和新冠疫情防控相关的项目支出，占全国基金会总量的 17.1%。进一步的数据分析发现，这 1517 家基金会中，有 433 家基金会未开展过除新冠疫情防控之外的与健康公益领域相关的项目，其用于抗疫防疫工作的支出总金额为 5.97 亿元。① 以下对健康公益领域基金会及其项目支出的分析，未包含这 433 家基金会及其项目支出。

本报告将按照企业/家族型基金会和筹款型基金会两种类型分别展开分析。研究的时间范围为 2016 年至 2021 年。

基于对全国基金会 2016 年至 2021 年开展的公益项目的数据分析，全国共有 3187 家基金会开展或支持了健康公益领域相关工作，占全国注册基金会数量的 35.9%；其中，企业/家族型基金会为 659 家，占基金会总量的 7.4%；筹款型基金会为 2528 家，占基金会总量的 28.5%（见图 4）。企业/家族型基金

① 数据来源于易善数据。

会在健康公益四领域累计开展项目 5647 个，项目支出金额为 190.6 亿元；筹款型基金会累计开展项目 31106 个，项目支出金额为 1074.3 亿元。

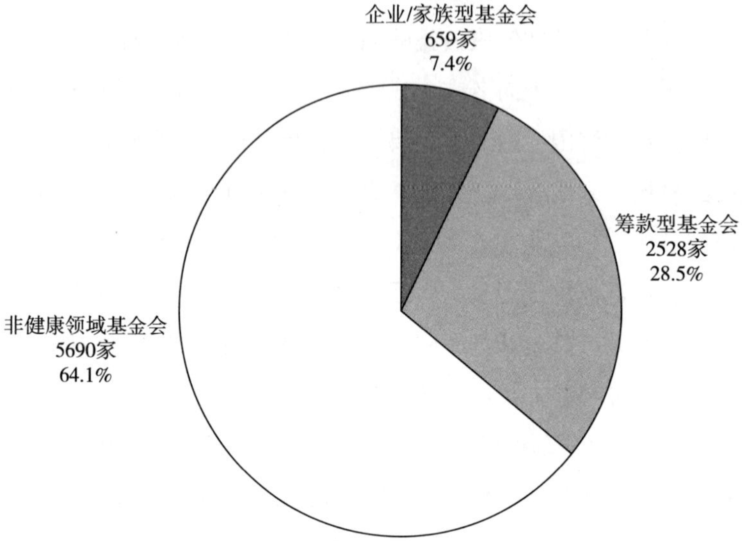

图 4　2016~2021 年健康公益领域两类基金会数量及占全国基金会比例

资料来源：易善数据，截止时间为 2021 年 12 月 31 日。

（一）健康公益领域企业/家族型基金会分析

在健康公益领域开展工作的 659 家企业/家族型基金会中，在民政部注册的全国性基金会共 46 家，占比 7.0%；在各地注册的地方基金会 613 家，占比 93.0%。

健康公益领域企业/家族型基金会地域分布广泛，但各地数量不均。除江西、青海、新疆三地外，其他省份均有健康公益领域的企业/家族型基金会分布。广东、北京、浙江、上海、福建的企业/家族型基金会数量名列前五①，广东省以 137 家基金会位居榜首，其中包括 13 家全国性基金会；排名第二的北京的 95 家基金会中，包括 21 家全国性基金会。排名前三的地

① 各地基金会数量的统计根据其机构注册所在地统计，其中包括在民政部注册的全国性基金会。

区，基金会总量 314 家，占全国的 47.6%；排名前 10 位的地区，基金会数量占全国的 80.7%。图 5 为基金会数量在 10 家及以上的 16 个地区的情况。

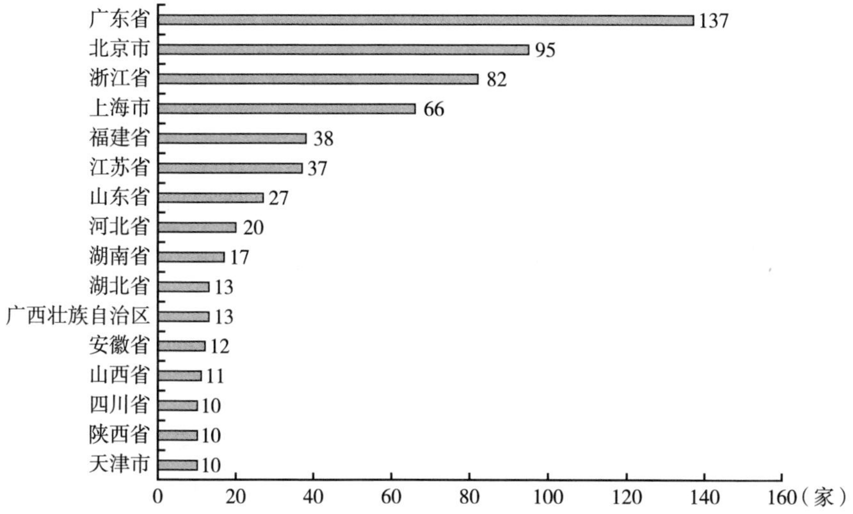

图 5　部分省份企业/家族型基金会数量

资料来源：易善数据，截止时间为 2021 年 12 月 31 日。

从基金会注册成立的时间来看，从 2005 年开始，每年新设基金会数量逐步增加，2016 年达到顶峰，达 76 家（见图 6）。2018 年后，新设基金会数量锐减。健康公益领域企业/家族型基金会的平均年龄是 8.5 岁，中位数是 8 岁；登记注册时间最早的是设立于 1993 年的上海工商界爱国建设特种基金会和胡文虎基金会（福建）；2021 年，包括广州金域公益基金会、福建省和敏慈善基金会在内的 13 家基金会设立，成为健康公益领域最年轻的企业/家族型基金会。

健康公益蓝皮书专家团队以基金会 2021 年末总资产作为样本，分析了健康公益领域企业/家族型基金会的资产规模。在 659 家基金会中，获得总资产有效数据的有 628 家，未获取总资产数据的有 31 家。其中，在获得总资产有效数据的 628 家基金会中，资产金额最大值为 41.5 亿元，平均值为 6309.2 万元，中位数值 501.9 万元，平均值和中位数值差异大。总资产规

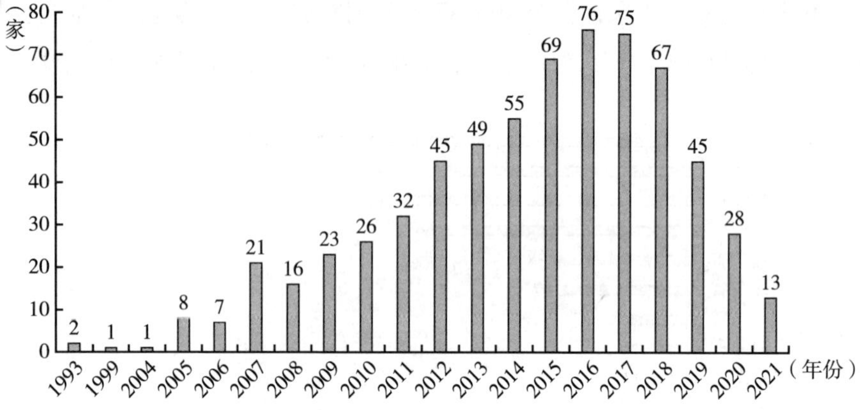

图 6　企业/家族型基金会设立年份分布

资料来源：易善数据，截止时间为 2021 年 12 月 31 日。

模在 10 亿元及以上的基金会有 9 家；1 亿元至 10 亿元的有 53 家；1000 万元至 1 亿元的有 168 家；200 万元至 1000 万元的基金会有 316 家，占比为 48.0%，也是企业/家族型基金会总资产规模分布最为集中的区间；200 万元以下的基金会有 82 家（见图 7）。

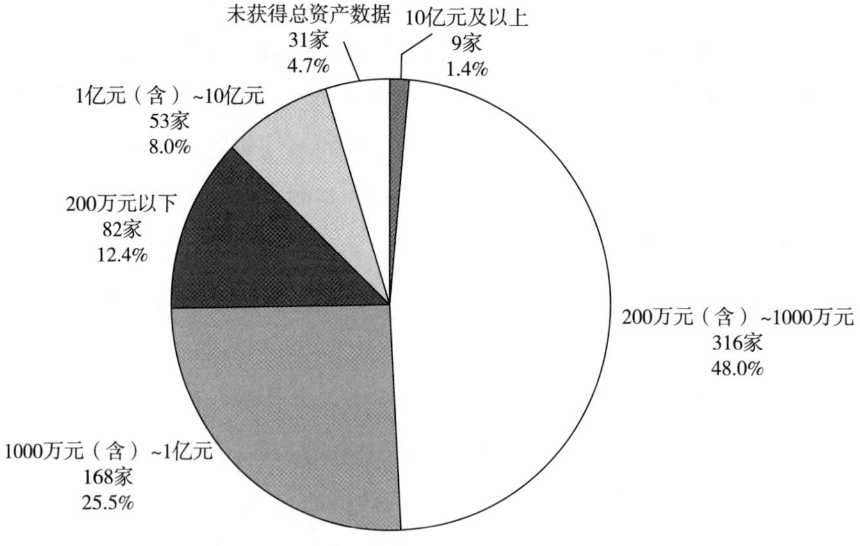

图 7　企业/家族型基金会总资产规模分布

资料来源：易善数据，截止时间为 2021 年 12 月 31 日。

659 家企业/家族型基金会中，有上市公司背景的企业基金会共有 141 家，占比为 21.4%（见图 8）

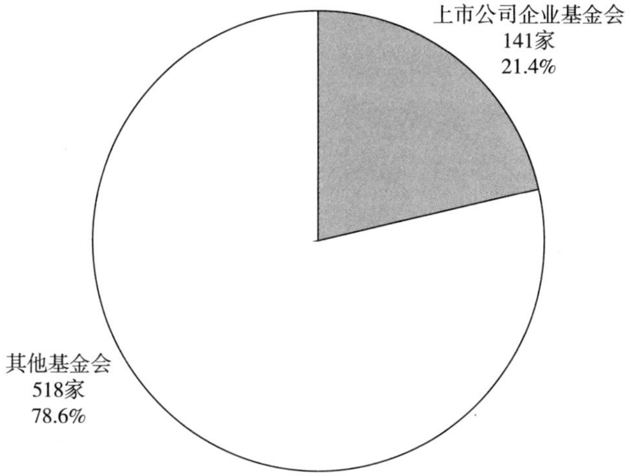

图 8　企业/家族型基金会设立背景分析

资料来源：易善数据，截止时间为 2021 年 12 月 31 日。

2016 年至 2021 年，健康公益领域企业/家族型基金会累计开展项目 5647 个（不含综合项目），历年项目个数及增长变化情况见图 9。

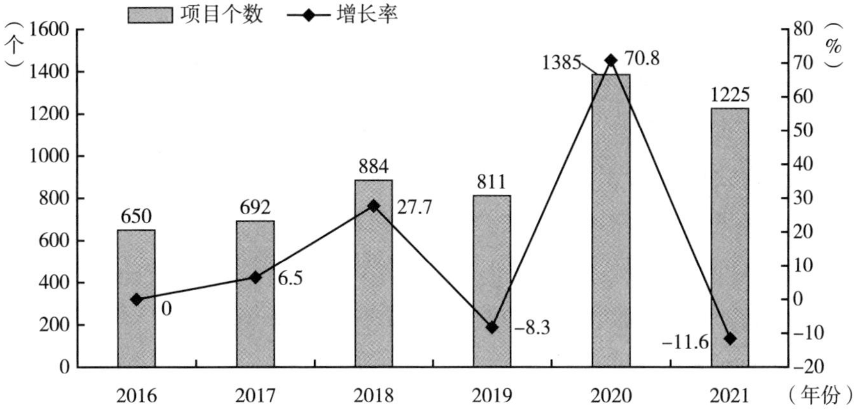

图 9　2016~2021 年企业/家族型基金会开展项目个数及增长率

资料来源：易善数据，截止时间为 2021 年 12 月 31 日。

2016至2021年，健康公益四领域的项目支出总金额为190.6亿元，其中物资捐赠支出8.2亿元，占支出的4.3%（见图10）。

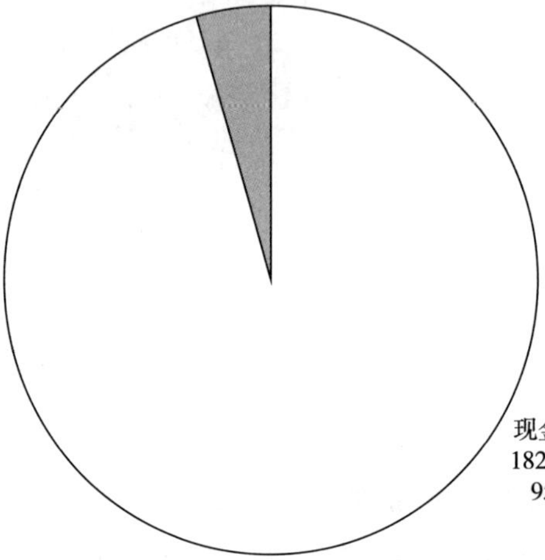

图10　2016~2021年企业/家族型基金会项目支出中物资捐赠与现金捐赠情况

资料来源：易善数据，截止时间为2021年12月31日。

从公益项目支出金额的历年变化看，2017年至2019年支出金额较为稳定，2020年，受新冠疫情影响，企业/家族型基金会在健康公益领域支出总金额达82.3亿元，是2019年的4.2倍（见图11）。2021年，企业/家族型基金会项目支出金额有所下降，但受河南、山西等地重大水灾影响，金额下降幅度并不明显，2021年，疫情支出约22.0亿元，水灾支出约22.6亿元。

2020~2021年企业/家族型基金会健康公益领域项目支出中，67.4亿元用于抗疫防疫项目，占当年项目支出总金额的49.2%，其他健康公益领域项目支出金额总计为69.5亿元（见图12）。

健康公益的四个领域中，健康服务领域是企业/家族型基金会公益项目

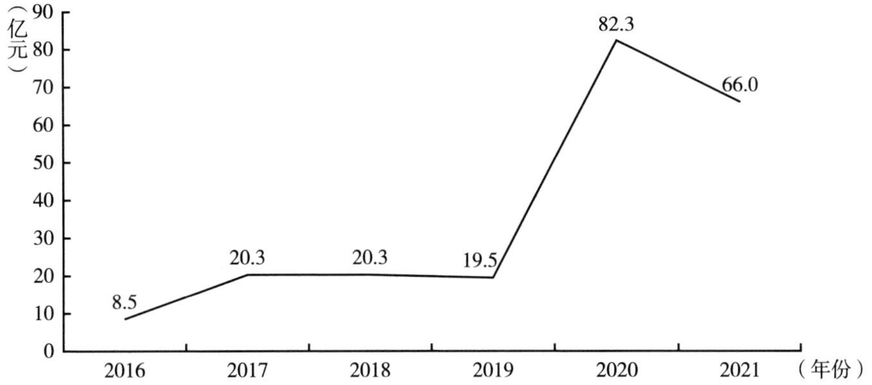

图 11　2016~2021 年企业/家族型基金会项目支出金额

资料来源：易善数据，截止时间为 2021 年 12 月 31 日。

支出金额最高的领域，2016~2021 年总金额为 125.4 亿元[①]；在健康保障领域，基金会支出总金额为 27.3 亿元（含 0.2 亿元抗疫防疫支出）；健康生活领域项目支出金额为 10.1 亿元（含 0.5 亿元抗疫防疫支出）；在健康环境领域支出为 40.3 亿元（见图 13）。

图 14 显示了企业/家族型基金会在健康公益四个领域 2016~2021 年的项目支出情况，可以看出，健康服务、健康环境领域的项目支出在 2020 年、2021 年有较为明显的增长，健康服务领域的增长主要集中在抗疫防疫项目支出，健康环境领域项目支出主要集中在扶贫攻坚项目中的人居环境改善和水环境治理、饮水安全、重大自然灾害受灾地救援建设及相关安全健康教育等方面。

① 需要说明的是，本部分数据存在项目金额重复计算的情况。项目金额的重复计算主要有两类原因：第一，同一个项目涉及多个领域，如项目方在组织筛查、义诊和治疗服务的同时，也为符合一定条件的受助群体提供全部或部分治疗费用，对于这类项目，将同时划分在健康服务和健康保障两个领域；第二，一个项目中包含多个子项目且未写明子项目金额，如项目方在社区开展面向全体居民的健康教育活动，同时为社区中的老人提供照料服务，对这类项目，将同时划分在健康生活、健康服务两个领域。

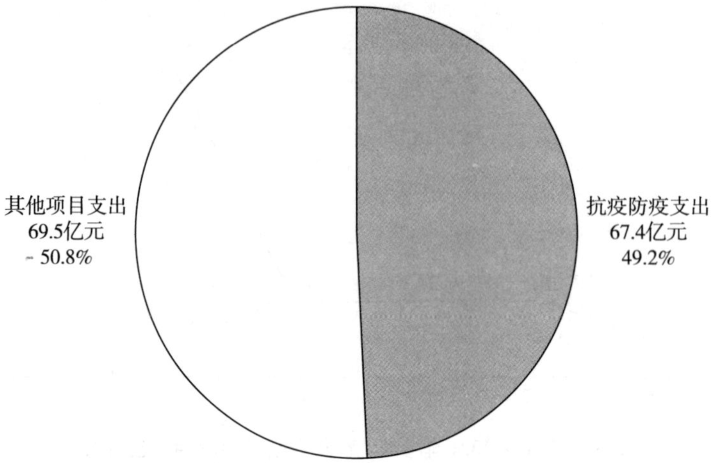

图 12　2020~2021 年健康公益领域支出情况

资料来源：易善数据，截止时间为 2021 年 12 月 31 日。

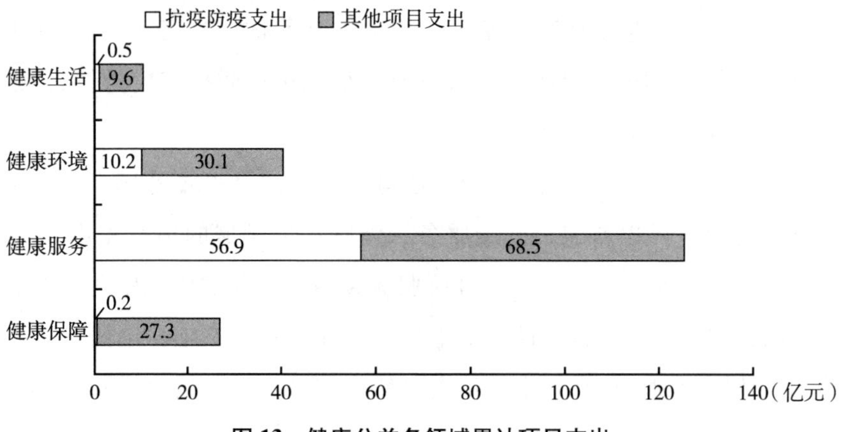

图 13　健康公益各领域累计项目支出

资料来源：易善数据，截止时间为 2021 年 12 月 31 日。

企业/家族型基金会中，在健康服务领域开展项目的基金会共 508 家[①]，占比为 77.1%；在健康保障领域开展项目的基金会共 408 家，占比为

① 基金会工作领域根据其开展过的项目来判断，存在一家基金会在多个健康公益领域开展项目的情况。

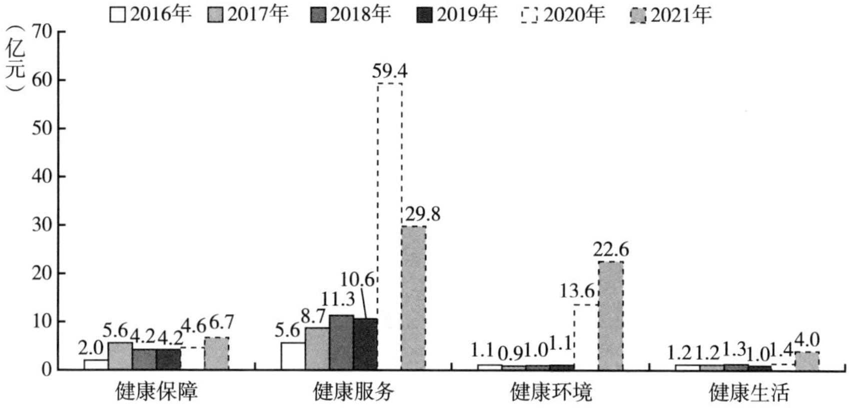

图 14　2016~2021 年健康公益各领域项目支出金额

资料来源：易善数据，截止时间为 2021 年 12 月 31 日。

61.9%；在健康生活领域的机构数量为 245 家，占比 37.2%；在健康环境领域的机构数量为 265 家，占比为 40.2%。

通过对 2016 年至 2021 年 6 年企业/家族型基金会项目支出的累计金额分析，累计支出金额最高的基金会在健康公益领域的项目累计支出为 18.1 亿元，基金会平均累计支出金额为 2945 万元，中位数值为 196 万元。① 从支出金额分布看，100 万（含）至 500 万元这一区间的基金会数量最多，共 196 家；累计支出金额在 500 万元以下的基金会共 449 家，占 659 家机构的 68.1%（见图 15）。

表 3 中对 2016~2021 年 6 年累计项目支出金额前 20 名的基金会的主要项目及关注领域进行了简略概述。考虑到部分基金会的项目支出总金额及排名顺序受新冠疫情影响较大，表中在列出累计项目总支出金额的同时，也列出了各基金会用于抗疫防疫工作的支出金额。

① 受 2020 年新冠疫情引发的健康服务领域支出大幅增加影响，本部分数据分析结果较疫情发生前的数据高。

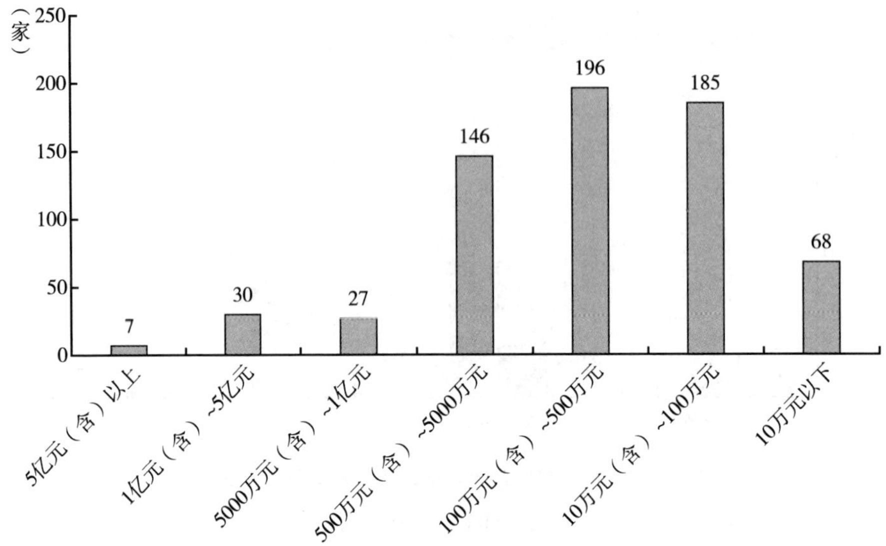

图 15　2016~2021 年企业/家族型基金会累计项目支出分布情况

资料来源：易善数据，截止时间为 2021 年 12 月 31 日。

表 3　2016~2021 年企业/家族型基金会支出金额前 20 名简介

序号	基金会名称	累计支出（亿元）	抗疫支出（亿元）	成立时间（年）	注册级别	主要关注领域	主要项目方向
1	阿里巴巴公益基金会	18.1	14.1	2011	国家	健康服务	水污染防治、抗击疫情
2	厦门仁爱医疗基金会	16.9		2013	地方	健康环境、健康服务	厦门弘爱医院、五缘湾综合医院建设项目
3	腾讯公益慈善基金会	15.9	15.5	2007	国家	健康环境、健康服务	立体救灾项目
4	浙江马云公益基金会	9.4	5.8	2014	地方	健康服务、健康保障	支持浙江大学医学院附属第一医院余杭院区建设
5	三峡集团公益基金会	8.6	0.1	2016	国家	健康环境、健康保障、健康服务	

续表

序号	基金会名称	累计支出（亿元）	抗疫支出（亿元）	成立时间（年）	注册级别	主要关注领域	主要项目方向
6	河仁慈善基金会	6.4	1.5	2010	国家	健康服务、健康环境	乡村水环境综合治理、基层卫生机构建设、医疗保障等健康扶贫工作
7	北京泰康溢彩公益基金会	6.2	1.1	2018	地方	健康服务、健康环境	应对人口老龄化，支持和推动公共卫生体系建设，支持和推动流行病、慢病防治及健康管理体系建设
8	湖南爱眼公益基金会	4.5	0.3	2015	地方	健康保障、健康服务	防盲治盲，近视防治等眼健康公益活动
9	国家能源集团公益基金会	4.2	0.6	2010	国家	健康服务、健康环境、健康生活	儿童白血病、先心病筛查、救助与资助，尘肺病、艾滋病防治与救助，基层医疗能力提升等健康扶贫项目
10	广东省哥弟菩及公益基金会	4.0	—	2016	地方	健康服务、健康保障	捐建中山大学附属仁济医院，听障儿童、重症患者医疗救助
11	广东省国强公益基金会	3.6	2.1	2013	地方	健康服务、健康环境	中山大学附属第一医院大湾区精准医学大科学平台领军人才引育项目，医护人员培训、专科建设等工作，重大疾病救助，养老院建设等

续表

序号	基金会名称	累计支出（亿元）	抗疫支出（亿元）	成立时间（年）	注册级别	主要关注领域	主要项目方向
12	顺丰公益基金会	3.5	0.4	2012	国家	健康保障、健康服务	“先心病救助”“血液病和肿瘤救助”等儿童医疗救助
13	上海复星公益基金会	3.3	1.6	2012	地方	健康服务、健康环境	健康扶贫，乡村医生培训项目，支持医疗卫生事业发展
14	广东省和的慈善基金会	2.7	—	2013	地方	健康服务、健康保障	顺德善耆家园、和泰安养中心等大型综合养老服务社区建设
15	北京美团公益基金会	2.5	1.3	2018	地方	健康服务、健康环境	袋鼠宝贝、抗疫、救灾
16	万科公益基金会	2.3	1.1	2008	国家	健康服务、健康环境	社区废弃物管理，疾病救助、照护
17	内蒙古伊利公益基金会	1.8	1.2	2016	地方	健康服务、健康生活	关注儿童营养，儿童安全教育
18	中国人寿慈善基金会	1.7	0.2	2007	国家	健康服务、健康环境	生育关怀、救灾
19	浙江省蔡崇信公益基金会	1.7	1.0	2018	地方	健康服务、健康环境、健康生活	通过教育、体育来激励年轻一代追求自身的健康和全面发展，推动“体教融合”
20	浙江省网易慈善基金会	1.6	0.9	2009	地方	健康服务、健康环境	大病补助、疫情防控

资料来源：表中数据由易善数据团队收集整理。

（二）健康公益领域筹款型基金会分析

2016至2021年，共有2528家筹款型基金会开展了健康公益领域相关的工作，开展项目 31106 个，总计投入金额 1074.3 亿元。①

2528 家基金会中，在民政部登记注册的全国性基金会 106 家，占比 4.2%；2422 家基金会在地方注册。

从登记注册的时间看，在该领域成立时间最早的是设立于 1981 年的中国儿童少年基金会、山东省妇女儿童发展基金会、浙江省妇女儿童基金会。2005 年开始，新设立基金会的数量除个别年份略有起伏外，总体呈上升趋势，2016 年新设基金会数量达 260 家。随后逐步开始减少，2021 年新设立的基金会仅为 27 家。筹款型基金会的平均年龄为 11 岁，中位数值为 9 岁（见图 16）。

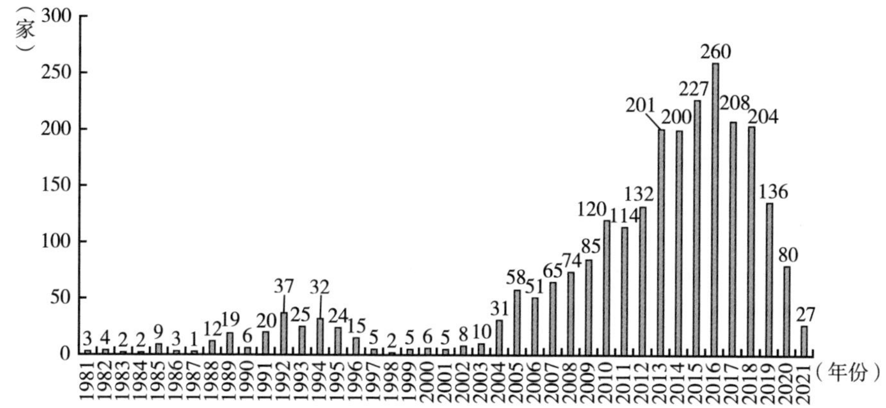

图 16　筹款型基金会成立时间分布

资料来源：易善数据，截止时间为 2021 年 12 月 31 日。

全国有 31 个省、自治区、直辖市有健康公益领域筹款型基金。筹款型基金会数量排名前三位的地区分别是北京、广东、上海。北京共有 465 家基金会，其中全国性基金会 92 家，地方基金会 373 家；第二名的广东省，共有基金会 369 家，其中全国性基金会 1 家，地方基金会 368 家。排名前 5 位的地区基金会总量达 1444 家，占全国所有筹款型基金会总量的 57.1%。图 17 为筹款型基金会数量排名前 20 位的地区。

① 不包含综合项目。

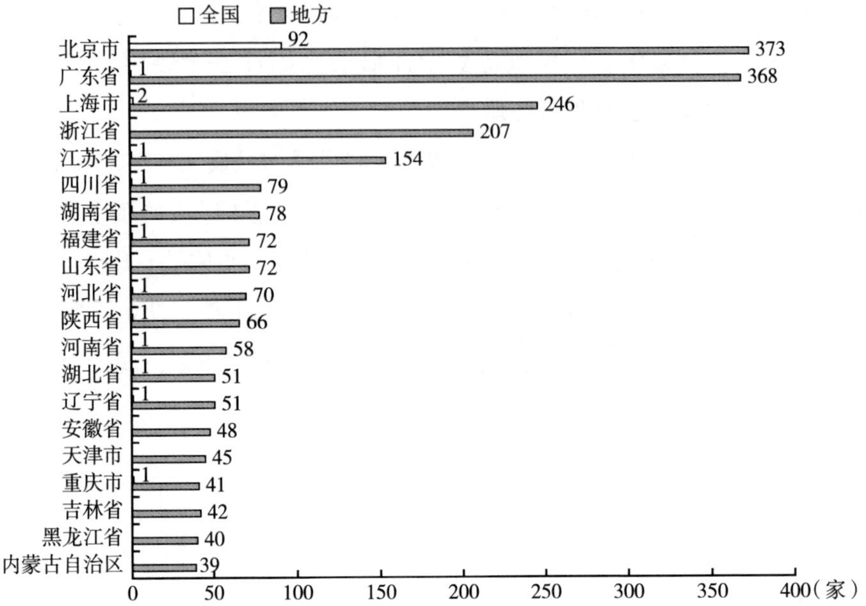

图 17　部分省份筹款型基金会数量

资料来源：易善数据，截止时间为 2021 年 12 月 31 日。

2016 至 2021 年，筹款型基金会在健康公益领域项目支出总金额为 1074.3 亿元①，其中现金支出 809.3 亿元，包括药品、医疗设施设备、营养品等在内的物资支出合计 265.0 亿元，物资支出占公益项目总支出的 24.7%（见图 18）。

从项目 2016~2021 年支出金额变化看，2016 至 2018 年，支出金额呈增长趋势，2019 年出现下降；2020 年项目支出金额达到 240.6 亿元，增长率为 70.2%，其中，和防疫抗疫相关的项目支出为 88.3 亿元，占当年总支出的 36.7%，其他支出为 152.3 亿元；2021 年，支出合计 270.3 亿元，主要项目为中国初级卫生保健基金会“生命绿洲患者援助项目”和“援助项目”，合计支出 60.1 亿元，北京康盟慈善基金会“医药筹项目”支出 19.7 亿元（见图 19）。

① 总金额统计中不包含综合项目支出 118 亿元。

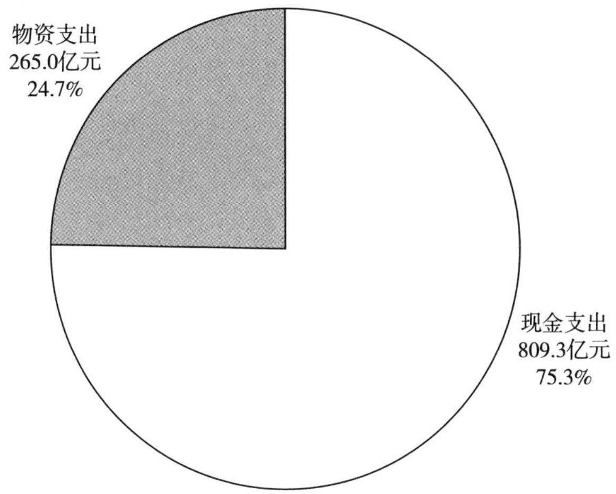

图 18　2016~2021 年筹款型基金会项目支出中现金支出与物资支出情况

资料来源：易善数据，截止时间为 2021 年 12 月 31 日。

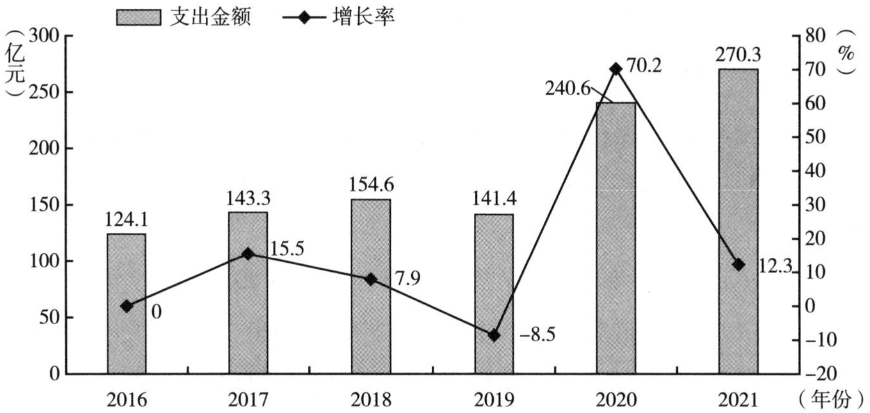

图 19　2016~2021 年筹款型基金会项目支出金额及增长率

资料来源：易善数据，截止时间为 2021 年 12 月 31 日。

在健康公益的四个领域中①，项目累计（2016~2021 年）支出金额最高的是健康服务领域，6 年累计支出达 567.9 亿元，其中用于防疫抗疫项目的

① 本部分数据存在金额重复统计情况。

支出 99.0 亿元；健康保障领域总支出为 499.1 亿元，其中用于防疫抗疫项目的支出为 5.5 亿元。不考虑防疫抗疫项目支出，筹款型基金会在健康保障领域的累计支出高于健康服务领域。相较于健康保障和健康服务领域，筹款型基金会在健康生活和健康环境领域投入的项目支出较少，但也分别达到了 63.3 亿元（含抗疫防疫支出 1.3 亿元）和 63.2 亿元（含抗疫防疫支出 0.9 亿元）（见图 20）。

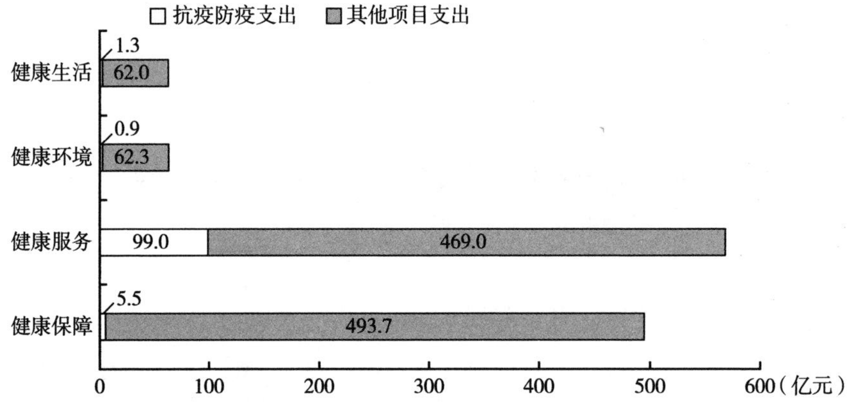

图 20　2016~2021 年健康公益各领域项目 6 年累计公益项目支出金额

资料来源：易善数据，截止时间为 2021 年 12 月 31 日。

图 21 显示了筹款型基金会在健康公益四个领域 2016~2021 年的项目支出情况。可以看出，健康服务领域的项目支出在 2020 年、2021 年有较为明显的增长，健康服务领域的增长主要集中在抗疫防疫项目支出上。

在健康公益的四个领域中，在健康服务领域开展项目的筹款型基金会共有 1836 家，占健康公益领域筹款型基金会总数的 72.6%；在健康保障领域开展项目的筹款型基金会共有 1563 家，占总数的 61.8%；在健康生活领域开展项目的机构共有 1089 家，占总数的 43.1%；在健康环境领域开展项目的机构共有 704 家，占总数的 27.8%（见图 22）。

筹款型基金会 6 年间累计开展项目 31106 个，2016~2020 年项目数量逐年增长，2021 年有所下降（见图 23）。

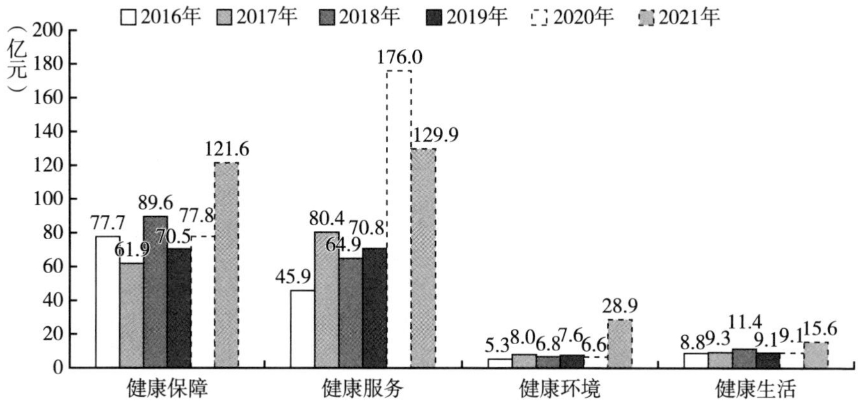

图 21　2016~2021 年健康公益各领域项目支出金额

资料来源：易善数据，截止时间为 2021 年 12 月 31 日。

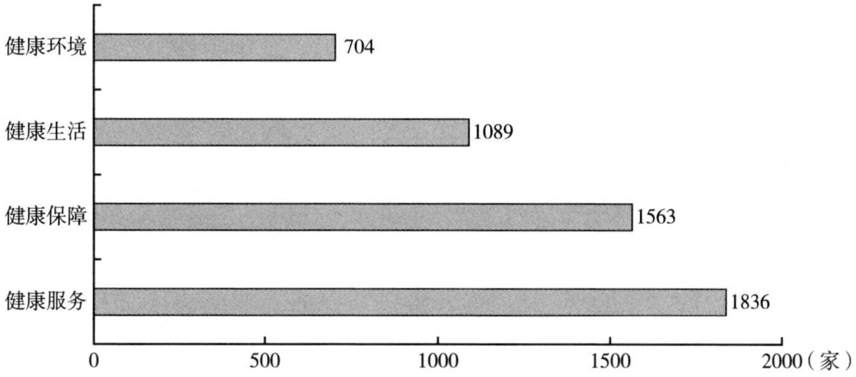

图 22　健康公益各领域筹款型基金会数量

资料来源：易善数据，截止时间为 2021 年 12 月 31 日。

在筹款型基金会 6 年累计公益项目支出方面，累计支出金额在 5 亿元及以上的机构共 30 家，机构平均支出金额为 4261 万元，支出金额中位数值为 151 万元。与企业/家族型基金会不同，筹款型基金会累计支出金额分布最为集中的区间是 10 万（含）~100 万元，这个区间内共有 818 家基金会，占机构总数的 32.4%（见图 24）。累计金额排名前 70 位的机构，公益项目支出总额为 859.5 亿元，占筹款型基金总量 2.8%的机构，其项目支出占总支出的 80.0%。

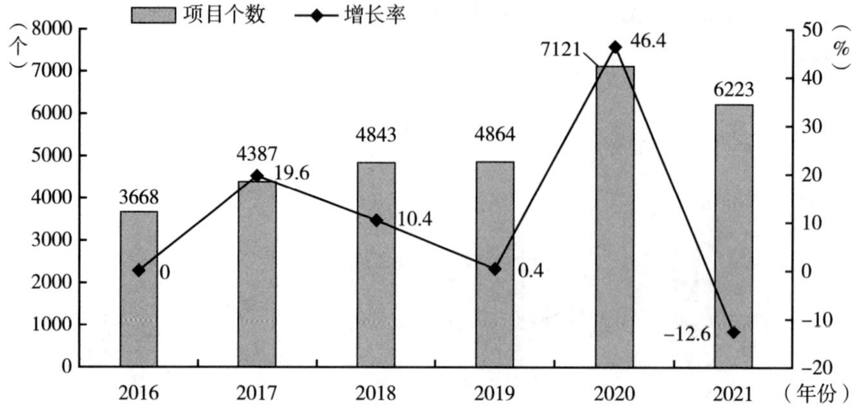

图 23　2016~2021 年健康公益领域筹款型基金会开展项目数量及增长率

资料来源：易善数据，截止时间为 2021 年 12 月 31 日。

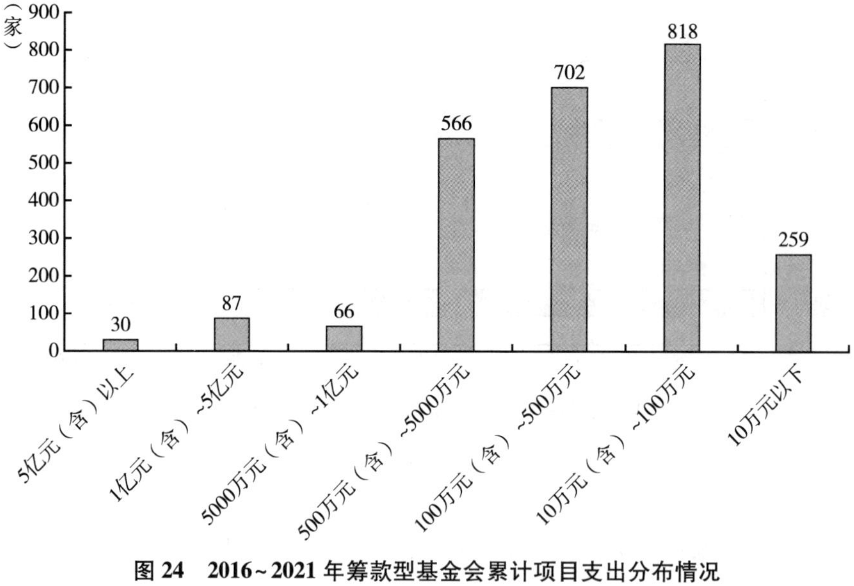

图 24　2016~2021 年筹款型基金会累计项目支出分布情况

资料来源：易善数据，截止时间为 2021 年 12 月 31 日。

表 4 为 2016~2021 年 6 年累计项目支出金额在 5 亿元以上的 20 家筹款型基金会的基本情况。这些基金会往往项目多，项目方向丰富，通常涵盖健康公益的多个领域。机构描述部分结合机构宗旨、介绍、机构官方网站介绍

的品牌项目，由于篇幅限制，未能全面介绍，仅部分列举了基金会在健康公益领域支出金额大、连续多年开展的公益项目。

表 4　2016~2021 年累计筹款金额前 20 位筹款型基金会简介

序号	基金会名称	累计支出（亿元）	成立时间	注册级别	机构与项目简介
1	中国癌症基金会	205.8	1992	国家	促进中国癌症防治事业的发展，为符合标准的患者提供药品援助，减轻患者经济负担，提高患者生存质量，开展接受赫赛汀治疗的患者援助项目、接受赛可瑞治疗的患者援助项目、接受索坦治疗的患者援助项目等
2	中国初级卫生保健基金会	162.5	1996	国家	通过多方共付机制，促进医疗保障制度和大病救助体系的完善，为患者提供救助；提升基层卫生服务整体发展，开展生命绿洲患者援助项目、智慧与健康产业发展公益项目等
3	中国红十字基金会	57.6	1994	国家	贫困大病患儿、罕见病儿童医疗救助；援建博爱家园、博爱校医室；开展提升基层防灾减灾能力、卫生服务能力等多方位的健康服务项目
4	中国妇女发展基金会	30.2	1988	国家	关爱女性健康，保障母婴安全；开展母亲健康快车、母亲水窖、母亲邮包项目等
5	中国残疾人福利基金会	23.7	1983	国家	向贫困患病人群、残疾人群体提供医疗救助、药品救助、辅助器具等；集善扶贫健康行项目、残疾儿童助养项目、受饥儿滋养计划等
6	北京康盟慈善基金会	22.4	2010	地方	促进卫生健康事业发展，支持对患者的援助，提高生命品质，推进健康中国，开展医药筹项目个人求助线上募捐平台，帮助期望用药省钱的患者、用药渠道困难患者，以及需要特殊用药的患者；患者援助项目
7	中华少年儿童慈善救助基金会	22.1	2009	国家	对困难儿童实施生存、医疗、心理、技能和成长救助，开展“9958”儿童紧急救助、爱心家园大病救助、瞳爱救助等项目

续表

序号	基金会名称	累计支出（亿元）	成立时间	注册级别	机构与项目简介
8	中国社会福利基金会	17.3	2005	国家	提高社会困境群体的社会福利水平；“919”大病救助工程、免费午餐基金、护老助老项目等
9	中国健康促进基金会	16.5	2006	国家	支持开展健康扶贫、患者关爱、专业技能培训、健康科普宣传和健康生活方式传播等围绕防大病、管慢病、促健康的公益活动和项目
10	中国人口福利基金会	16.1	1991	国家	增进人口福利，促进家庭幸福，实施健康暖心工程积极募捐并实施贫困地区“一免三助”资助计划，实施基层卫生人员培训、基层医疗装备捐赠等项目；中国大病社会救助平台；健康援助——营养健康扶贫等
11	中国儿童少年基金会	15.0	1981	国家	致力于推动儿童少年事业发展和促进儿童少年全面发展，开展中国儿童安全健康成长计划、中国儿童保险专项基金、幸福万家母婴1000天健康行动等项目
12	爱佑慈善基金会	12.9	2008	国家	孤贫、残疾儿童的助养、医疗救助，开展爱佑童心、爱佑新生、爱佑天使、爱佑晨星等项目
13	中华思源工程基金会	11.8	2007	国家	帮助弱势群体解决生产生活困难，促进中国贫困地区经济和社会事业发展，开展“思源救护”集约化卫生医疗扶贫项目、“爱的分贝”听障儿童救助项目、天使妈妈大病救助项目等
14	北京白求恩公益基金会	11.7	2015	地方	为患者提供医疗救助、药品救助，减轻患者经济负担；开展行业交流、国际交流，提升医疗服务水平，开展益+希望-白求恩·益赛普公益捐助项目；白求恩·国际医学交流发展基金等

续表

序号	基金会名称	累计支出（亿元）	成立时间	注册级别	机构与项目简介
15	中国乡村发展基金会	10.9	1989	国家	开展紧急救援项目;“向灾害 SAY NO”社区减防灾倡导活动;爱加餐项目,通过营养加餐、爱心厨房和营养宣教等方式,改善贫困地区儿童的营养状况;乡村健康卫生项目,提供贫困地区群众医疗救助、设备设施物资援助和基层医务人员培训等;母婴平安 120 项目;顶梁柱健康保险等
16	深圳壹基金公益基金会	10.8	2010	地方	专注于灾害救助、儿童关怀与发展、公益支持与创新三大领域,开展紧急救灾与防灾减灾项目;海洋天堂项目;净水计划
17	中国出生缺陷干预救助基金会	10.6	2011	国家	降低出生缺陷人口比例,促进出生缺陷患者康复,提高救助对象生活质量,开展中央专项彩票公益金支持出生缺陷干预救助项目,遗传病诊治专项基金,母婴健康专项基金等
18	中华社会救助基金会	10.4	2009	国家	救助城乡特困群体,促进社会救助事业发展。开展了大爱清尘项目,对尘肺农民工及其家庭进行多方面的救助;医基金,提高公共卫生医疗水平,对不同病种群体进行医疗救助和疾病知识宣传,帮助更多的患者能够规范持续地治疗;“朗视界沐光明”公益基金,针对眼科黄斑病
19	中华国际医学交流基金会	8.0	1988	国家	跟踪国内外医学发展动态,资助和促进医学科研、培训和有关学术交流活动;承接国内外医学学术的国际联络事宜;开展国内外医学交流与合作;设立医者匠心专项基金、卓越医生计划专项基金、中华肾脏病防治专项基金等

续表

序号	基金会名称	累计支出（亿元）	成立时间	注册级别	机构与项目简介
20	苏州弘化社慈善基金会	7.9	2013	地方	资助社会弱势群体、贫困地区和受灾地区；资助医疗、卫生、文化、教育事业；开展其他社会公益活动；赈灾济急、医疗救助

三　99公益日健康公益领域筹款机构与项目分析

本部分报告将通过分析 2021 年腾讯 99 公益日期间健康公益领域的筹款机构和项目情况，研究互联网公众筹款中的健康公益领域机构和项目的特征。

2021 年腾讯 99 公益日的活动主题为“一起爱”，与往年不同，2021 年的 99 公益日启动了共同富裕专场，首次将 9 月 5 日慈善日作为公益日的一部分，号召爱心网友关注民生发展类议题，助力公益慈善行业履行第三次分配的社会义务。报告统计的 2021 年腾讯 99 公益日数据主要反映了 9 月 5 日、9 月 7 日、9 月 8 日、9 月 9 日 4 天里的筹款情况。

经统计，2021 年 99 公益日期间，共有 7423 个公益组织/团队参与了筹款，其中，作为善款接收方的公募组织有 336 家，其中 300 余个公募组织同时是善款接收方；作为项目执行方的公益组织/团队有 7087 个。共有 13600 个项目发起筹款，筹款总金额为 40.55 亿元，其中，互联网用户捐款总额为 35.90 亿元，腾讯配捐金额为 4.65 亿元。

2021 年 99 公益日期间，健康公益领域共有 4622 个筹款项目，占 99 公益日筹款项目总量的 34.0%；共筹得善款 16.96 亿元，占总筹款额的 41.8%，其中，用户捐款总额 15.27 亿元，腾讯配捐金额 1.69 亿元。

（一）健康公益领域公募机构分析

2021 年腾讯 99 公益日中，共有 336 家具有公开募捐资格的机构（下文简称“公募机构”）参与了筹款，其中，基金会共 226 家，占比 67.3%；慈善会系统[①]机构 62 家，占比 18.5%；红十字系统[②] 33 家，占比 9.8%；其他类型公益组织共 15 家（见图 25）。

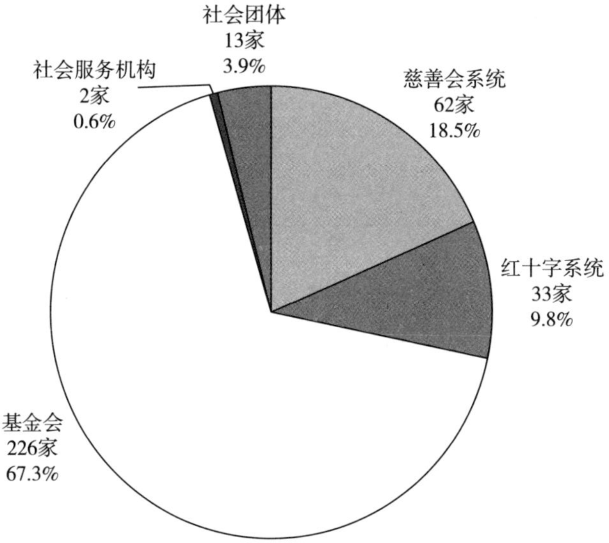

图 25　2021 年腾讯 99 公益日不同类型公募机构数量及所占比例

资料来源：易善数据，时间为 2021 年 9 月 1 日~9 日。

共有 239 家公募机构开展了健康公益领域的筹款项目，占公募机构总量的 71.1%。其中，基金会 154 家，慈善会系统组织 51 家，红会系统 25 家，其他类型机构 9 家。各类机构中，慈善会系统超过 82%的机构开展了健康公益领域项目筹款，红十字会系统有 76%的机构、68%的公募基金会开展了健康公益领域项目筹款（见图 26）。

从机构所在地的角度看，健康公益领域公募机构数量最多的是北京，总数为 49 家（包含在民政部注册的 25 家全国性基金会）；第二名是广东省，第三至第五名分别是浙江、湖南、四川、江苏（数量同四川）（见图 27）。

---

① 慈善会系统：包括各省（直辖市、自治区）慈善总会、慈善协会、地方慈善会系统成立的慈善基金会。

② 红十字系统：包括各省（直辖市、自治区）红十字会和红十字基金会。

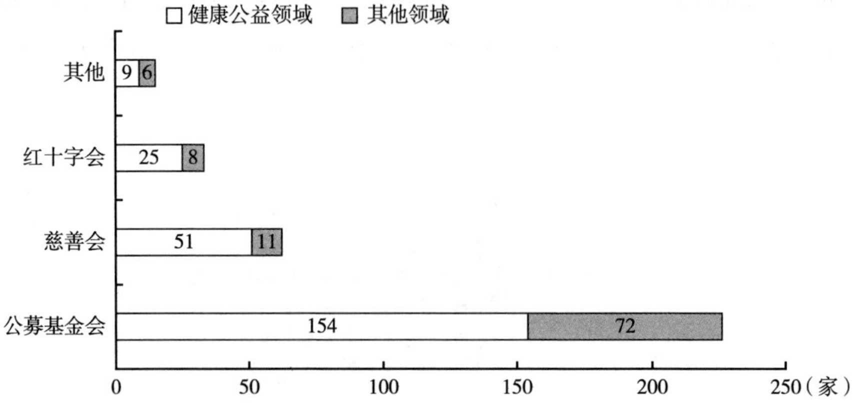

图 26　2021 年腾讯 99 公益日健康公益领域与其他领域公募机构数量

资料来源：易善数据，时间为 2021 年 9 月 1 日~9 日。

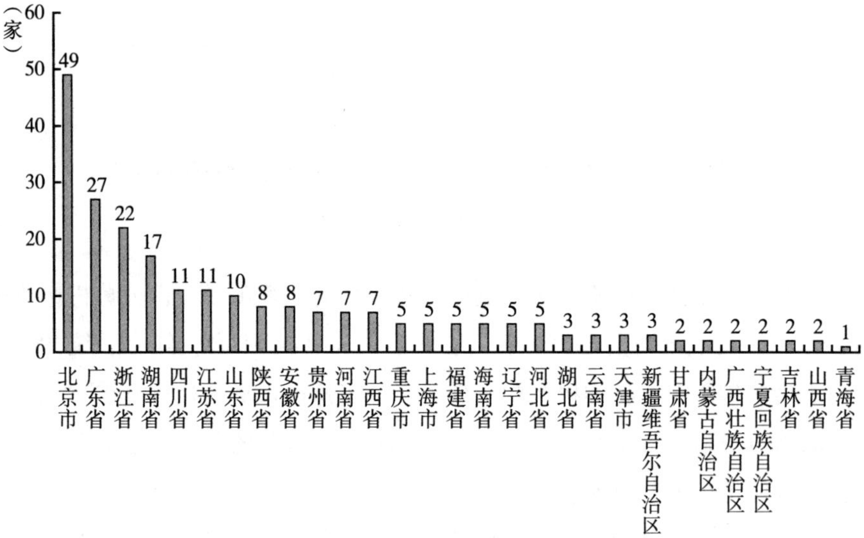

图 27　2021 年腾讯 99 公益日健康公益领域公募机构地区分布

资料来源：易善数据，时间为 2021 年 9 月 1 日~9 日。

从成立时间看，成立最早的是 1950 年之前成立的 4 家红十字会；刚满 1 岁的（截至 2021 年），是成立于 2020 年的赣州市红十字博爱基金会。大部分公募机构的成立时间集中于2008年至2015年这8年之间，总计91家，占总数的38.1%，是这个领域的主力军（见图28）。

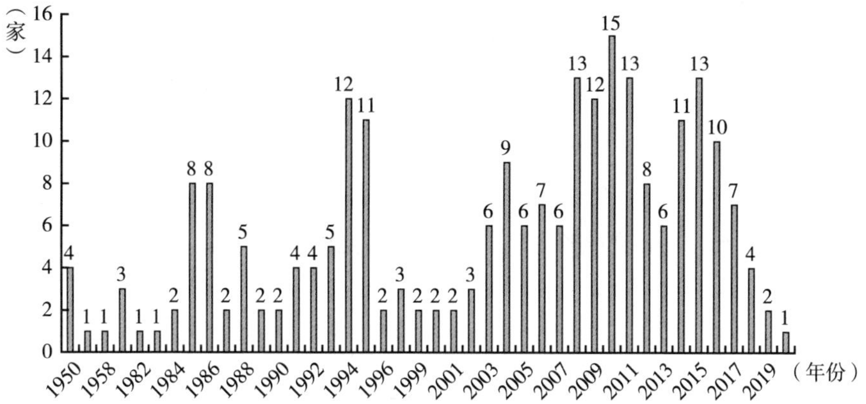

图28　99公益日健康公益领域公募机构成立时间

资料来源：易善数据，时间为2021年9月1日~9日。

在健康公益的4个领域中，在健康服务领域有筹款项目的公募机构共有166家；在健康保障领域有143家；在健康生活领域有126家；在健康环境领域有104家（见图29）。

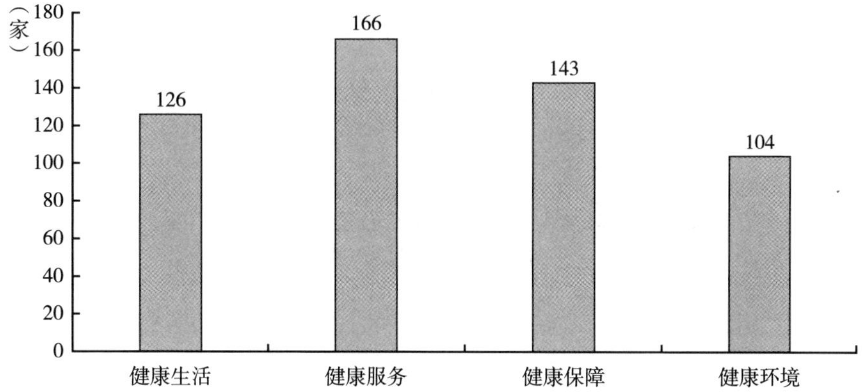

图29　99公益日健康公益各领域公募机构数量

资料来源：易善数据，时间为2021年9月1日~9日。

（二）执行机构分析

共有 2885 家执行机构/团队（以下简称“执行机构”）在健康公益领域筹款，占 2021 年 99 公益日执行方总数的 40.7%。其中社会服务机构共有 1162 家，占健康公益领域执行方数量的 40.3%；有 379 家社会团体，占 13.1%；有 329 家基金会，占 11.4%；慈善会系统和红十字会系统分别占 6.9%和 9.0%（见图 30）。此外，还有自然人、企业、事业单位、政府和人民团体等类型，由于数量较少，统一计入其他组织和个人。

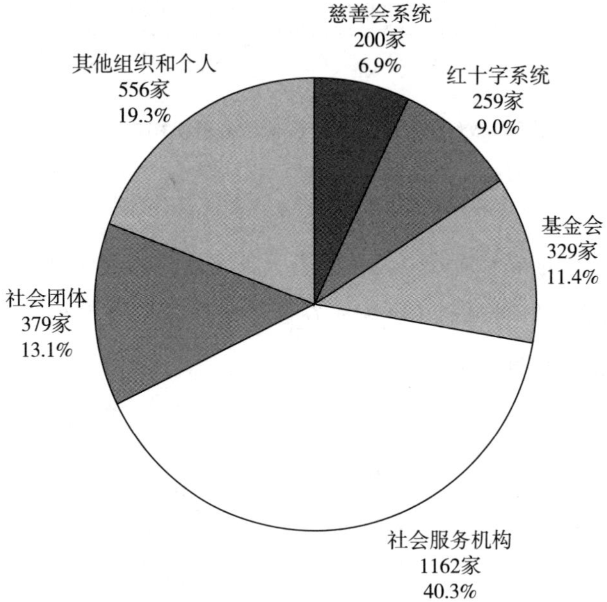

图 30　2021 年 99 公益日健康公益领域执行机构/团队各类组织数量与所占比例

资料来源：易善数据，时间为 2021 年 9 月 1 日~9 日。

我们对执行机构的成立时间进行了分析，2885 个执行机构中，能够获得机构成立时间的 2321 个，我们对其成立时间进行了分析。可以看出，2001 年至 2005 年，新成立的机构数量开始大幅增长，五年间从 49 家增长到177家，增幅达261.2%；在随后的15年内，均保持了年均50%以上的增长率；2016年至2020年间，共新成立机构1033家，平均每年新设机构数量超过200家（见图31）。

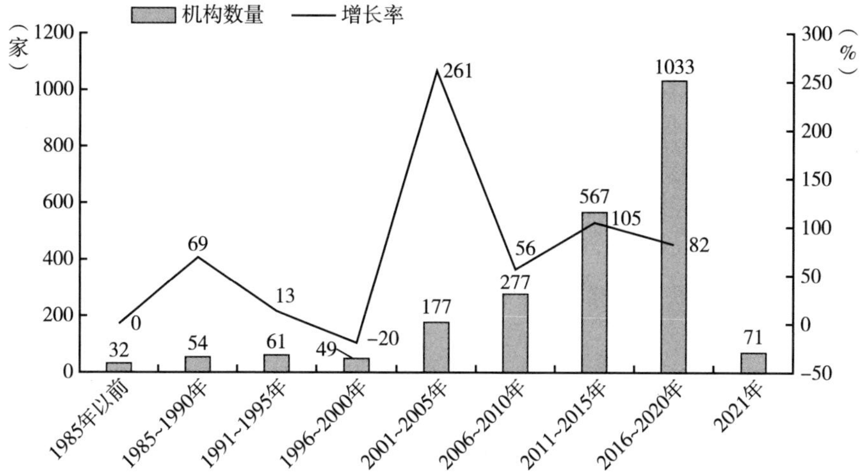

图31　健康公益领域执行机构成立时间

资料来源：易善数据，时间为2021年9月1日~9日。

健康公益执行机构分布在31个省、直辖市、自治区。执行机构数量排名前5位的分别是江苏、河南、北京、重庆和广东（见图32）。与公募机构排名前5位的地区北京、广东、浙江、湖南、四川、江苏相比较，执行机构地区排名有所不同。其中，执行机构数量最多的江苏，在公募机构地区数量排名中居于第5位，执行机构数量居于第2位的河南省，在公募机构排行中，排名第8位。

在健康公益的4个领域中，服务于健康服务领域的执行机构数量为1314家；第二位为健康生活领域，共有786家；健康保障和健康环境领域执行机构数量分别为672家和481家（见图33）。

（三）健康公益领域项目及筹款收入分析

2021年99公益日期间，共有13600个项目参与筹款，筹款总金额为

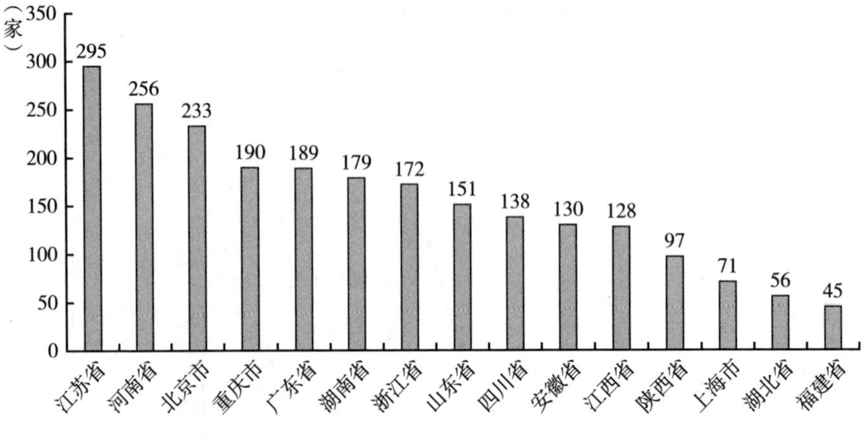

图 32　健康公益领域执行机构数量前 15 名的地区

资料来源：易善数据，时间为 2021 年 9 月 1 日~9 日。

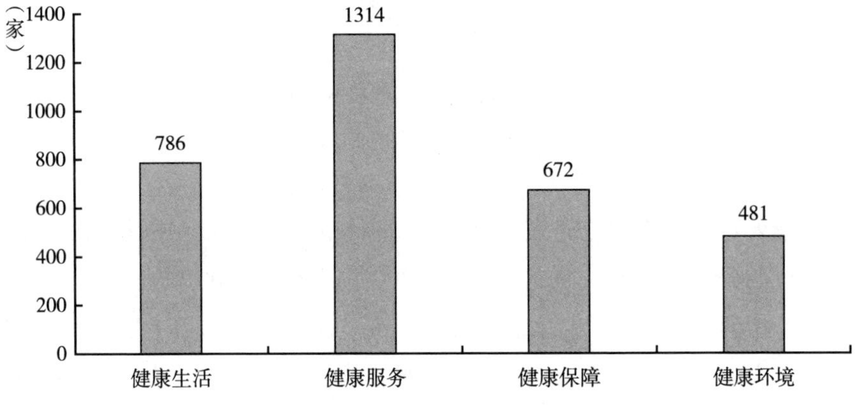

图 33　健康公益各领域执行机构数量

资料来源：易善数据，时间为 2021 年 9 月 1 日~9 日。

40.55 亿元，其中，互联网用户捐款总额为 35.90 亿元，腾讯配捐金额为 4.65 亿元。

在健康公益领域，筹款项目数为 4622 个，占项目总量的 34.0%；合计筹得善款 16.91 亿元，占总筹款额的 41.8%，其中，用户捐款总额 15.27 亿元，腾讯配捐金额 1.63 亿元。健康服务领域筹款项目数量最多，为 1839

个，占健康公益领域筹款项目总量的 39. 8%，其次依次为：健康保障、健康生活和健康环境，各领域筹款项目数量及比例见图 34。

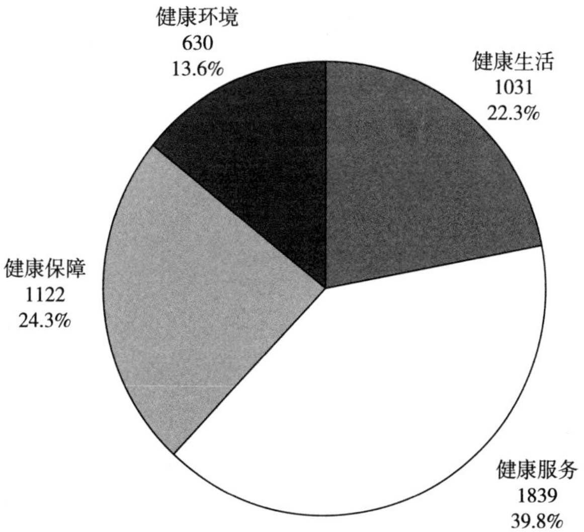

图 34　健康公益各领域筹款项目数量与所占比例

资料来源：易善数据，时间为 2021 年 9 月 1 日~9 日。

从筹款金额角度看，健康保障领域筹款金额达 10. 20 亿元，占健康公益领域筹款总金额的 60. 3%；健康服务领域筹款 4. 58 亿元，占总金额的 27. 1%；健康生活和健康环境领域筹款金额分别为 1. 47 亿元和 0. 66 亿元（见图 35）。

通过计算各领域筹款金额和筹款项目总个数，健康公益领域项目平均筹款额为 33. 7 万元，健康保障领域项目平均筹款金额为 91. 3 万元，明显高于其他领域，是其他三个领域项目平均筹款额的 5. 5 倍（见图 36）。

将 99 公益日所有筹款项目按照筹款总额降序排列，前 100 名机构共筹款 10. 6 亿元；其中，健康公益领域项目共 57 个，筹款总额为 5. 9 亿元，占前 100 机构筹款总额的 55. 7%。前 100 名的项目中，47 个项目为健康保障类项目，占前 100 名中健康公益领域项目数的 82. 5%；筹款金额为 4. 72 亿元，占健康公益领域总筹款额的 80. 0%，占 99 公益日前 100 名项目筹款额

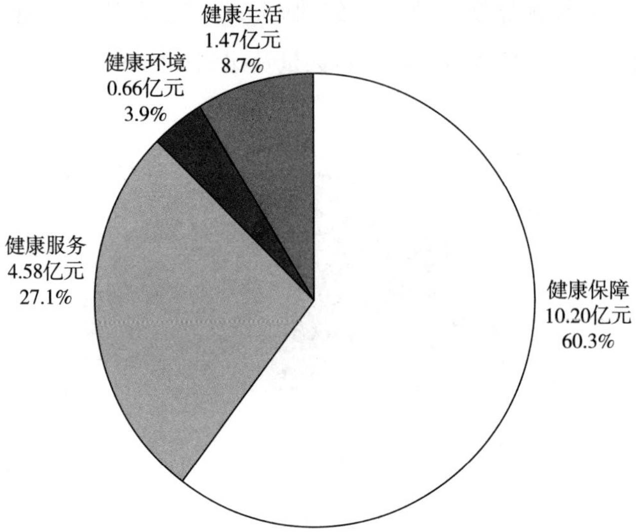

图 35　健康公益各领域筹款金额与占比

资料来源：易善数据，时间为 2021 年 9 月 1 日~9 日。

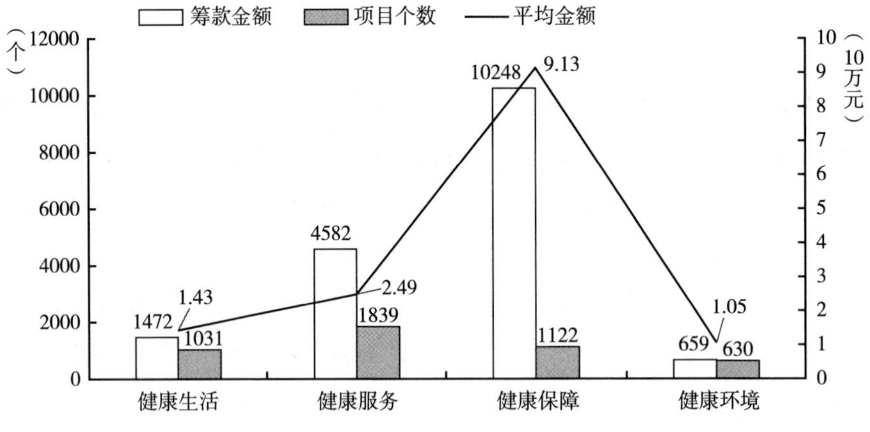

图 36　健康公益各领域项目平均筹款金额

资料来源：易善数据，时间为 2021 年 9 月 1 日~9 日。

的 44.5%。前 100 名的项目中，无健康环境领域项目（见图 37）。

从单个项目筹款的平均金额看，99 公益日期间，单个项目筹款金额的

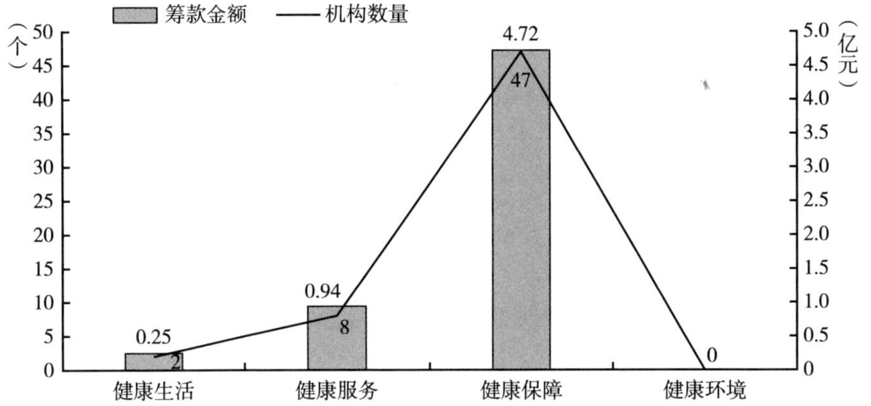

图 37　筹款金额前 100 名项目中健康公益领域项目数量及筹款金额

资料来源：易善数据，时间为 2021 年 9 月 1 日~9 日。

最大值为 3072 万元，平均数为 29.82 万元，中位数金额为 15627 元。筹款金额在 1 万元以下的项目 5897 个，占项目总数的 43.4%；筹款金额在 10 万元以下的项目共 10055 个，占项目总数的 73.9%（见图 38）。占项目总数 7.4%的前 1000 个项目，筹款总额为 31.33 亿元，占总金额的 77.3%，印证了马太效应在公益筹款领域同样适用。

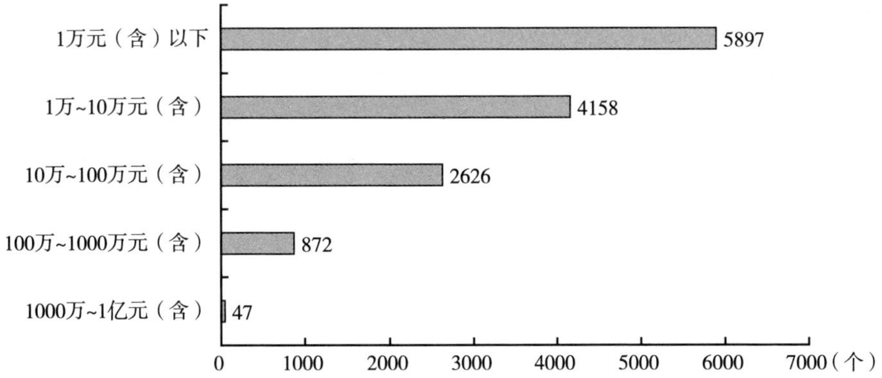

图 38　不同筹款金额区间内筹款项目个数

资料来源：易善数据，时间为 2021 年 9 月 1 日~9 日。

健康公益领域的项目筹款金额分布情况与99公益日整体筹款情况相似，筹款金额在10万元以下的项目共3414个，占该领域项目总数73.9%；筹款金额在100万元以上的353个项目，合计筹款13.77亿元，占健康公益领域筹款总金额的81.2%（见图39）。健康公益类项目中，单项目筹款金额最高的为1747万元，平均筹款金额为36.7万元，与整体筹款金额平均数相比高23.1%；筹款金额中位数为15462元，与99公益整体筹款中位数水平相近。

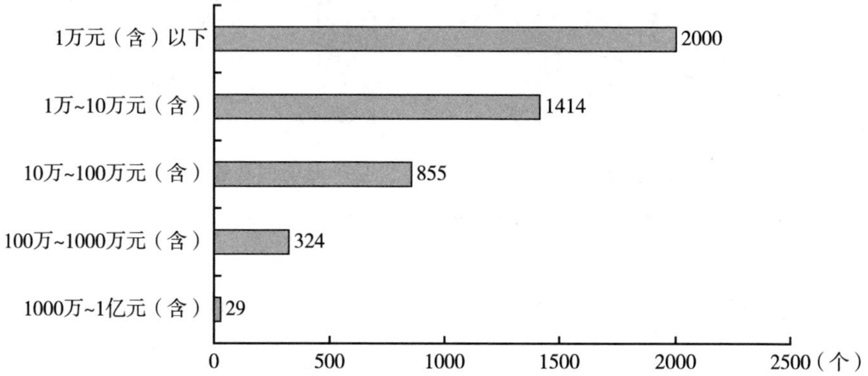

图39　不同筹款金额区间内健康公益领域筹款项目个数

资料来源：易善数据，时间为2021年9月1日~9日。

表5为筹款金额排名前10位的项目情况及其在99公益日全部项目中的排名。前10名项目中，健康保障类项目共7个，均为大病救助类项目，筹款总额9878万元，占前10名项目筹款总额的67.4%；健康服务类项目2个，筹款总额为3316万元；健康生活类项目1个，筹款总额为1467万元。三家公募机构包揽了前10名项目，分别是：中华少年儿童慈善救助基金会、陕西省慈善协会和深圳壹基金公益基金会。

（四）健康公益领域项目捐赠人次与人数分析

2021年腾讯99公益日期间，共有6887万人次参与了网络捐款；其中，2017万人次为健康公益领域项目捐款，占总捐款人次数的29.3%。项目捐赠人数是反映公益项目动员公众捐款筹款能力的一个指标。表6中列出了健康公益领域项目捐赠人数前10位项目的基本情况。

表 5　健康公益领域筹款金额前 10 名项目基本情况

序号	项目名称	公募机构	执行机构	筹款总额（万元）	项目简介	健康公益领域	整体排名
1	助父爱带娃平安回家	中华少年儿童慈善救助基金会	中华少年儿童慈善救助基金会	1747	给予 0~18 岁的困境大病儿童援助	健康保障	4
2	壹基金海洋天堂计划	深圳壹基金公益基金会	深圳壹基金公益基金会	1667	帮自闭症、脑瘫和罕见病儿童有尊严、无障碍地生活	健康服务	8
3	融合中国成就阿甘梦	深圳壹基金公益基金会	北京市晓更助残基金会	1649	推动心智障碍者全面平等融入社会	健康服务	9
4	为困境宝宝找奶粮	中华少年儿童慈善救助基金会	中华少年儿童慈善救助基金会儿童少年健康发展专项基金	1467	开展健康教育、奶粉资助，促进婴幼儿健康成长	健康生活	10
5	血癌牵绊着的梦想	陕西省慈善协会	陕西省慈善协会	1412	为家庭困难的血癌患者筹集治疗费用	健康保障	11
6	晴暖守护重疾儿童	中华少年儿童慈善救助基金会	西安市晴暖助医公益慈善中心	1380	困境重疾患儿生命岌岌可危，期盼您的爱心援手	健康保障	13
7	白血病童渴望重生	中华少年儿童慈善救助基金会	西安市晴暖助医公益慈善中心	1367	白血病患儿群体庞大，在追求新生的路上需要我们的帮助	健康保障	14
8	重疾家庭逆境重生	陕西省慈善协会	泰安市泰山区晨希公益援助中心	1348	救助困难的大病患者，助力他们早日康复	健康保障	15
9	画饼充饥的白血病童	陕西省慈善协会	泰安市泰山区晨希公益援助中心	1335	关爱排异期的小白们，为身患血液病的小患者提供帮助	健康保障	16
10	支援 100 位抗白勇士	陕西省慈善协会	泰安市泰山区晨希公益援助中心	1289	为数百名白血病患者筹集治疗费用	健康保障	17

表 6　健康公益领域项目捐赠人数前 10 位项目基本情况

序号	项目名称	公众捐赠收入(元)	捐赠人数	人均捐赠额(元)	项目介绍	公募机构	执行机构
1	广东红十字救在身边	3350016. 40	168744	19. 85	为开展红十字救灾、救助、救护等人道工作提供援助	中国红十字基金会	中国红十字基金会
2	扶弱济困助乡村振兴	7307844. 15	121783	60. 01	对全县大病家庭、乡村振兴公益活动开展救助、帮扶活动	河南省慈善总会	濮阳县慈善总会
3	白血病我不怕你	1496152. 40	107652	13. 90	帮助勇敢的血液病及肿瘤患儿打败身体里的小怪兽	爱佑慈善基金会	爱佑慈善基金会
4	爱的教育校园行	4257577. 99	103211	41. 25	5 元,开展爱的教育,实现青少年健康成长的必要一课	中华少年儿童慈善救助基金会	北京青爱教育基金会
5	“益”起助力妇儿康	5979193. 36	99757	59. 94	为困境妇女儿童幸福安康,我们“益”起奉献爱心	江苏省妇女儿童福利基金会	江苏省妇女儿童福利基金会
6	博爱保山行	1752012. 46	98753	17. 74	改善学校电教设备不足的问题和解决青少年性健康教育需求	云南省红十字会	云南省红十字会
7	大病困难家庭再救助	8532194. 84	96105	88. 78	为全市大病困难家庭送去温暖和力量	江苏省慈善总会	泰兴市慈善总会
8	青少年生命教育计划	1863171. 57	92177	20. 21	为学校配备心理辅导软、硬件,对学生进行生命教育	四川省青少年发展基金会	四川省青少年发展基金会
9	小善大爱　强我少年	7026767. 50	75400	93. 19	星星点灯,让每位孩子享受阳光体育,强我少年,振我中华	湖南省教育基金会	湖南省郴州市苏仙区教育基金会
10	幸福食堂	2942102. 28	74806	39. 33	为困难老年人提供免费午餐	山东省慈善总会	济宁市慈善总会

四 总结及展望

（一）健康公益领域社会组织数量占全国社会组织数量的28.2%，地域分布广泛

截至2021年底，全国开展健康公益领域相关工作的社会组织共有254971家，占同期全国公益组织总量的28.2%。健康公益两类基金会中，企业/家族型基金会有659家，2016年至2021年开展项目5647个，累计项目支出金额为190.6亿元；筹款型基金会有2528家，累计开展项目31106个，项目支出金额1074.3亿元；两类基金会项目总量为36753个，占同期全国基金会项目总量的17.2%左右。在港澳台之外的全国31个省、直辖市和自治区，均有健康公益领域社会组织开展活动。

（二）在互联网筹款方面，健康公益领域的机构和项目表现出较高的参与程度，和强大的公众动员能力

从参与机构数量、筹款金额、捐款人数、单个项目筹款额、项目捐赠人数等多个维度，健康公益领域机构和项目无不展现出强大的公众动员能力，也预示着未来发展的潜力。从机构的参与程度看，参与2021年99公益日的公募机构中，71.1%的开展了健康公益领域的筹款项目；全国31个省、自治区、直辖市共有2885家执行及机构/团队在健康公益领域筹款，占2021年99公益日全部执行方总数的40.7%。99公益日筹款总额前100名的公益项目中，健康公益领域项目有57个，筹款总额为5.9亿元，占前100名机构筹款总额的55.7%，其中健康保障领域的项目有47个，筹得4.72亿元。从项目平均筹款额看，99公益日项目平均筹款额为29.82万元，健康公益领域项目平均筹款额为33.7万元，健康保障领域项目平均筹款金额为91.3万元，是整体平均筹款额的3倍，这一方面反映了疾病救助类项目在互联网筹款中具有感动公众、促其捐款的优势，另一方面也是99公益日配捐机制带来的必然效应。在看到健康保障领域项目在99公益日期间亮眼表现的同

时，我们也看到，无论是在筹款金额前 10 名的项目中，还是在捐赠人数排名前10 位的项目中，健康服务、健康生活等领域的项目都取得了良好的筹款效果，特别是在捐赠人数排名前 10 位的项目中，既包括大病、罕见病救助项目，也包括为儿童提供安全教育、性教育、生命教育，为老人提供营养餐，关注妇儿健康，支持灾害救援、生命救助、人道救护等面向不同人群、不同主体的健康公益多领域的项目。

（三）在健康公益领域基金会的支出和99公益日中项目的筹款情况中，马太效应均有明显体现

健康公益领域的两类基金会中，筹款型基金会 2016~2021 年项目支出排名前 70 位的机构，在健康公益领域项目支出总额为 859.5 亿元，即占机构数量 2.8%的机构，其项目支出占总支出的 80.0%；企业/家族型基金会中，2016~2021 年项目支出总金额排名前 51 位的机构，在健康公益领域项目总支出金额为 152.6 亿元，即占机构数量 7.7%的基金会，项目支出占总支出的 80.1%；99 公益日健康公益领域筹款项目中，占项目总数 7.4%的前 1000 个项目，筹款总额为 31.33 亿元，占筹款总金额的 77.3%。以上三部分数据均表明，在健康公益各领域各类机构，各类项目的公益资源支出和筹集方面，马太效应均发挥着强大作用。马太效应的前提是社会通过奖励机制来激励个体提高效率，并促进资源的集中分配与利用。而其结果往往是赢家通吃，强者愈强，也就是说，这一趋势如果不加调节，只会越来越明显。在公益领域，马太效应是否有效地促进了效率，会给行业各个生态位的组织带来什么样的影响，还需要对行业历时数据作进一步观察和分析。

（四）健康公益领域基金会对疫情快速响应，大力投入，提供深入细致的多维多元服务

面对新冠疫情，健康公益领域的基金会积极行动，共有 1517 家基金会开展了抗疫防疫项目，企业/家族型基金会投入金额 67.4 亿元，占 2020~2021 年项目支出总金额的 49.2%，抗疫支出中 56.9 亿元属于健康服务领

域，这一金额与 2016 至 2021 年 6 年间健康服务领域的其他所有项目支出总金额（68.5 亿元）较为相近。筹款型基金会在新冠疫情上的项目支出金额为 106.7 亿元，占 2020~2021 年总支出的 20.9%。此外还有非健康公益领域的基金会 433 家投入到抗疫防疫工作中，项目支出金额 5.97 亿元。在公益项目的方向和内容上，在现金和物资捐赠的同时，健康公益领域基金会还开展了为基层医疗机构捐赠医疗设备、慰问医护人员家人并关爱其子女长期教育、受疫情影响医护人员及市民心理援助、社区防疫志愿者培训、为因疫情影响而陷入困境的人群提供救助、支持疫苗研发工作、支持公共卫生学科和研究机构的建设与创新发展等多种项目，体现了公益组织在重大公共卫生事件中，深入细致开展多维多元服务的能力和作用。新冠疫情影响和改变人们的生活、工作和思考方式，影响和改变了未来医学的发展，其对健康公益领域的影响也势必在未来持续发展和演进，未来我们将继续通过数据持续关注和追踪这一发展和演进的轨迹，并尝试提供更加深入的数据挖掘和分析。

专 题 篇

Special Reports

B.3 儿童青少年心理健康与公益组织发展报告

陈润森 屈笛扬 陈东阳*

摘 要： 儿童青少年心理健康目前已成为国内的重大公共卫生问题，越来越受到人们的关注。而公益组织在这一领域中的作用也越来越重要。鉴于此，本报告对国内儿童青少年心理健康的现状、公益领域相关举措、公益项目整体发展进程以及与公益组织相结合的展望等四大板块进行介绍。本报告对公益视域下我国儿童青少年心理健康事业的发展状况进行了总结与展望，希望能够引起社会对儿童青少年心理健康问题的关注，同时呼吁更多的社会组织积极加入公益组织，携手关爱儿童青少年的心理健康问题，共同创造一个和谐、健康的社会。

关键词： 儿童青少年 心理健康 公益组织

* 陈润森，清华大学万科公共卫生与健康学院助理教授，主要研究方向为儿童青少年心理健康和精神卫生；屈笛扬，清华大学万科公共卫生与健康学院博士后、助理研究员；陈东阳，清华大学万科公共卫生与健康学院科研助理，国家卫健委认定心理治疗师。

引　言

近年来，儿童青少年心理健康问题频出，居高不下的心理问题检出率与严重短缺的心理健康服务资源间的矛盾日益凸显。面对这一日益严峻的形势，国家和社会层面的各主体开始关注和重视儿童青少年心理健康这一重大的公共卫生问题。国家层面，健康中国行动与乡村振兴战略均对儿童青少年心理健康工作提出了明确要求，教育部等部委陆续出台了相关政策予以落实。社会层面，在各级政府的鼓励和支持下，一些公益组织开始开展儿童青少年心理健康项目和活动。囿于起步时间较晚、人才短缺、资金有限、缺乏统筹及形式相对单一等因素，国内儿童青少年心理健康与公益事业结合的发展仍处于初级阶段，但在一些地区已经涌现出一批代表性公益项目，如“心灵魔法学院”，取得了良好的社会效益。本报告将在描述国内儿童青少年心理健康现状的基础上，总结既往儿童青少年心理健康公益的相关举措，概览我国公益项目的整体发展进程，同时为未来儿童青少年心理健康公益事业的发展指明方向，助力打造中国式现代化的儿童青少年心理健康公益事业体系。

一　儿童青少年心理健康现状

近年来国内的研究调查发现，当前我国儿童青少年心理健康问题的主要表现为：第一，儿童青少年的心理健康问题检出率高，并且新冠疫情加重了这一问题；第二，我国儿童青少年的心理健康发展水平以及针对这一群体的心理健康服务水平呈现不平衡的特点；第三，我国儿童青少年的心理健康服务资源严重短缺，服务体系尚不健全。

（一）心理健康问题检出率高

据世界卫生组织的统计，在全球 10~19 岁人群中，有 1/7 的人患有精神疾病，占该年龄组全球疾病的13%。① 据联合国儿童基金会的信息，在中国，儿童青少年面临的压力与日俱增，精神疾病也是中国儿童青少年最主要的疾病之一。② 2021年，首个中国儿童青少年精神疾病流调报告显示：我国6~16岁的儿童青少年中，患一种或多种精神疾病的比例为17.5%。③ 在每年接受精神疾病或心理问题相关治疗的人群中，青少年约占1/4。④ 因而，有必要呼吁社会各界重视儿童青少年的心理健康问题。

与此同时，新冠疫情加重了儿童青少年的心理健康问题，⑤ 据联合国教科文组织（UNESCO）的统计，受新冠疫情的影响，2020年全球195个国家停止了线下教学，影响了全球15亿的儿童青少年，约占全球儿童青少年总人数的90%。⑥ 2020年我国儿童青少年抑郁症状的检出率为24.6%，其中，轻度抑郁的检出率为17.2%，重度抑郁的检出率为7.4%。⑦ 农村地区、留守儿童以及家庭贫困或因疫情陷入贫困的儿童情绪症状或总体心理健康问题更为突出。⑧

（二）心理健康发展不平衡

我国儿童青少年的心理健康发展受到多方面的影响，除了疫情，还包括区

---

① 世界卫生组织：《青少年精神卫生》，https：//www. who. int/zh/news - room/fact - sheets/detail/adolescent-mental-health，最后访问日期：2023年7月27日。

② 联合国儿童基金会（中国）：《青少年心理健康：联合国儿童基金会2021—2025年工作重点》，https：//www. unicef. cn/reports/adolescent-mental-health，最后访问日期：2023年7月27日。

③ Li，F.，et al.，“Prevalence of mental disorders in school children and adolescents in China：diagnostic data from detailed clinical assessments of 17，524. individuals，” *Journal of Child Psychology and Psychiatry* 2022（1）.

④ 陆林：《守护儿童青少年心理健康，我们在行动》，《科技导报》2021年第18期。

⑤ Guessoum，S. B.，“Adolescent psychiatric disorders during the COVID - 19 pandemic and lockdown，” *Psychiatry research* 2020（291）.

⑥ UNICEF，“What have we learnt?：Overview of Findings from a Survey of Ministries of Education on National Responses to COVID-19，” *unicef-ir. orgc* 2020.

⑦ 王学义：《让儿童青少年拥有一颗健康的心——低龄化心理障碍的成因与对策》，《心理与健康》2022年第2期。

⑧ 孙莹：《全社会共同守护儿童青少年心理健康》，《中国学校卫生》2022年第5期；缪华灵等：《新冠肺炎疫情下留守儿童社会适应水平及其与家庭亲密度的关系：心理素质的中介作用》，《西南大学学报》（自然科学版）2021年第1期。

域经济发展差异和心理健康服务资源不均衡等。这些因素导致我国儿童青少年的心理健康发展显示出不平衡的特点，相比较其他群体，农村留守、家庭贫困、发育特殊的儿童青少年的心理健康问题尤为突出，需要社会各界的重点关注。

我国不同地区心理健康教育发展不均衡。经济发达地区优于不发达地区，城市优于农村①，民办学校优于公办学校②。伴随着城市化快速发展的进程，我国留守儿童人数急剧增加③，截至 2018 年 9 月，全国有农村留守儿童 697 万余人④。留守儿童由于家庭经济条件较差、缺少社会支持等原因，心理问题随着年龄的增长日益突出。⑤ 家庭贫困儿童心理健康也需要得到重视。调查发现，经济生活困难的儿童青少年患心理疾病率高达 55.82%，远高于同年龄段其他群体的水平。⑥ 除此以外，发育特殊的儿童青少年也面临着巨大的心理压力，相比普通群体心理问题更加突出。研究表明，特殊儿童相对于健全儿童更易产生不良情绪，整体心理健康水平较低。⑦

综上所述，如何进一步保障青少年儿童，尤其是生活在更多挑战中的青少年儿童的心理健康，这一问题值得深入关注。

（三）心理健康服务严重不足

随着社会发展和经济转型，人们对于精神健康越来越重视，与之相对的是我国心理健康服务仍在起步期，精神卫生和心理健康服务资源严重短缺且

---

① 姚本先、何元庆：《中小学心理健康教育工作发展状况调查研究》，《中小学心理健康教育》2011 年第 3 期。

② 庄锡兰：《民办中学开展心理健康教育初探》，《中小学心理健康教育》2006 年第 5 期。

③ 喜悦、徐卫伟、张楠：《农村留守儿童心理健康水平变迁的横断历史研究》，《心理技术与应用》2021 年第 5 期。

④ 任欢：《全国现有农村留守儿童较 2016 年下降 22.7%》，中国政府网，http://big5.www.gov.cn/gate/big5/www.gov.cn/xinwen/2018-10/31/content_5336047.htm，最后访问日期：2018 年 10 月 31 日。

⑤ 刘昱君、陆林、冉茂盛：《中国农村留守儿童的心理健康：现状、影响因素及干预策略》，《科技导报》2021 年第 18 期。

⑥ 杨国顺：《农村低保户家庭青少年心理健康和自尊、心理韧性的现状分析》，《现代预防医学》2019 年第 18 期。

⑦ 袁飞、杨林会、李祚山：《特殊儿童心理弹性与心理健康的关系》，《社会科学进展》2018 年第 7 期。

分布不均，主要体现为专业人员匮乏、硬件设施不足、服务体系不完善等。

《全国精神卫生工作规划（2015—2020年）》（以下简称《规划》）显示，在每10万人口中，我国平均有1.49名精神科医师，而全球中高收入水平国家平均有2.03名。① 在学校承担心理健康教育工作的专业心理健康教师也存在数量匮乏、专业水平不足的情况。② 不适当的教学方式、教学内容，单调的方式方法导致我国儿童青少年心理健康教育质量较差、教学成果不显著。③

此外，硬件设施也亟须增设，《规划》指出我国共有1650家精神卫生专业机构，22.8万张精神科床位，每1万人口平均1.71张，显著低于全球平均水平的4.36张。④

虽然我国目前已经制定与推行了不少与儿童青少年心理健康相关的规划与政策，但尚未建立完整且系统的儿童青少年心理健康监测体系，心理健康服务工作的开展和从业人员的管理缺乏衡量标准与有效监管，且学校心理健康教育尚未纳入教育督导和学校考核范围。由此造成地区发展不平衡，危机预警及干预制度不完善，教育体系中心理健康教育的融合度偏低，课程普及率低、相关活动缺乏专业指导等问题。⑤

二　国家及地方儿童青少年心理健康公益相关举措

（一）针对儿童青少年心理健康的相关举措

1. 健康中国行动

《健康中国行动——儿童青少年心理健康行动方案（2019—2022年）》

① 王国强：《〈全国精神卫生工作规划（2015—2020年）〉解读》，中国政府网，https://www.gov.cn/zhengce/2015-06/18/content_2881440.htm，最后访问日期：2015年6月18日。

② 经靖：《我国中小学心理健康教育教师现状及对策》，《心理月刊》2020年第2期。

③ 韩丽芳：《中小学心理健康教育的现状和发展分析》，《中国教育学刊》2020年第S1期。

④ 王国强：《〈全国精神卫生工作规划（2015—2020年）〉解读》，中国政府网，https://www.gov.cn/zhengce/2015-06/18/content_2881440.htm，最后访问日期：2015年6月18日。

⑤ 王瑞瑶等：《湖南省中小学心理健康教育工作现状调查》，《中国临床心理学杂志》2021年第4期。

是为落实健康中国战略，由国家卫生健康委、中宣部、中央文明办、中央网信办、教育部、民政部、财政部、国家广电总局、国务院妇儿工委办公室、共青团中央、全国妇联、中国关工委联合制定的推动中小学心理健康建设的行动指南。该行动方案为儿童青少年心理健康工作的进一步加强指明了方法与要求。[①] 方案核心内容见表 1。

表 1 《健康中国行动——儿童青少年心理健康行动方案（2019—2022 年）》核心内容

六大行动	四大保障措施
1. 心理健康宣教行动	1. 加强组织领导与部门协调
2. 心理健康环境营造行动	2. 保障经费投入
3. 心理健康促进行动	3. 加大科学研究
4. 心理健康关爱行动	4. 完善监测评估干预机制
5. 心理健康服务能力提升行动	
6. 心理健康服务体系完善行动	

方案指出，儿童青少年是国家未来发展的希望，关注儿童青少年身心健康成长具有重大意义，是建设健康中国的重要内容。该方案制定了促进儿童青少年心理健康行动的工作目标，到 2022 年底，实现《健康中国行动（2019—2030 年）》提出的有关儿童青少年心理健康的阶段目标，基本建成有利于儿童青少年心理健康的社会环境，形成学校、社区、家庭、媒体、医疗卫生机构多方联动，齐头并进的心理健康服务模式。方案为全社会各层面各单位机构制定了明确的目标。具体要求包括：50%的家长学校或家庭教育指导服务点开展心理健康教育；60%的二级以上精神专科医院设立儿童青少年心理门诊；30%的儿童专科医院、妇幼保健院、二级以上综合医院开设精

① 国家卫生健康委、中宣部、中央文明办、中央网信办、教育部、民政部、财政部、国家广电总局、国务院妇儿工委办公室、共青团中央、全国妇联、中国关工委：《关于印发〈健康中国行动——儿童青少年心理健康行动方案（2019—2022 年）〉的通知》，2019 年 12 月 26 日，《中华人民共和国教育部公报》第 12 号；韩丹、高红霞、候贵林：《政策工具视角下〈健康中国行动（2019—2030 年）〉政策分析》，《医学与社会》2020 年第 33 期。

神（心理）门诊；各地市设立或接入心理援助热线；儿童青少年对心理健康核心知识的知晓率达到 80%。方案要求全社会，各个组织，各个层次都加入儿童青少年的心理健康工作中，提升儿童青少年健康福祉，助力健康中国战略。[①]

2. 乡村振兴

当前，我国社会的主要矛盾是人民群众日益增长的美好生活需要和不平衡不充分的发展之间的矛盾。乡村振兴是解决当前矛盾的应有之义，也是党的十九大作出的重大决策部署。加强乡村儿童青少年的心理健康教育有助于促进乡村儿童青少年的素质发展和全面发展，有助于推进乡村的基础教育建设和人才培养，推动教育资源区域均衡布局，从而为乡村振兴奠定基础，缓解区域发展不平衡问题，助力乡村振兴战略。[②] 乡村振兴中心理健康教育问题及解决方案见表 2。

表 2　乡村振兴中心理健康教育问题及解决方案

现存问题	解决方案
发展速度不均衡	1. 建设完整的筛查体系 2. 加强乡村地区心理健康教育平台和资源 3. 完善当地“家—校—地区”的联动网络
科学依据缺乏	1. 组织开发本土化的中小学生心理健康评估工具 2. 定期开展定期工作调研

资料来源：肖雅文：《加强农村中小学生心理健康教育》，《郑州日报》2022 年 3 月 10 日第 4 版。

首先，将心理健康教育纳入乡村振兴发展规划，有必要从以下几点入手：建设完整的筛查体系、定期开展调研，加强乡村地区心理健康教育平台和资源，完善当地“家—校—地区”的联动网络。目前针对乡村儿童青少

① 舒华：《〈健康中国行动（2019—2030 年）〉，提出“中小学健康促进行动”!》，《青春期健康》2019 年第 17 期。

② 本刊讯：《“十四五”国民健康规划部署健康扶贫成果有效衔接乡村振兴》，《商业文化》2022 年第 16 期。

年的心理健康问题，应当充分意识到该问题的艰巨性和复杂性。一方面，乡村儿童青少年群体中普遍存在留守儿童、困难家庭儿童等人群，具有较高的心理健康风险；另一方面，缺乏本土化适应性的心理健康评估和筛查工具且相关研究和前期工作较为空白。因此，要做好攻坚克难的准备，进行系统科学的调研，获取准确真实的乡村中小学生的心理发展状况和健康状况，填补空缺，明确乡村儿童青少年心理健康存在的显著问题，并分析其中深层次的原因，以建立精准有效的心理健康教育方式和内容。同时，不能抱有一劳永逸的心态，应定期摸排和实地调研，及时跟进一手资料并掌握变化趋势，为下一步工作推进与政策制定提供实证依据。①

其次，根据乡村整体发展规划的知识，有必要加强乡村地区心理健康教育平台建设和资源供给。将心理健康教育作为当地乡村振兴工作的重要内容之一，纳入乡村治理体系建设。搭建农村的线上和线下心理健康服务平台，加大人才引进力度，以人才驱动乡村心理健康服务能力提升。充分挖掘现有资源并加以合理利用，比如依托乡镇卫生院等已有的场地和设施条件建立心理健康辅导室。同时，政府应当发挥统筹兼顾的作用，加强各部门的信息对接、工作联动和共同治理，特别关注重点人群的心理健康问题，包括贫困、单亲、丧亲、留守等儿童青少年，联合各方面资源对其开展心理援助和心理干预。

3. 我国儿童青少年心理健康其他相关政策

教育部编制了《学生心理健康教育指南》（以下简称《指南》），《指南》规定了包括中小学在内的各类学校开展心理健康教育的目标、内容、原则、实施途径以及教育师资要求。强调要根据不同年级学生生理、心理发展特点，实施科学规范的心理健康教育。应该转变和创新心理健康教育的方式方法，充分尊重学生主体地位，发挥学生主体作用，从而调动学生的积极性和主动性，使学生从被动接受教育转变为主动参与学习。②

① 肖雅文：《加强农村中小学生心理健康教育》，《郑州日报》2022年3月10日第4版。

② 欧金昌：《加强心理健康教育　保障学生健康成长——教育部印发〈中小学心理辅导室建设指南〉》，《广西教育》2015年第40期。

2022 年 4 月，国务院办公厅发布了《“十四五”国民健康规划》[①]，制定了国民心理健康的目标，即到 2025 年缓解心理疾病发生的上升趋势，有效控制严重精神障碍和职业病的发生。该通知还提到随着我国医疗卫生事业从“以疾病治疗为中心”向“以预防和人民健康为中心”的转变，在下一个全新的五年，医疗机构发展的重点是跟着时代发展的浪潮与时俱进，做出调整与改变。通知中提到多个领域的改革和规划，其中，新增了包括心理健康在内的多个细分领域，将精神心理健康问题提升到重要战略地位，并有多项利好准则直指精神心理。此外，我国精神心理健康服务制度尚不完善，心理健康服务平台严重不足。规划通知在背景中还指出，我国精神心理障碍的患病人数逐年上升，这使得完善国民健康政策不得不加快脚步，需要持续推进健康中国建设来满足患病人群的健康需求。

（二）心理健康教育与公益互动相长

我国的心理健康教育起步较晚，迄今只有二十多年，儿童青少年心理健康教育公益发展仍处于初步探索阶段。[②] 当前，为响应上述各项政策的要求，在各级政府的鼓励和支持下，社会各界开始开展心理健康公益项目和活动的实践。例如，广东省日慈公益基金会（简称“日慈基金会”）尝试通过赋能教师、开展本土化心理素养教育课程的方式来提升整体乡村儿童青少年心理健康水平。该基金会自主研发的适用于儿童青少年的教育课程“心灵魔法学院”已经投入乡村。[③] 截至 2021 年 6 月，该基金会的项目已经在全国 1300 多所学校实施，为 24 万余名乡村儿童青少年提供心理健康教育。日慈基金会还通过调动大学生志愿者参与，实现了高校学生和乡村老师的互动交流。它从民间公益组织的角度，调动了资源，是心理健康教育与公益基

---

① 《国务院办公厅关于印发“十四五”国民健康规划的通知》，2022 年 4 月 27 日，《中华人民共和国国务院公报》第 11 号。

② 顾磊：《呵护乡村儿童心理健康——专业公益服务待“起跑”》，《人民政协报》2021 年 8 月 17 日第 10 版。

③ 广东省日慈公益基金会联合党支部：《喜迎二十大，奋进新时代，谱写新篇章　广东省日慈公益基金会联合党支部学习贯彻党的二十大精神》，《大社会》2022 年第 10 期。

金会互动助长的一次成功尝试。未来，通过业务范围的拓展，各个环节的完善，可以进一步形成社会多方联动的心理健康教育生态。第一批成立的公益基金开展的初步的实践具有重要的指导意义，日慈基金会发布的《儿童心理健康教育公益领域扫描报告》指出，2020 年我国儿童心理健康教育公益项目支出超过 100 万元的只有 5 个。[①] 这表明，目前心理健康公益活动的投入远远不足，各级政府应当加大鼓励和支持力度，为心理健康公益活动赋能。

虽然公益基金的发展还处在初级阶段，但我国对儿童青少年心理健康教育的重视度逐渐提高，带动了不少公益组织，越来越多的公益项目开始关注该领域，开始从不同的角度尝试，出现了很多关注儿童青少年心理健康的公益组织。例如，为中国而教（Teach Future China，TFC）从教师的班级管理和班级文化出发，以阅读为切入点，帮助孩子更好地建立起心理弹性，让教师、家长可以了解孩子的心理健康状况。腾讯推出的“儿童青少年心理护航”公益项目也是其中之一，该项目以 0～18 岁儿童青少年为主要受益群体，邀请著名专家、知名教授、各心理流派的资深咨询师组建“爱心专家委员会”，在全国范围内筛选设立“心理健康公益实践基地”，系统、专业、科学地宣传儿童青少年心理健康知识，从筛查建档、知识普及、设备援助、技术培训、综合干预等维度入手组织开展活动。该组织通过筹资援助心理健康教育资源薄弱地区，在中小学校园与社区建设心理健康辅导室，扶持建立心理健康测评与干预体系、心理教育专职人才培养体系。通过引导学校、家庭、社会共同参与，提高全民心理健康意识，促进中国儿童青少年身心健康成长。这种创新角度的尝试是值得鼓励的，在青少年心理健康公益事业的起步阶段，由于缺乏成功和成熟的运作体系和范例，以上这些从多种切入点开展的公益服务活动，有助于为后续的公益基金的发展打开思路，不断发现更好的更适合的活动方式，为未来取得更好的服务效果，创造更好的社会价值

---

① 付琳赟、刘婕雨、杨惠云：《儿童心理健康教育公益领域扫描报告》，广东省日慈基金会，2021 年 8 月。

奠定了基础。

公益项目立足于我国当前发展不平衡不充分的社会主义初级阶段的现状，是有其存在的必要性的。欠发达地区往往严重缺乏心理健康服务，针对此类地区，公益项目可以起到弥补的作用。香江社会救助基金会（下称“香江基金会”）联合中国科学院心理研究所于2021年发布的《乡村儿童心理健康调查报告》显示，分别有25.2%和25.7%的乡村儿童检出抑郁和焦虑，尤其需要指出的是，该数字在留守儿童中比例更高，分别为28.5%和27.7%。[①] 提示我们留守儿童的心理健康状况存在更大风险，应予以重点关注，应及时开展心理预防和心理干预。对于这些儿童青少年，守护其心理健康，公益慈善是非常重要的一环。公益慈善组织在促进特殊困难儿童的心理健康方面发挥着重要的积极作用。中国慈善联合会举办的“关爱乡村儿童心理健康暨儿童服务类慈善组织慈善工作交流会”上，十几个儿童服务类的慈善组织就乡村儿童关爱项目进行了经验分享和总结，并积极探讨助力乡村振兴、护航童“心”绽放的新路径。以全国最早关注乡村儿童心理健康教育困境的慈善项目“香江心灵成长计划”（2018年启动）为例，该项目立足当前乡村儿童的心理发展水平和学校教育资源的实际情况，研发了首套乡村儿童专业心理课程体系，并配套提供解决方案，取得了良好的社会效益。政府应当进一步发挥引导作用，引导和支持更多的慈善力量加入关爱儿童青少年的心理健康中，同时充分调动社会资源，合理统筹各方工作，为公益事业的发展提供良好的社会环境。慈善基金应当进一步提升服务水平，打造更专业更有效的服务项目，提供更加有针对性的心理健康援助，例如针对高风险儿童青少年的心理健康援助。

近几年在政府的重视下，我国青少年儿童心理健康相关的公益服务实现了从无到有的巨大进步，但仍存在很多进步的空间和挑战。比如缺乏科普宣教、预防为主的服务方针和科学可靠的服务依据等，因此需要强调的是，在公益项目实践的同时，及时地评估、反思与总结是很有必要的。应当围绕建

① 陈祉妍等：《乡村儿童心理健康调查报告》，广东省社会救助基金会，2022年1月。

设标准、运行管理、宣传推广、资源整合与社会影响这五个维度，在每个维度上针对性开展工作的同时统筹兼顾，构建合理科学的评估体系，运用层次分析法构建科学合理的评估体系，明确各个公益项目在实际运行过程中存在的问题。只有发现问题，才能及时地反思总结并深入分析内在原因。只有在科学合理的结果评估、总结反思中提出趋向完善的措施，才能推动公益项目的良性发展。

儿童青少年的心理健康工作是健康中国建设的重要内容之一。随着社会经济的快速发展，儿童青少年心理行为问题发生率和精神障碍患病率逐年上升，已成为关系国家和民族未来的重要公共卫生问题，因此解决儿童青少年的心理健康问题刻不容缓。解决儿童青少年的心理健康问题需要全社会共同关注与通力合作，共同营造有助于儿童青少年健康发展的社会环境，同时要充分调动社会资源，包括群团组织，共同建立科学合理的儿童青少年心理健康公益服务体系。

根据国务院印发的《关于促进慈善事业健康发展的指导意见》（简称《意见》），群体组织和社会资源应当在构建儿童青少年心理健康公益服务体系中发挥作用。《意见》鼓励支持社会力量以扶贫济困为重点开展慈善活动，创新活动形式，拓宽活动的参与途径，以激发全社会的活动为导向，积极倡导党政机关，企事业单位，城乡社会和有能力的家庭、个人，都参与到关爱儿童青少年心理健康中来。《意见》鼓励各级各类组织和个人根据自身能力提供资金、物资帮助或志愿服务。同时，国务院提倡社会各界特别是市场主体为慈善活动提供资金、场所和服务等方面的支持，并指出社会公众可以通过多种多样的方式奉献爱心，包括捐款捐物、慈善义演、义展、义诊、义赛等。同时《意见》还指出应该积极探索新型帮扶方式，并抓紧制定政策措施，鼓励设立慈善信托，从政策驱动层面积极推进有条件的地方开展试点，为慈善事业提供更多的资金支持和服务载体。①

① 蔡概还：《慈善信托的进展、瓶颈和优化路径》，《银行家杂志》2021 年第 6 期。

在政策驱动下，我国逐步建立健全心理援助服务平台。目前，我国的公益服务性质的心理援助平台类型包括依托医疗机构或具备条件的社会服务机构的线下平台以及线上的公益热线或微信公众号、小程序等。同时，全社会正在逐步通过多种媒体形式宣传心理援助平台，提高其社会影响力和利用率。在公益服务方面，加大心理健康科普宣传的力度也是一大进步，目前已有众多高校、社群团体等凭借自己的专业优势加入心理健康的科普宣教中。除此以外，有部分公益平台尝试联合地区卫生健康、宣传等部门，优势互补，资源整合，共同创新宣传形式，拓宽宣传渠道。在未来，可进一步考虑加强公益宣传与健康知识传播，不流于形式，并定期开展，扩大覆盖范围，兼顾城乡。尤其是进一步开发适宜儿童青少年的、生动易懂的科普内容。①

在公益领域，健全心理健康科普宣传网络也是一种重要的尝试。例如，目前已经有部分公益平台尝试联合地区卫生健康、宣传等部门，通过包括传统媒体、新媒体在内的科普宣传网络，运用报纸、杂志、电台、电视台、互联网（门户网站、微信、微博、手机客户端等）等平台，宣传“心身同健康”等健康意识和科普知识。未来可进一步考虑组织开展心理健康进学校、进企业、进村（社区）、进机关等活动，开展心理健康公益讲座。在公共场所设立心理健康公益广告，各村（社区）健康教育活动室或社区卫生服务中心（站）向群众提供心理健康科普宣传资料。组织志愿者定期参加科普宣传、热线咨询等志愿服务，使城市、农村普通人群心理健康核心知识知晓率达到50%以上。②

① 钱晓东：《打造社会心理服务典范城市——张家港市社会心理服务体系建设的探索与实践》，《心理与健康》2022年第4期；武汉市人民政府：《市人民政府办公厅关于印发武汉市社会心理服务体系建设试点工作实施方案的通知》，2020年4月8日，《武汉市人民政府公报》第9版。

② 严保平、李建峰、栗克清、张勇、付希光、魏志刚、李冲、孙秀丽：《城市与农村普通人群精神卫生知识知晓率及对精神疾病的态度》，《现代预防医学》2014年第9期；本刊记者：《解读：2020年全国社会心理服务体系建设试点》，《青春期健康》2020年第10期。

三 我国公益项目整体发展进程

（一）我国心理健康教育中的公益项目尚在起步期

随着我国全面建成小康社会，我国各项公益慈善事业也迅速发展起来。儿童青少年心理健康教育公益项目资金投入增加，公益组织数量增多，在帮助困难群体、缓和社会问题方面做出了贡献，但仍然面临人才匮乏、管理欠透明、有待高效化等问题。

首先，心理健康教育公益项目也面临专业人才匮乏的困境。参与公益项目的人员对心理健康教育知识掌握不足、相关能力经验缺失、专业化和职业化水平较低等现状制约了心理健康教育公益事业的发展。[①] 其次，我国公益慈善专业教育也严重滞后，人才培养数量赶不上需求。公众对公益项目信任度不高。公益项目的资金使用、服务流程体系以及公益慈善相关的法律法规也有待进一步完善。需要更多专业人才辅助以提高社会各方面参与心理健康公益项目的效率。[②] 我国儿童青少年心理健康的公益项目概览见表 3。

表 3 我国儿童青少年心理健康的直接促进类公益项目概览

项目名称	地区	内容	目的	作用
社会情感学习	教育部—联合国儿童基金会	三项：与自我、与他人、与集体 六维：自我认知、自我管理、他人认知、他人管理、集体认知、集体管理	培养社会情感品质	协同推进
心灵魔法学院	广东省日慈公益基金会	自我认知、情绪管理和人际交往	服务留守儿童	县域合作模式

① 陈晓畅、仲伟周、李霞：《公益机构的行为扭曲与管制》，《科研管理》2004 年第 2 期。

② 董慧凝、周京、赵伟：《论我国慈善组织法人管理弊端及完善途径》，《中国行政管理》2013 年第 3 期。

续表

项目名称	地区	内容	目的	作用
晨心计划与系列e+	浙江心基金慈善基金会	晨心计划:关注儿童青少年身心健康发展 社工 e+:社会工作事业发展 志愿 e+:联合互联网与志愿服务 公益 c+:公益人才成长、公益行业发展	助力身心发展	多角度联合

（二）我国现有关注儿童青少年心理健康的直接促进类公益项目概览

1. 香港教育统筹局“成长的天空计划”

2001 年至 2004 年，香港共有 18 所小学推行了提升小学生抗逆能力的 3 年先导计划。在取得明显成效后，香港教育统筹局为全方位提高儿童青少年的心理抗逆能力推出了“成长的天空计划”（Understanding Adolescent Program，UPA）。“成长的天空计划”包括识别机制和综合课程两大部分。识别机制采用了一套学生适用的“数据表格”，识别出有重点成长需要的学生，进而提供及时适合的干预和辅导课程。综合课程包括了以课堂辅导形式呈现的“发展课程”和以小组活动形式实现的“辅助课程”。“发展课程”遵循规律发展、循序渐进的原则，教导学生学习情绪管理、社交问题解决、目标确立等技能，鼓励学生将课堂学习到的理论经验知识带到日常生活中加以应用，提升学生的效能感、归属感，培养积极乐观的精神。“辅助课程”为有重点成长需要的学生开设“成长小组”，由学校协同学生家长、教师和心理健康辅导人员共同帮助学生成长。“爱心之旅”加强学生与学校、社区的联系。[①] 到 2006~2007 学年度，已有 400 多所小学参加“成长的天空计划”，许多儿童在情绪处理、面对问题的心态和解决问题的能力、与人相处的态度和方式、制定目标

① 谢明辉：《香港推出“成长的天空计划”》，《思想理论教育》2010 年第 6 期。

的动机和信心方面有了显著的进步。2007~2008学年度之后，继续有更多的学校参与进来。香港“成长的天空计划”成功推进对内地儿童青少年心理健康教育公益项目有着诸多启示，提升儿童青少年的抗逆力对其心理健康发展有着关键作用，且这种应对挫折和逆境的能力完全是可以培养的。① 从培养抗逆力的角度入手也为心理健康教育提供一种优势视角，心理健康教育应深入儿童青少年问题行为的背后，挖掘一些看似不良表现背后的正面功能，更应该从更根本的角度入手推动儿童青少年心理健康积极发展而不是仅仅专注于问题本身。

2. “社会情感学习”项目

社会情感学习的目标是全面培养儿童青少年各方面的发展，大力提高我国基础教育质量。2011年，我国教育部—联合国儿童基金最先在中国西部的新疆、广西、贵州、云南、重庆等5个省（区、市）开设“社会情感学习”项目试点工作，共涵盖了250多所试点学校。② 1994年美国学业、社会与情感学习联合会（CASEL）提出“社会情感学习”（SEL）的理念，并极力将“社会情感学习”项目纳入美国中小学教育的重要组成部分。③ 该项目包括五种重要的核心能力，包括自我认知、自我管理、社会认知、人际交往、做负责任的决定。2016年，我国也开始逐渐把“社会学习”项目推广到东部、中部、西部中的11个省、自治区，总计20余万名学生参与，共覆盖全国500多所中小学校。同时，为使“社会情感学习”项目能更好地融合我国本土的实际教育情况，教育部组建了“国家—省—县—学校”四级联动的专家队伍，在吸纳国际经验的基础上，已形成了具有中国特色的社会情感能力学习框架，形成了“与自我”“与他人”“与集体”的“三项”，以及“自我认知”“自我管理”“他人认知”“他人管理”“集体认知”“集

① 钟宇慧：《香港抗逆力辅导工作及其启示——以“成长的天空”计划为例》，《广东青年干部学院学报》2009年第3期。

② 毛亚庆、杜媛、易坤权、闻待：《基于学生社会情感能力培养的学校改进——教育部—联合国儿童基金会“社会情感学习”项目的探索与实践》，《中小学管理》2018年第11期。

③ 孙二军：《美国中小学“社会与情绪学习”课程开发的现状及策略》，《比较教育研究》2013年第5期。

体管理”的“六维”，统称“三项六维”社会情感能力学习目标体系，搭建了中国学校社会情感能力框架，并创造性地提出了“整校实施”模式。经过10年的探索和实践，教育部—联合国儿童基金于2020年推出的“社会情感学习”项目已是落实立德树人根本任务、促进学生全面发展的有效方式。[①] 我国的“社会情感学习”项目提高了儿童青少年的社会情感素质，帮其育成了优良的情感控制调节能力，让他们在体验积极情感的过程中形成健全的个性和人格，整体提高了我国儿童青少年综合素质。

3. 广东省日慈基金会“心灵魔法学院”项目

留守儿童缺少父母的陪伴，乡村地区师资力量薄弱，对心理健康教育建设力量不足，乡村地区儿童青少年心理健康问题引发社会各界的广泛关注。广东省日慈公益基金会于2013年12月31日在广东省民政厅注册成立，是国内首家专注于儿童心理健康和幸福成长的慈善组织。广东省日慈公益基金会从“预防”的角度出发，开设了“心灵魔法学院”公益项目，重点关注乡村儿童青少年心理需求和早期心理能力的发展，研发了覆盖一至九年级学生、适用于校园生活的心智素养课程。[②] 它以积极心理学和社会情感理论为基础，以“自我”、“情绪”和“人际”为主题，通过手工、绘画、角色扮演、小组讨论等形式，培养学生的自我认知、情绪管理和人际交往等能力。“心灵魔法学院”也为乡村教师提供教材、培训等各项支持，帮助他们更好开展心理健康教育工作。参加过“心灵魔法学院”的学生的自尊自信、情绪管理能力、人际管理能力等方面均有明显提升。该公益项目积极探索县域合作模式，打造县域生态，使心智素养课程在地方固定开展。截至2021年12月，广东省日慈公益基金会的项目已覆盖30多个省（自治区、直辖市），有5000多名授课教师，服务1900多所学校，受益儿童数量超过32万人。[③]

---

① 董筱婷：《让孩子成为有温度的人——中国学校社会情感学习项目10年实践综述》，《人民教育》2021年第1期。

② 日慈公益基金会，https：//www. ricifoundation. com/Home/project/detail/project_ id/1. html，最后访问日期：2023年7月28日。

③ 日慈公益基金会，https：//www. ricifoundation. com/，最后访问日期：2023年7月28日。

4. 浙江心基金慈善基金会“晨心计划”及系列 e+项目

2017 年 8 月，浙江心基金慈善基金会成立，注册资金达 3000 万元，推出了“晨心计划”“社工 e+”“志愿 e+”“公益 e+”系列公益项目。心基金将为此提供资金和能力建设支持，从多角度创新性地为儿童青少年身心健康发展助力。“晨心计划”是关注儿童青少年身心健康发展的公益项目，为儿童青少年及其家庭环境、校园环境、社区社会环境建设提供优质服务。2018 年 8 月至 2019 年 11 月，“晨心计划”已资助社会组织公益项目 9 个、志愿服务组织 27 个，总服务人数超过 2 万人。“社工 e+”通过互联网平台，为社会工作事业发展、人才发展，探索社工人才培养成长体系提供支持。“志愿 e+”通过联合互联网与志愿服务、探索“志愿者+社会工作者”的协助模式，提高志愿服务效能，进而推动志愿服务行业发展，支持志愿服务组织人才成长。“公益 e+”通过科技手段赋能公益人才成长、公益机构及公益行业发展，帮助公益人员通过觉察、倾听等体验式的参与方式产生联结，彼此赋能，使得公益服务参与更高效、传递更广泛，活动更温馨有趣。

（三）我国现有关注儿童青少年心理健康的间接促进类公益项目概览

1. “榕树根之家”

2009 年，荷兰艺术家、语言学家乐安东博士（Dr. Anton Lustig）与妻子李旸及当地合作伙伴共同创办了“榕树根之家”公益项目，夫妻二人用自己积蓄，扎根大山 10 余年。“榕树根之家”扎根于云南滇缅边境景颇族山寨，为留守儿童提供了丰富多彩的活动课程与生活照料。[①] 像一棵生机勃勃的大榕树一样，他们不放弃任何一个孩子，与孩子成为一个温暖的大家庭和“成长共同体”。年龄大的孩子照顾年龄较小的孩子，同龄的孩子之间相互鼓励、相互监督，让每个个体都值得被爱，不滑落到社会的边缘。孩子们在“榕树根之家”的庇佑下渐渐成长为自信快乐、独立自强

① 丁岚：《幸福方程：榕树根之家，种下春天》，《莫愁·智慧女性》2017 年第 10 期。

的人。2015 年，李旸启动“职业梦想照亮山寨——山村少年职业教育计划”，带领大山里的孩子们去北京、上海参观考察，为他们之后走出大山融入城市生活做准备。近年，“榕树根之家”的孩子们陆续毕业，拿下了各类职业资格证，从事拳击教练、日料厨师等多种职业，过上了自己想要的生活。职业教育计划已得到“中华职业教育社”的支持，促进社会为孩子们沟通公办职业学校、申请减免学费、筹措物资，为远离家乡的孩子们提供心理支持。开展国际学校合作夏令营也是每年的固定项目，为山里和城里的孩子提供了交流的机会，① 让山区的孩子接触外面的世界，点亮自己的人生。

2.“反校园欺凌”公益项目

1999 年，山东师范大学的张文新教授开始在我国开展校园欺凌的相关研究，进行了关于校园欺凌问题的大规模调查和干预。2017 年，张文新教授建立了“山东师范大学校园欺凌研究中心”，进一步推进我国反校园欺凌活动的建设。张文新教授先后承担了教育部人文社会科学“十五”规划项目、科学“十五”规划重点课题、国家科技基础性工作专项（973 项目）、全国教育科学“十一五”规划教育部重点课题、教育部人文社会科学研究专项委托项目、教育部人文社会科学重点研究基地重大招标项目。该中心发挥了在线监测、在线咨询、知识普及、科学研究、学术交流、成果应用、政策咨询等功能，旨在成为全国性反校园欺凌公益组织。② 中心自建立以来，定期举办校园欺凌与暴力防治学术会议，为教育政策制定提供切实可行的咨询建议，进一步推进了我国反校园欺凌的科研与成果应用，向公众介绍有关校园欺凌的基本知识、干预策略与技术，以及该研究中心的研究成果，为校园欺凌的控制干预提供专业支持和帮助。

我国儿童青少年心理健康的间接促进类公益项目，见表 4。

---

① 陈拾语：《榕树根之家：和迷路的孩子们喊一喊走失的灵魂》，《女友》（花园版）2021 年第 1 期。

② 山东师范大学，http：//www. antibul. sdnu. edu. cn/，最后访问日期：2023 年 7 月 28 日。

表 4　我国儿童青少年心理健康的间接促进类公益项目概览

项目名称	地区	内容	目的	作用
榕树根之家	乐安东博士及其妻子李旸	构建温暖大家庭、成长共同体	服务留守儿童	社会实践应用
反校园欺凌	张文新	推进校园欺凌科研成果应用	服务全国范围	专业化提升

（四）公益项目在儿童青少年心理健康项目上的积极探索与反思

1. 我国儿童心理健康教育公益项目发展困境与关键因素

第一，从业人员短缺，且专业化程度不能满足需求。目前社会公益组织主要由社区工作人员组成，缺少专业性。专业社会心理健康公益服务组织需要由心理咨询、法律维权、文化建设、医疗卫生等专业人员组成。因此，需要加强公益项目人才建设，加强对公益从业人员的专业化培训，使其具备更加专业的服务技能，加快建设拥有成熟专业技术能力的核心团队。①

第二，以纯理论宣传为主，效果有限。由于儿童青少年心理健康公益项目从业人员专业化水平不高，很难开展有针对性的实践性辅导，因而心理健康公益项目的开展往往采用宣传科普的方式。形式内容枯燥、单调，很难引起儿童青少年的兴趣。儿童青少年心理健康教育公益项目应探寻更多灵活、生动、切合儿童青少年实际心理健康发展需要的方式方法，丰富其自我认识、人际关系、学习能力、生活适应等诸多方面的知识，注重理论与实践的结合，提升儿童青少年维护自身心理健康技巧。②

第三，学校、家庭、社会缺乏统一行动。儿童青少年心理健康教育需要社会、学校、家庭的共同参与。良好的社会投入、积极的家庭引导和配合、科学的学校教育三者需协调配合才能保障儿童青少年心理健康稳步发展。但目前部分儿童青少年心理健康教育公益项目难以顾及各方面力量，

① 郭亦农、马艳红、邹本旭、任清亮、陈祥岩、张睿、隋志宇：《我国公益性社会体育指导员培训体系构建的思考》，《沈阳体育学院学报》2009 年第 4 期。

② 张立峰：《为了孩子的明天——拍摄少儿类公益宣传片的创作思考》，《当代电视》2016 年第 2 期。

导致心理健康教育公益项目建设力量不均衡，难以顺利开展。除直接引导儿童青少年自身积极健康向上以外，还应着力宣传改变人们较陈旧的思想观念，改变关于儿童心理健康教育的错误认知，调动学校、家庭和社区的配合积极性。

第四，项目经费投入不足，难以维持发展。时间、人员和基础设施等必要投入是儿童青少年心理健康教育公益项目稳定发展的必要条件。经济发达地区的心理健康教育公益项目能得到来自政府、企业、高校等更好的支持，而经济欠发达地区的心理健康教育公益项目只能依靠少数爱心个人和民间团体。政府应加大儿童青少年心理健康教育公益项目资金投入，鼓励社会各界人士积极捐款，这将有利于促进我国儿童青少年心理健康教育公益事业的进一步发展。[①]

2. 我国儿童青少年心理健康教育公益项目发展探索方向

第一，加强儿童青少年心理健康教育公益项目人才资源建设。我国公益组织系统化建设起步较晚，人力资源落后。需要明确划分公益事业人才队伍建设的权利和义务，规范公益资源中的人力资源建设事业，并为其汇聚更多公益力量，进一步扩充心理健康教育公益事业人才队伍。[②] 强化相关人员在公益组织内部的责任，建立完整的资源体系和发展策略。推动公益管理方向的建设，助力心理健康教育公益事业人才职业化成长。[③]

第二，丰富儿童青少年心理健康教育公益项目的内容和形式。对儿童青少年心理健康教育不能只通过文字传达，应注重心理健康教育的正规化、系统化和科学化的发展。儿童青少年心理健康公益组织可考虑加强个体心理咨询室、团体辅导室、沙盘室、宣泄室、放松室等各功能空间的建设。加强心理测评系统、干预系统、管理系统等各类软件建设。支持运行公益心理热线、心理健康公益网站。面对重大突发事件时，可及时给予儿童青少年心理

① 潘诚、尹宏：《公益性行业科研专项经费项目管理的实践与思考》，《科技管理研究》2010年第8期。

② 周秋光：《当代中国慈善发展转型中若干问题辩析》，《齐鲁学刊》2013年第1期。

③ 田新朝：《公益组织人力资源发展研究》，中国财政经济出版社，2017。

应激和危机干预指导。组织各类心理健康专题讲座，促进儿童青少年心理健康普查、转介个案、主题教育和拓展训练营等活动。同时鼓励儿童青少年心理健康公益组织积极参与公益项目的组织研发、学术交流、课题申报、论文发表等工作。

第三，营造积极的儿童心理健康教育公益项目建设环境和社会氛围。需要调整、改变、整理环境系统，促进社会组织构建对儿童青少年的社会支持。社会组织与政府、其他社会组织、企业等环境系统互动也需要考虑在内。政府与社会组织之间良好的信任关系有利于提高公共事业效能，增强对儿童青少年的社会支持，强化儿童青少年的自助能力。

第四，加大儿童青少年心理健康教育公益项目的资金投入。政府财政预算有限，未必能在经济上给予更多支持。各公益组织通过成立各类心理健康专项基金，组织相关的捐款，自筹经费，维持我国心理健康教育公益项目的顺利运行。

3. 强化我国儿童青少年心理健康教育公益项目的专业化

儿童青少年心理健康教育公益事业急需标本兼治的专业化服务。第一，心理健康公益项目的征集、招标与评审工作需要加强专业化路径建设。各界在征集心理健康教育公益项目时应充分调研儿童青少年的心理健康发展需求，结合其实际的成长环境，在专业理论的指导下明确提出儿童青少年心理健康教育公益项目的具体要求，包括公益组织的专业资格水平、项目经验、公益服务范围、服务标准等。在评审过程中组建心理健康公益项目专家库，优化公益项目的评审方式，完善公益项目的评审标准。① 第二，需要建设儿童青少年心理健康教育公益项目实施过程和监管的专业路径。政府和相关部门可以委托第三方机构监督心理健康教育公益项目的实施。② 第三，建立心理健康教育公益项目政策专业路径，通过自上而下的制度支持，保障儿童青

① 陈为雷：《政府和非营利组织项目运作机制、策略和逻辑——对政府购买社会工作服务项目的社会学分析》，《公共管理学报》2014 年第 3 期。

② 赵文聘、陈保中：《国外公益慈善监管发展趋势及对我国的启示》，《上海行政学院学报》2019 年第 6 期。

少年心理健康教育公益项目的可持续发展。政府及相关职能部门需要制定相关的配套政策制度，配合心理健康教育公益标准化服务有序开展。第四，构建儿童青少年心理健康教育公益项目标准化体系，建立儿童青少年心理健康教育公益项目准入制度，制定专业的从业人员培养标准和相关职业制度，吸纳优秀的专业人才加入儿童青少年心理健康教育公益组织。健全完善儿童青少年心理健康公益项目的法律法规，对公益项目的立项、监管和评估建立相应的考评标准，强化心理健康教育公益项目运作的全程化、一体化和制度化的管理。

4. 加强我国儿童青少年心理健康教育公益项目的系统化建设

我国公益事业的发展已有了基础性、综合性的制度框架，《中华人民共和国慈善法》的颁布进一步保障和促进了公益慈善事业的发展。但由于历史因素，曾经发生的公益组织争议事件腐蚀了公众对公益事业的信任，因此我国儿童青少年心理健康教育事业更需要系统化的建设。公益捐赠、善款追踪、透明化管理等方面系统化区块链管理能提供更便捷、优质的公共服务。①

公众信任是公益项目的发展基石，公益项目中信息不公开透明是公众不信任公益组织，不愿意支持公益事业发展的一大因素。我国公益事业慈善法律规定尚不完善，对公益组织项目运作情况、资金使用去向等信息强制性规定不足，无法形成有利的外部约束。系统化建设将促进由公益组织单独管理资金，转变为捐赠者、受益者、三方监管和公益组织自身多方面参与项目资金管理，进而使公益组织的资金使用信息更加透明，使得捐赠项目、项目资金流动、物资投入流动、受益方反馈等信息都能在建设的系统中留下痕迹，确保信息安全，增强民众对公益组织的信任。②

建立公益组织联盟，运用系统化平台管理各心理健康教育公益组织项

① 《“互联网+社会组织（社会工作、志愿服务）”行动方案（2018—2022 年）》，中华人民共和国民政部，http://www.cac.gov.cn/2018-09/11/c_1123411739.htm?eqid=cd8b9fe80002492e000000036476a840，最后访问日期：2022 年 12 月 22 日。

② 翟红新：《公益新生态，让公益更透明》，《人民论坛》2016 年第 18 期。

目，构建协同工作平台，打破公益项目的信息化孤岛，利用建设的系统平台让各心理教育公益项目信息更加公开化、标准化；协调各相关组织部门的工作流程，建立协作建设的信息基础，打造全国性、整体性的儿童青少年心理健康教育公益服务平台，实现标准化的供需对接、交换共享，实现跨部门、跨领域、跨组织的合作，方便协调分配统筹心理健康教育公益慈善资源。

四　儿童青少年心理健康教育与公益组织结合的展望

（一）儿童青少年心理健康公益事业的未来发展方向

1. 专业化

儿童青少年心理健康公益事业的专业化既包含公益领域发展的专业化，也包含儿童青少年心理健康领域发展的专业化。当前儿童青少年心理健康公益事业整体专业化水平不高的主要原因是专业化人才的不足。在公益领域，我国公益慈善专业教育长期较为滞后，人才培养数量与实际需求相差较多；同时受限于现实因素，尽管有很多年轻人对公益事业有较高的热情，但只有较少人投入到公益事业中。在儿童青少年心理健康领域，仍有极大的专业人才缺口，例如作为我国儿童青少年心理健康教育事业主要建设者的心理健康教师长期匮乏，且培养体系不健全，这在乡村边远地区体现得尤为明显。[①] 此外，当前参与公益项目的工作人员对心理健康知识掌握不足，相关能力经验缺失，缺乏了解儿童青少年心理健康发展需求的专业性，[②] 同时绝大部分儿童青少年心理健康领域的工作人员也缺乏公益领域的相关知识，导致工作形式单一且效果有限，极大地限制了我国儿童青少年心理健康公益事业的发展。这就需要我们不断加大对从事儿童青少年心理健康教育公益从业人员的专业化培训力度，持续加强公益项目人才队伍建设，为儿童青少年心理健康

① 经靖：《我国中小学心理健康教育教师现状及对策》，《心理月刊》2020 年第 2 期。

② 杨风、肖华慧、朱俊敏、覃英华：《我国西部地区民政精神卫生资源配置的收敛性研究》，《医学与社会》2022 年第 1 期。

公益事业的专业化发展提供源源不断的智慧源泉。

2. 标准化

在儿童青少年心理健康公益事业专业化发展的基础上，要不断建立夯实各个方面的专业标准，以专业化的标准倒逼发展，通过专业化的标准带动整体的发展。当前我国慈善公益事业有关儿童青少年心理健康领域的法律法规尚不完善，在很多方面如儿童青少年心理健康公益项目的征集、招标、评审和实施过程的监管等方面缺乏有效的标准化体系，[①] 这就极大地削弱了儿童青少年心理健康公益项目的可推广性。同时缺乏标准化的流程体系也不利于增进公众、企业等各主体对儿童青少年心理健康公益事业的信任，降低项目的公益影响力。公众信任是公益项目的发展基石。社会上曾经闹得沸沸扬扬的公益组织争议事件极大地伤害了公众对公益事业尤其是官方公益组织的公信力，如何重建、恢复和不断保持住这份信任，也是当前发展儿童青少年心理健康公益事业必须面对的问题。在这种情况下，通过构建儿童青少年心理健康公益事业各方面的标准化体系，如公益项目准入标准、公益项目评价标准、公益项目资金使用标准、从业人员的培养标准等，就能在极大程度上增强儿童青少年心理健康公益项目的可复制性，增进外界各主体对公益项目的信任，从而推动儿童青少年心理健康事业的向前发展。

3. 系统化

儿童青少年心理健康事业是一个涉及各个主体的系统工程，既包含儿童青少年自身，也涉及家长、社区、学校、政府等。公益的优势在于可以通过较大的社会影响力统筹各个主体及其各方面的资源，消除当前阶段资源分配的不合理性，缩小地域间的不合理差距。我国公益组织系统化建设起步较晚，在当前国家陆续出台各项政策支持儿童青少年健康事业的发展以及心理健康资源分布呈现出明显的地域差异的背景下，如何系统地整合资源、构建

① 陈为雷：《政府和非营利组织项目运作机制、策略和逻辑——对政府购买社会工作服务项目的社会学分析》，《公共管理学报》2014 年第 3 期。

协同合作平台、打破公益项目的信息化孤岛显得尤为重要。通过跨部门、跨领域、跨组织的合作实现全方位地统筹分配儿童青少年心理健康公益慈善资源，从而助推儿童青少年心理健康公益事业的长久发展。例如，在构建系统化的过程中，我们要动员社会各主体积极参与儿童青少年心理健康公益志愿服务，构建形式内容丰富、机制健全的志愿服务体系，倡导家长、社区、社会企业等社会力量积极合作，从而为儿童青少年心理健康公益慈善事业提供更多的资金支持和服务载体。

（二）儿童青少年心理健康公益事业目前所处困境的对策建议

1. 完善政策立法

虽然从国家层面已经颁布了许多有关开展儿童青少年心理健康指导的政策，但受限于经济等各种现实因素，目前各地区执行程度不一。经济发达地区如北京、上海等地已出台多份地方文件和指导措施，为儿童青少年心理健康公益事业的良性发展保驾护航，而中西部地区则相对滞后，暂未见出台相关的地方政策规定。[①] 为立足实际，广大的中西部地区可广泛结合国家的乡村振兴战略，出台相关地方政策，助力乡村儿童青少年心理健康公益事业发展。加强新时代农村心理健康教育，促进农村中小学生身心健康全面发展，不仅是抓好农村基础教育工作的重要内容，也是加强乡村精神文明建设、培育乡村居民健康积极心态的应有之义，对推进乡村振兴具有基础性和先导性作用。[②] 此外，完善公益慈善相关政策法规，将有利于增强社会企业等捐赠主体对公益事业发展的信心，为儿童青少年心理健康公益事业的持续发展提供坚实的制度保障。

2. 加强人才培养

党的二十大报告指出，人才是第一资源。当前儿童青少年心理健康公益事业发展面临的许多问题归根到底是缺少人才，尤其是缺少既懂儿童青少年

---

① 彭玮婧、王瑞瑶、胡宓：《湖南省中小学心理健康教育资源的现况与展望》，《中国临床心理学杂志》2021 年第 2 期。

② 彭玮婧：《乡村振兴背景下农村心理健康教育的问题及建议》，《湖南教育》2022 年第 5 期。

心理健康又了解公益事业发展规律的交叉型人才。为此，一方面要广泛发动各方力量搭建儿童青少年心理健康公益交叉型人才的培养平台；另一方面，也要加强现有人员的彼此交叉融合，建立完整的资源体系和发展策略，强化儿童青少年心理健康人员在公益组织内部的责任，促进儿童青少年心理健康公益人才的成长。

3. 创新公益形式

目前公益项目针对改善儿童青少年心理健康的干预形式主要集中在线下，且干预类措施主要以儿童青少年心理健康教育课程为主。① 传统的纯理论宣传式科普往往形式内容枯燥乏味，较难引起儿童青少年乃至外界的兴趣，导致效果不佳。因此，在当下，我们一方面既要紧跟时代潮流、不断创新儿童青少年心理健康公益项目的宣传形式，另一方面也要在公益项目的内容、组织形式上狠下功夫，从而不断扩大儿童青少年心理健康公益项目的社会影响力，助推儿童青少年心理健康公益事业的创新性发展。

4. 加大资金投入

稳定的资金投入是儿童青少年心理健康公益事业持续发展的必要条件。《健康中国行动——儿童青少年健康行动方案》已明确强调各地要根据儿童青少年心理健康工作需要和财力可能，做好资金保障工作。② 一方面，政府应加大儿童青少年心理健康公益事业的资金投入，同时通过各种创新形式鼓励社会各界力量积极捐款；另一方面，各公益组织也要通过自筹经费成立各类心理健康事业专项基金，用以开展各类儿童青少年心理健康服务，保障儿童青少年心理健康公益项目的运转。此外，在项目资金管理方面要用系统化建设思路，将公益组织单独管理资金转变为由捐赠者、受益者、第三方监管和公益组织自身多方合作参与项目资金管理，③ 进而使公益组织的资金使用

---

① 广东省日慈公益基金会：《儿童心理健康教育公益领域扫描报告》，https：//www.ricifoundation.com/Home/RiciTrends/detail/id/45.html，2021，第25~26页。

② 国家卫生健康委：《关于印发健康中国行动——儿童青少年心理健康行动方案（2019—2022年）的通知》，《中华人民共和国国家卫生健康委员会公报》，2019，第18~21页。

③ 翟红新：《公益新生态，让公益更透明》，《人民论坛》2016年第18期。

信息更透明，做到用之有痕，提高资金使用效率，增强各方主体对儿童青少年公益项目的信心。

（三）总结

随着我国全面建成小康社会，我国的公益慈善事业也得到了很大的推进，表现为项目资金显著增加、公益组织数量显著增多等方面，为社会发展做出了很大贡献。与之相对的是，我国儿童青少年心理健康服务事业虽然近些年也取得了一些成就，但由于发展较晚等，仍处在起步阶段，面临人才匮乏、形式单一、资金短缺以及缺乏统筹等问题。未来需要把专业化、标准化以及系统化作为未来发展方向，通过完善政策立法、加强人才培养、创新公益形式以及加大资金投入等举措，全面强化儿童青少年心理健康公益事业的发展。一方面，既可以让儿童青少年心理健康事业借助公益的力量实现跨越式发展，来改变当前发展极不均衡的局面；另一方面，也可以让公益事业以儿童青少年心理健康领域为抓手，推动公益的全领域升级发展，打造中国式现代化的儿童青少年心理健康公益事业体系。

B.4

与健康公益相生相伴的中国残疾人康复

胡英姿　尤　红　何金玉*

摘　要： 本报告通过梳理中国残疾人康复事业的起步和发展阶段，提出这也是健康公益与之相生相伴的一个历程，认为健康公益是中国残疾人康复的重要力量，并分析参与助残康复实践的不同类型社会组织的特点，探究社会组织参与残疾人康复的供给机制、培育机制和监管机制，最后对社会组织如何更好地参与残疾人康复进行了展望。

关键词： 残疾人康复　健康公益　社会组织　助残社会组织

引　言

中华人民共和国成立以来，残疾人事业经历了不同的发展阶段。在其发展早期，政府对残疾人事业的投入是以支持残疾人社会组织来实现的，其标志是1953年7月成立的中国盲人福利会，是谓相生；改革开放之后，在中国残疾人联合会（以下简称“中国残联”）系统形成体系化的过程中，既有国际先进公益理念的引领，也有企业和个人慈善捐赠，更有社会组织的积极参与，是谓相伴。本报告通过梳理健康公益与中国残疾人康复相生相伴的历程，探究社会组织参与残疾人康复的机制，并对未来社会组织参与残疾人康复进行了展望。

* 胡英姿，北京社会管理职业学院（民政部培训中心），讲师，主要研究方向为公益慈善教育、社会组织管理、社会治理；尤红，清华万科公共卫生与健康学院，卓越访问教授，主要研究方向为健康公益、公共卫生管理；何金玉，清华大学万科公共卫生与健康学院，博士研究生，主要研究方向为卫生政策、慢性病防控。

一　健康公益开启中国残疾人康复之路

（一）中国残疾人康复的背景

1. 残疾人康复概念的提出

要了解残疾人康复的概念，应先明确残疾和残疾人的概念。

联合国《残疾人权利公约》明确指出："残疾是一个演变中的概念，残疾是伤残者和阻碍他们在与其他人平等的基础上充分和切实地参与社会的各种态度和环境障碍相互作用所产生的结果。"该公约从权利和发展的角度提供了一种认识残疾的新理念和发展残疾人事业的新模式，强调残疾问题不仅是个人问题，更是社会问题和权利问题。

《中华人民共和国残疾人保障法》第 2 条规定："残疾人是指在心理、生理、人体结构上，某种组织、功能丧失或者不正常，全部或者部分丧失以正常方式从事某种活动能力的人。"

而在中国社会，"残疾人观"经历了从传统残疾人观到现代残疾人观的转变，受传统文化的影响，早前残疾人被称为"残废人"，长期被排斥在主流社会之外；改革开放以后，中国积极参与国际残疾人事务，大力弘扬人道主义精神，结合中国国情，确立了"平等、参与、共享"的理念，形成了现代文明社会的新残疾人观。现在社会各方面开始使用"残疾人""残障人""障碍人士"等称呼，反映了社会对残疾人态度的根本改变。

依据《残疾人残疾分类和分级》（GB/T 26341—2010），残疾人包括视力残疾、听力残疾、言语残疾、肢体残疾、智力残疾、精神残疾、多重残疾。各类残疾按残疾程度分为四级，残疾一级为极重度，残疾二级为重度，残疾三级为中度，残疾四级为轻度。

基于以上认知，残疾人康复是指在残疾发生后综合运用医学、教育、职业、社会、心理和辅助器具等措施，帮助残疾人恢复或者补偿功能，减轻功能障碍，增强生活自理和社会参与能力。充分发挥和维持体能、智能、社会和职业能力，充分融入和参与生活的各个方面。残疾人康复主要分为医疗康复、教育康复、职业康复、社会康复、心理康复、康复工程等措施，以功能训练、恢复、改善、提升功能为目标，以残疾人融入社会、提高生活质量为原则，主要通过机构康复和社区康复两种途径实现，近年来还兴起了家庭康复。

2. 处于起步阶段的中国残疾人康复需求和问题

1987 年，国务院进行了全国首次残疾人状况抽样调查。全面调查展开之前，由有关医学、康复专家依据国际残疾人分类标准结合我国国情，制定了盲、聋哑、肢残、智残、精神残疾五类残疾人标准，作为判定依据。根据该次抽样调查的结果推算，当时全国各类残疾人的总数约有 5164 万人。其中听力语言残疾约 1770 万人；智力残疾约 1017 万人；肢体残疾约 755 万人；视力残疾约 755 万人；精神病残疾约 194 万人；综合残疾约 673 万人。同时，此调查结果显示：残疾人状况亟待改善，康复是他们最迫切的需求之一。①

（二）中国残疾人康复的起步和发展

1. 中国残疾人康复的公益先行

在中国残疾人康复的萌芽阶段，呈现公益先行于政府的特点。其标志是 1953 年成立的中国盲人福利会，这是中国最早的残疾人社会组织，其后 3 年成立了中国聋哑人福利会。1960 年，这两个组织合并为中国盲人聋哑人协会，因具有公益组织属性，划归内务部直接领导。由于“文化大革命”造成的干扰破坏，中国盲人聋哑人协会工作基本停顿。1978 年 8 月，经中央领导同志批示同意，中国盲人聋哑人协会恢复工作。中国盲人聋哑人协会在改革开放初期的作用包括注重残疾人的教育，支持国家开办福利企业，关

① 程凯：《我国残疾人康复工作的回顾与展望》，《中国康复理论与实践》2008 年第 3 期，第 201～205 页。

怀和慰问贫困残疾人，鼓励残疾人生产自救、自强奋斗。

而中国残疾人康复事业得以起步，则与邓朴方的推动密切相关。1983年春天，邓朴方因高位截瘫在加拿大接受治疗和康复训练，他深知康复是残疾人的第一需求。①

成立康复中心需要钱物，为了募集到更多资金，邓朴方和有着类似残疾境况的王鲁光等伙伴们四处筹款……有钱的捐钱，没有钱就捐物。随后，接收方又成了问题。“后来慢慢就明白了，必须有一个接收单位，再到海关总署办免税手续。”邓朴方和伙伴们逐渐摸索出门道：要建康复中心，必须先成立基金会。

1983 年 11 月，在李维汉、胡子昂、华罗庚、赵朴初、吴作人等知名人士和黄家驷等 12 位医学专家的积极倡议下，国务院批准成立中国肢体伤残康复研究中心和中国残疾人福利基金会，并将康复中心列为国家“七五”计划的重点工程之一。这两个机构的关系是：康复中心受基金会领导，为基金会的示范单位。

1984 年 3 月 15 日，中国残疾人福利基金会在北京正式成立。至此，在筹建康复中心的过程中，先期完成了中国残疾人福利基金会的成立工作。资金有了正当的对接途径，为康复中心的建设乃至中国残疾人事业的起步创造了重要条件。

1986 年 4 月，中国康复研究中心（以下简称“中康”）在北京南郊的一片菜地里开始动工建设。在建设过程中，日本国际协力机构（JICA，其前身为日本国际协力事业团）通过三期项目在基建设备、医疗器械、人才培养等方面给予无偿援助，加拿大、德国等国家给予了大力支持，许多国际友人也给予了热情帮助。直至后续的合作办学、联合培养康复人才，中康得到了世界 10 余个国家、地区的支持和帮助。可以说，中国康复研究中心是人道主义精神的结晶。

---

① 张立洁：《胡同里走出的基金会》，中国残疾人网，2014 年 3 月 13 日，https：//www.chinadp.net.cn/datasearch_ /journal/springbreeze/2014-03/13-12843.html，最后访问时间：2022 年 8 月 23 日。

1988 年 10 月，中国康复研究中心正式落成开业，这是我国第一座现代化的综合性康复机构，由此将“康复医学”引入中国，标志着我国现代康复医学事业的起步。

2. 中国残联体系化建设概况

1982 年，第 37 届联合国大会决议通过《关于残疾人的世界行动纲领》，为督促纲领的落实，宣布 1983~1992 年为“联合国残疾人十年”。在此推动下，1988 年 3 月，在中国残疾人福利基金会和中国盲人聋哑人协会的基础上，本着改革的精神，成立了融代表、服务、管理三大职能为一体的中国残联，标志着中国残疾人社会力量发展进入新阶段。中国残联致力于反映残疾人的需求，推动制定、落实和评估残疾人帮扶政策，输送残疾人福利服务，促进助残社会组织建设等，在助残康复活动和和残疾人康复事业中发挥着重要作用。图 1 为中国残联的变迁和成立历程。

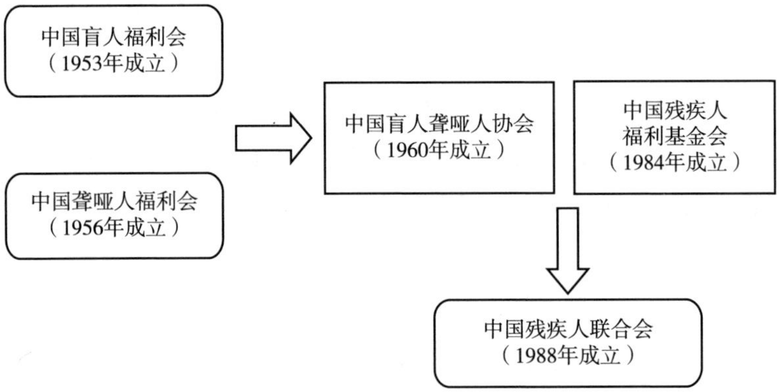

图 1　中国残联的变迁和成立历程

中国残联是国家法律确认、国务院批准的由各类残疾人及其亲友和残疾人工作者组成的人民团体。中国残联作为集代表、服务、管理功能于一体的新型组织，既是残疾人自身的代表组织，也是一个为残疾人服务谋福利的社会服务和社会事业团体。在党和国家的支持下，借鉴妇联、工会、共青团经验，中国残联按照国家行政区划设立中国残联各级地方组织。各省（自治区、直辖市）、市（地）、县（区）、乡（镇、街道）普遍成立残疾人联合会，设立代表各类残疾人利益的五个专门协会，在村和社区普遍成立了残疾人协会，选聘专职的残疾人委员为残疾人服务，建立起自上而下的全国组织网络。至此，中国残联完成了体系化建设，其结构如图 2 所示。

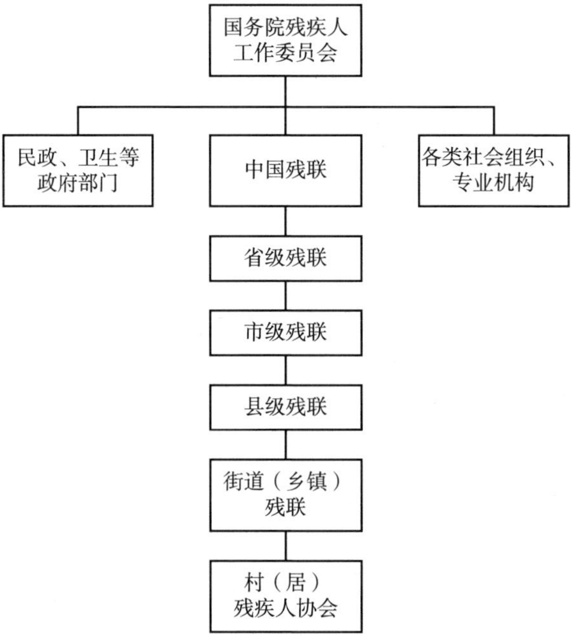

图 2　中国残疾人工作体系

截至 2021 年，全国省、地、县、乡（除新疆生产建设兵团外）共有残联 4 万个，各省（自治区、直辖市）、市（地、州、盟）、县（市、区、旗）全部成立残联，96.4% 的乡镇（街道）已建立残联；97.4% 的社区（村）建立残协，共 56.7 万个。地方各级残疾人专门协会 1.5 万个，其中省、地、县级各类专门协会已建比例分别为 98.8%、97.5% 和 91.5%。[①]

3. 中国残联主导的残疾人事业

从 1991 年至今，由中国残联主导的残疾人事业经历了 6 个五年计划

---

① 中国残疾人联合会：《2021 年残疾人事业发展统计公报》，https：//www.cdpf.org.cn/zwgk/zccx/tjgb/0047d5911ba3455396faefcf268c4369.htm，最后访问时间：2023 年 7 月 28 日。

（规划）。先后实施了“视觉第一中国行动”等一批重点康复工程和“集善工程”“长江新里程计划”等一批助残慈善项目。随着中国经济实力的增强，“十二五”时期，中央财政对残疾人事业的投入达 195.24 亿元，比“十一五”时期增长 231.1%。① 特别是“十三五”期间，残疾人公共服务水平大幅提升，残疾人基本康复服务覆盖率、辅助器具适配率均超过 80%，基本实现残疾人“人人享有康复服务”的目标。截至 2021 年底，全国有残疾人康复机构为 11260 个。残疾人服务设施建设得到全面发展。全国已竣工的各级残疾人综合服务设施为 2290 个，总建设规模为 612.9 万平方米，总投资为 197.6 亿元；已竣工各级残疾人康复设施为 1164 个，总建设规模为 550.6 万平方米，总投资为 178.1 亿元；已竣工的各级残疾人托养服务设施为 1048 个，总建设规模为 303.8 万平方米，总投资为 82.8 亿元。② 各阶段五年计划（规划）残疾人康复受益人数如表 1 所示。

表 1　各阶段五年计划（规划）残疾人康复受益人数

单位：万人

项目	“八五”计划（1991~1995）	“九五”计划（1996~2000）	“十五”计划（2001~2005）	“十一五”规划（2006~2010）	“十二五”规划（2011~2015）	“十三五”规划（2016~2020）
康复受益人数	208	433	642	1037.9	1350	4330

资料来源：《中国残疾人事业重要文件选编》（1978~2018），华夏出版社，2018；相关年度残疾人事业发展统计公报。

综上所述，伴随着残联体系化建设逐步扩大和延伸的过程，中国残联在残疾人事业中发挥着主导作用。在这样的大背景下，也时时相伴并行着健康公益。

① 《改革开放以来中国特色残疾人事业重要文献选编》编辑组：《中国残疾人事业重要文件选编》（1978~2018），华夏出版社，2018。

② 中国残疾人联合会：《2021 年残疾人事业发展统计公报》，2022 年 4 月 6 日。

二　健康公益是中国残疾人康复的重要力量

（一）助残社会组织概况

为了说明助残社会组织概况，以下分三类统计数据①来进行分析。

1. 助残社会组织数量和地域分布

据统计，截至2022年6月，我国助残社会组织为10511家，② 机构分类情况如表2所示。

表2　助残社会组织分类情况

单位：家，%

项目	社会服务机构	基金会	社会团体	合计
数量	7857	1971	683	10511
所占比例	74.8	18.7	6.5	100

助残社会组织的地域分布数量如表3所示。

表3　助残社会组织的地域分布

单位：家

序号	省（自治区、直辖市）	社会服务机构	基金会	社会团体	总计
1	江苏省	2876	113	114	3103
2	广东省	516	301	109	926
3	北京市	305	384	16	705
4	浙江省	443	156	20	619

① 本报告统计数据由北京易善信用管理有限公司（以下简称“易善”）提供。

② 该数据是易善以“助残康复”相关关键词搜索所得，只要项目活动涉及助残康复内容即算为该类社会组织；因为所提供数据资料详细便于统计分析，故在此报告以易善数据为统计口径，以作为分析的参考。另根据《2021年残疾人事业发展统计公报》：截至2021年年底，全国有残疾人康复机构11260家，估计该数据包括了公立康复医院或机构。

续表

序号	省(自治区、直辖市)	社会服务机构	基金会	社会团体	总计
5	上海市	373	172	3	548
6	山东省	415	62	20	497
7	湖南省	341	57	20	418
8	四川省	247	75	28	350
9	江西省	191	11	61	263
10	福建省	161	62	38	261
11	陕西省	195	49	13	257
12	安徽省	190	34	32	256
13	河北省	175	49	12	236
14	辽宁省	166	46	11	223
15	河南省	163	47	8	218
16	湖北省	145	27	16	188
17	内蒙古自治区	109	24	14	147
18	广西壮族自治区	101	30	15	146
19	甘肃省	121	13	10	144
20	黑龙江省	95	28	13	136
21	重庆市	75	40	13	128
22	吉林省	67	35	23	125
23	山西省	78	23	7	108
24	天津市	56	41	1	98
25	贵州省	58	17	20	95
26	宁夏回族自治区	50	13	17	80
27	云南省	36	24	12	72
28	海南省	38	13	3	54
29	青海省	40	8	4	52
30	新疆维吾尔自治区	31	11	8	50
31	西藏自治区	0	6	2	8
	小计	7857	1971	683	10511

从各省（自治区、直辖市）助残社会组织的数量来看，其数量跟各省（自治区、直辖市）社会组织数量有很大关联。这说明社会组织发展较快较

好的省（自治区、直辖市），[1] 其助残社会组织也相对较多。同时也可以看出，我国各区域助残社会组织的发展并不均衡，在西藏、新疆、青海、海南、云南、宁夏、贵州等西部地区，助残社会组织数量非常少，与东部地区差距巨大，呈现“东西差距”[2]，即社会组织活跃度更高的地域集中在中国东部地区，这与经济发展水平和人口空间分布息息相关。

2. 涉及助残业务或活动的基金会数量及其项目分类

根据易善统计，截至 2022 年 6 月，我国涉及助残业务或活动的基金会数量为 1971 家，其中排名前十的省（直辖市）如表 4 所示。

表 4　涉及助残康复基金会数量排名前十的省（直辖市）

单位：家，%

序号	省（直辖市）	数量	占比
1	北京市	384	19.5
2	广东省	301	15.3
3	上海市	172	8.7
4	浙江省	156	7.9
5	江苏省	113	5.7
6	四川省	75	3.8
7	福建省	62	3.1
8	山东省	62	3.1
9	湖南省	57	2.9
10	河北省	49	2.5
10	陕西省	49	2.5

① 中国社会组织网的数据显示，截至 2021 年 1 月 20 日，社会组织数量超过 3 万家的有 12 个省份，分别是江苏、广东、浙江、山东、四川、河南、湖南、河北、安徽、福建、广西、湖北。其中排名第一的江苏，社会组织总数超过 9.8 万家；排名第二的广东、浙江超过 7 万家；排第四的山东超过 6 万家；其余省份均在 5 万家以下。四大直辖市方面，首先是重庆，社会组织登记数量最多，1.8 万家；其次是上海，1.7 万家；再次是北京，1.4 万家；天津只有 0.65 万家。王勇：《我国社会组织登记总数已突破 90 万家》，《公益时报》2021 年 1 月 20 日，https://mp.weixin.qq.com/s/6qmrSxDi7OToBkm1aEMftw。

② 此处“东西差距”是以机构个数来计算，更科学的应是以每万人拥有社会组织数量，或者每千残疾人拥有助残社会组织数量计算，但目前尚未查找到这类官方数据。

表4中的省（直辖市）排名之所以位居前列，与其区位优势、经济发展水平、社会组织培育政策环境、人口密度、当地慈善文化传统等因素密切相关。以北京为例，其涉及助残康复业务或活动的基金会高达384家，因其具有首都的政治、经济和文化优势，很多在民政部注册的（官方）基金会和境外基金会总部位于北京，但其业务范围是面向全国。广东省排名第二，不仅在于其经济发展迅速，是人口最多的省份，而且当地慈善文化传统深厚，在社会组织培育政策方面敢于先行先试，比如深圳市吸引了众多基金会前来注册，但这些基金会的业务范围并不仅限于广东省，典型例子是深圳壹基金公益基金会。

在全国31个省（自治区、直辖市）近2000家基金会中，共涉及助残项目10851个，项目数量排名前十的省（直辖市）如表5所示。

表5　涉及助残项目数量排名前十的省（直辖市）

单位：个，%

序号	省(直辖市)	数量	占比
1	北京市	2442	22.5
2	广东省	1555	14.3
3	上海市	878	8.1
4	四川省	629	5.8
5	浙江省	535	4.9
6	江苏省	499	4.6
7	辽宁省	462	4.3
8	陕西省	324	3.0
9	河北省	313	2.9
10	吉林省	296	2.7

从表4和表5可以看出，涉及助残业务或活动的基金会数量与项目数量有很强对应性，即涉及助残基金会数量多的省（直辖市），其相关项目也相应较多。

（二）社会组织参与助残康复的实践

1. 自救互助的家长组织

在基层（草根）社会组织参与残疾人康复方面，家长组织无疑是走在最前面的，尤其是心智障碍者家长组织，以下就以该类家长组织为例，梳理家长组织在发生发展壮大过程中呈现如下特征。

（1）发起人为残疾人家长，组织具有自救自助的属性

在康复服务严重缺乏的 20 世纪 80~90 年代，心智障碍者的家长们成立家长组织是一个无奈的选择。他们为了自己的孩子自发创办康复服务机构，在自救自助的同时也解决周围家长的需求。

自 1982 年中国首次确诊孤独症/自闭症，医疗和康复就是家长的第一需求。1993 年北京市孤独症儿童康复协会的成立，是中国最早由家长和医生联合创办的孤独症/自闭症公益组织，同年民间成立的北京星星雨教育研究所，2001 年深圳本地自闭症家长成立的“深圳孤独症人士家长资源中心”，最初均是家长领袖率先以家长组织的形式开展工作，而最终这些家长组织均转变为康复机构。①

以北京星星雨教育研究所（以下简称“星星雨”）为例，其成立于 1993 年 3 月 15 日，是中国第一家专门为孤独症儿童及其家庭提供教育的民办非营利机构，创始人田惠萍是一位孤独症儿童家长。星星雨成立之初，无论是学校还是医疗机构，都不能给孤独症儿童提供服务以及相关信息。田惠萍和机构员工只能依靠自身努力，开发出一套针对孤独症儿童及其家庭的积极有效的服务模式，即以应用行为分析法（ABA）为理论基础，通过行为矫正的教育方式。星星雨培养出的第一批 ABA 教师，从 1993 年开始已为近 6000 个孤独症儿童及其家庭提供服务。②

---

① 解岩：《家长组织发展要抗的九个干扰》，载解岩主编《中国残障观察报告（2018）》，社会科学文献出版社，2020，第 228~229 页。

② 百度百科，https://baike.baidu.com/item/%e5%8c%97%e4%ba%ac%e6%98%9f%e6%98%9f%e9%9b%a8%e6%95%99%e8%82%b2%e7%a0%94%e7%a9%b6%e6%89%80/4333812?fr=ge_ala，最后访问时间：2022 年 8 月 23 日。

如今，多地政府及残联实施康复补贴和购买助残项目等社会保障措施，尽管家长们创办机构已有下降趋势，但在康复服务匮乏的偏远地区，创办康复服务机构仍是心智障碍者家长们自救自助的主要方式。

（2）家长组织具有抱团取暖、积极参与的互助互惠特征

抱团取暖成立家长组织成为很多心智障碍者家庭的共同愿望。因为家长组织既是促进家长实现对心智障碍者转变的有利力量，也是帮助家长实现社会关系网络重构与应对困境的重要平台。

一方面，他们在日常生活中相互支持，提供互助。心智障碍者家长通过与拥有类似经历的家长进行经验交流，分享资源信息，缓解心理压力和重建人际关系网络。家长在组织中的情感互动带来了信任和认同，让家长之间的情感维系从共同遭遇转向了积极应对。对家长组织的身份认同，隐含着守望相助、相互扶持的合群情感。比如，国家针对大龄残疾儿童家庭出台了一系列帮扶政策，如生计补贴、残疾人就业补贴等，但是很多家长并不了解具体情况。只有在同类家庭中，这些消息才能得以扩散，家庭之间互相提供信息支持。

另一方面，家长组织可以发挥强大和有影响力的力量进行政策倡导，创造有利于心智障碍患者家庭生存的环境。家长们认为社会对心智障碍患者的包容度不够是因为缺乏了解，所以家长们普遍希望做大规模的倡导活动，并充分借助新媒体平台进行线上宣传，引发社会各界关注，推动相关政策出台落地。

这种基于信任、认同和互惠之上发展的家长组织是推动心智障碍者父母积极参与互助的重要动力机制，而积极行动也增进了家长们对生活的掌控感，提高了公众对心智障碍者群体的认知。在参与互助组织的行动中，参与者的性别特征较为明显，以孩子的母亲居多。

由家长发起的组织缺乏组织发展应具备的权利、资源和能力，自身力量较弱，单靠家长实现自身的目标和使命有一定的难度，因此，联盟合作便成为家长组织的行动选择。家长组织通过积极联合，形成有影响力的家长组织联盟和公益平台，结成链条，进行整合资源。

比如，星星雨于2005年发起的“心盟孤独症网络”，为全国60家民间孤独症服务机构提供能力建设和技术支持，目的是为孤独症领域的社会组织提供一个交流、分享的平台，促进中国孤独症儿童服务行业的健康发展。[①]

2011年5月，心智残障者家长王晓更和15位特殊儿童家长自发组织了北京市海淀区融爱融乐心智残障者家庭支持中心（以下简称“融爱融乐”）。2014年7月，全国18家各地家长组织成立非营利性网络化组织——全国心智障碍者家长组织联会。与此同时，融爱融乐推出了“融合中国”公益产品，即心智障碍者家长组织培育支持计划，通过连接家长骨干进行能力建设，提升他们的行动力和领导力，带动社群、孵化家长组织，促进家长组织成长，进而通过家长组织开展社会宣传、社区动员和政策倡导。[②]

以全国心智障碍者家长组织联会、心盟孤独症网络为代表的家长互助组织的成立反映出家长抱团取暖、积极参与的行动特征。目前，我国残疾人家长参与互助组织具有极高的热情，家长互助组织广泛兴起并呈现增长的趋势。残疾人家长互助组织被认为是推进我国残疾人服务过程中的重要力量。

（3）家长组织数量供给不足，地区分布和城乡分布不平衡

据全国心智障碍者家长组织联会估计，中国大陆地区民办心智障碍者家长组织大约有50多家，其中注册法人组织的只有40%左右，大多数家长组织是近几年由各地几名心智障碍者自发成立的，缺乏专职工作人员和办公场地。从地区分布来看，广东地区最多，超过10家。其次是辽宁、北京和河南，各地有超过3家心智障碍者家长组织。对于上千万的心智障碍者家庭来说，目前家长组织的数量和规模杯水车薪，至于在多数中小城市和乡村，这样的组织几乎为零。

根据中国精神残疾人及亲友协会调研整理的《中国孤独症家庭需求蓝

---

① 百度百科，https：//baike. baidu. com/item/%e5%8c%97%e4%ba%ac%e6%98%9f%e6%98%9f%e9%9b%a8%e6%95%99%e8%82%b2%e7%a0%94%e7%a9%b6%e6%89%80/4333812？fr=ge_ ala，最后访问时间：2022年8月23日。

② 于亚妮：《心智障碍者的家长联盟：原想帮助孩子，却被他们教会爱和宽容》，澎湃新闻，最后访问时间：2022年8月22日。

皮书》，自闭症谱系儿童的家长希望加入家长互助组织，以此获得更多信息、交流和资源支持的需求强度为81%，但近69%的家长没有参加过这样的组织，家长之间的互助非常有限。

2. 主体意识觉醒的残疾人病友组织

在残疾人群体中，有一些病友通过不断学习和实践，认识到要改变自身状况，最关键的是要靠自己，即自己改变自己，自己影响自己；通过助人自助，增强生活信心。随着这些残疾病友主体意识的觉醒，也涌现了一批由他们自主创立的助残社会组织，该类组织的特征如下。

（1）发起人自身为残疾人，主体意识较强，生活态度进取，善于挖掘并发挥自身的潜能，富于助人为乐的精神。

（2）该类组织通常致力于为残疾人提供专业的自我服务。

（3）该类组织勇于创新，善于链接和整合社会资源，努力争取资助类基金会的资金和支持。

（4）该类组织善于与政府合作，所成立的社会组织通常合法注册；并通过多种渠道进行政策倡导。

该类组织案例一：2005年，身患轻度脆骨病的王奕鸥专升本考入北京交通大学。她在校期间创建网站，为中国10万左右和她一样的患者提供一个交流的平台。2007年5月，王奕鸥和同为罕见病患者的黄如方共同发起成立了瓷娃娃关怀协会，并于2008年正式在北京注册。2009年8月，瓷娃娃罕见病关爱基金成立，这是中国第一个专门服务于罕见病群体的专项基金。2010年初，民政部计划将包括罕见病在内的大病纳入慈善救助制度中。这说明通过瓷娃娃关怀协会和其他罕见病机构不断努力递交的两会提案等立法建议，已得到国家重视。2011年，瓷娃娃关怀协会在北京市民政局注册为瓷娃娃罕见病关爱中心，为各类罕见病人士开展基础支持、能力培养、社会融入、政策倡导等工作，成立以来筹集善款总额为2000多万元，提供医疗康复救助1300余人次，服务覆盖3000多个各类罕见病、残障家庭。

该类组织案例二：2003年，北京人解岩因病致残。他在一家助残社会组织做志愿者之后找到了归属感，并逐渐产生成立一家专业残障人自我服务的社会组织的想法。2006 年 3 月，解岩在北京成立一加一文化交流中心，这个由残障人自行管理的社会组织，在传媒、互联网及非营利性组织等诸多领域实现了零的突破。4 年后，该中心更名为一加一（北京）残障人文化发展中心，开始以集团化模式运作，从残障人视角出发做专业的技术、管理等支持性服务，实践残障人士的职业模式，以自服务、自倡导的方式服务残障人士，发展残障人自组织。①

3. 社会人士（健全人）创办的助残康复机构

根据《2021 年残疾人事业发展统计公报》，截至 2021 年底，全国有残疾人康复机构 11260 个，该数据既包括公立康复机构（医院），也包括社会人士创办的民办康复机构，在社会组织类型中以民办非企业单位为主（2016 年《中华人民共和国慈善法》颁布后称为社会服务机构）。② 这些机构的创办是基于看到残疾人康复需求难以满足的痛点（即政府失灵和市场失灵），所以不仅在提供残疾人康复服务方面发挥了巨大作用，而且不断探索创新服务模式，积极推动有助于残疾人更好发展的政策倡导和落地实施。该类组织有如下特征。

（1）发起人为健全人，热心公益和社会服务。

（2）该类组织与当地政府及残疾人联合会深度合作，积极争取政府资源和支持，是承接政府购买残疾人服务项目的主力军，如承接运营残疾人温馨家园等项目。

（3）不断探索创新服务模式，并敢于先行先试，比如服务心智障碍者的社会组织探索自主生活服务、“支持性就业”等。

（4）善于链接和整合资源，与多方合作，比如与企业合作，激发企业履行社会责任，得到相应的资金、技术、物资和志愿者支持，比如北京红丹丹教育文化交流中心。

（5）积极参与政策倡导，注重成立（或参与）助残联盟，为搭建助残

---

① 李延兵、解岩：《自己才是拯救自己最合适的人》，《时代报告》2014 年第 8 期。

② 中国残疾人联合会：《2021 年残疾人事业发展统计公报》，https://www.cdpf.org.cn/zwgk/zccx/tjgb/0047d5911ba3455396faefcf268c4369.htm，最后访问时间：2023 年 7 月 28 日。

公益平台助力。

该类组织案例：2000年8月，退休铁路工程师肖培琳在民政部社会福利司、北京市区残联、民政局、北京铁路局的支持下，成立北京市丰台区利智康复中心（以下简称“北京利智”），开启了智障人士的服务，主要开展16岁以上成年心智障碍者（以下简称“心青年”）的住宿、照护、实习就业等多元化、专业化服务。多年来，利智团队探索面向成年心智障碍者的自主生活服务。自2002年起，利智中心开展“支持性就业”服务。对于智力障碍者来说，支持性就业是一种革命性的创新服务模式。截至2022年，北京利智共支持服务个案超过2000人，成功就业的新青年超过百人。

4. 以推动政策环境改善为导向的基金会助残康复项目

如前文所述，截至2022年6月，我国助残康复类社会组织为10511家，在项目内容或活动中涉及助残康复的基金会有1971家，占18.7%。对于基金会在助残康复领域的作用，美国著名慈善家、实业家老洛克菲勒做过很形象的比喻：“基金会就像中国的针灸。在某个穴位上扎一针，改善整个肌体的健康水平。”基金会就是用“针灸点穴”的手法，点准一个点，花好每一分钱，就可以解决整个社会多年来未曾解决的社会问题，将每一分钱花在最能够产生几何级增长的地方。而基金会在提供资金支持的同时，还擅长链接和整合资源，最终推动相关政策的出台。该类组织有如下特征。

（1）通过精准问题分析，创新助残康复项目的设计和实施，利用资金优势资助基层助残社会组织参与项目，提供康复服务。

（2）通过链接和整合资源，搭建多方联合行动网络和提供支持的公益平台，使资源利用和社会绩效最大化。

（3）创新和持续地举办社会倡导活动，扩大公众对残疾人群体的认知。

（4）以助残康复项目实践的先行示范效应，积极建言献策，推动相关助残政策出台，促进助残政策环境改善。

该类基金会典型项目举例：2011年，壹基金启动海洋天堂计划，开展自闭症儿童救助。海洋天堂计划用联合公益的方法搭建连接受益人、服务机构、家长组织和病友组织、公众、专家、明星和意见领袖、媒体的人人公益平台。截至2021年底，“壹基金海洋天堂计划”深入全国31个省（自治区、直辖市）262个市，支持了4个自闭症网络，1个全国脑瘫网络以及1个罕见病网络，2个全国家长网络，合计605家公益机构，1000多名社会组织骨干员工。帮助超过46.8万人次特殊需要儿童和青年，以及67万家庭照料者改善困境。①

通过海洋天堂计划各地枢纽机构在本地的扎实服务，并与各地政府部门充分沟通，介绍各地最佳实践做法，真正影响了各地政府部门出台并落地了针对孤独症群体康复救助补贴政策；同时解决了机构注册、政府项目支持、特教教师专项支持、融合教育等方面的专项支持。海洋天堂计划发挥了社会组织参与社会治理的独特贡献。②

2012年，壹基金发起蓝色行动大型社会倡导活动，呼吁更多社会力量关注自闭症群体。蓝色行动至今累计联合全国730多家社会组织，携手众多名人、明星，联合企业伙伴资源共享推动联合传播，在262个城市开展上千场线上、线下的倡导活动，发动近88万普通公众直接参与；近百位明星领袖在网络上发声。这些行动扩大了公众对自闭症群体的认知。③

壹基金海洋天堂项目早期通过连续三年开展“爱心券”康复费用补贴，结合个体案例，间接促进残联出台康复补贴政策，推动国内大多数省份制定针对心智障碍儿童年度康复补贴制度。壹基金针对适龄残障儿童平等接受义务教育相关政策持续建言献策，开展调研发布报告，促进支持环境的改善。2020年6月22日，教育部发布了《关于加强残疾儿童少年义务教育阶段随班就读工作的指导意见》。④

5. 社会企业参与助残的实践

社会企业作为用商业模式解决社会问题的一种新兴企业，近年来在国内公益慈善领域备受关注。社会企业的社会目标包括为弱势群体创造就业机会

---

① 以上资料由壹基金内部人员提供。

② 以上资料由壹基金内部人员提供。

③ 以上资料由壹基金内部人员提供。

④ 以上资料由壹基金内部人员提供。

和促进其发展，该目标在涉及助残领域的社会企业体现得极为充分，实际上这也是该类社会企业创立的初衷。在助残社会企业的创立者中既有健全人，也有残疾人，后者还包括了自助助人的特点和诉求。助残社会企业有如下几点特征。

（1）助残社会企业的创立者通常为社会人士，注册形式既有工商注册，也有在当地民政局注册为民办非企业单位（2016 年《慈善法》颁布后称为社会服务机构），注册资金来源于民间。

（2）创立助残社会企业的出发点通常是为竞争力稍逊的残疾人群体创造就业机会。

（3）助残社会企业鼓励残疾人员工自力更生和融入社会，并有相应的培训和促进措施。

助残社会企业案例：郑卫宁是深圳残友集团创始人，身患先天性重症血友病。1997 年，郑卫宁率 5 名残疾人，在深圳创办自助组织“残友网社”，同时创立中华残疾人服务网。历经 20 余年奋斗，将残友集团发展为“郑卫宁慈善基金会”旗下的 9 家社会组织、33 家社会企业的集团公司规模的世界级残疾人高科技就业平台。2009 年 11 月，郑卫宁通过遗嘱形式将自己在残友集团 90%的个人股份和各分公司 51%的个人股份，通过律师公证全部捐赠，成立了深圳市郑卫宁慈善基金会。自此，基金会成为企业的股东和“老板”，实现企业收益通过基金会决策，为残疾人员工提供生活及长期服务和保障。①

（三）境外社会组织参与助残康复

参与助残康复的境外社会组织通过与国内社会组织合作，特别是具有官方背景的助残社会组织合作，如中国残联、中国残疾人福利基金会等，既为相关项目的顺利实施扫清了障碍，也有利于在全国范围内进行统筹实施。

---

① 小雅：《大哥郑卫宁：活出自己价值人生》，善达网，http：//www.shanda960.com/hall/309，最后访问时间：2022 年 8 月 21 日。

比较典型的例子是国际狮子会和中国残联携手“视觉第一中国行动”项目。国际狮子会在为盲人和视力受损人士提供服务方面享誉全球，因而也被称为“盲人的骑士”。自 1990 年起，国际狮子会基金会（LCIF）启动了“视力第一”项目，其使命是改进和提升全面的眼部保健系统，以对抗失明和视力丧失，并帮助服务不足的社区中的盲人和视力障碍者。据统计，中国拥有世界上超过 20% 的白内障失明者，且每年新增近 40 万病例。[①] 为解决这一庞大的需求，1997～2016 年，由中国残联、卫生部（国家卫计委）和国际狮子会基金会共同发起“视觉第一中国行动”项目，先后实施了三期。在“视觉第一中国行动”项目的 15 年里，中国政府加大了防盲、治盲力度。国家和省级眼科保健系统得到改善，项目的实施具有不可忽视的经济效益和社会效益。

（四）社会组织参与助残康复的机制分析

1. 以助残康复需求为导向的供给机制

目前，我国残疾人总数超过 8500 万，因此存在庞大的助残康复需求。根据中国残联统计，2021 年全国得到康复服务的持证残疾人中，有视力残疾人 78.4 万，占比 9.21%；听力残疾人 65.1 万，占比 7.65%；言语残疾人 5.1 万，占比 0.6%；肢体残疾人 407 万，占比 47.84%；智力残疾人 68.8 万，占比 8.09%；精神残疾人 157.6 万，占比 18.52%；多重残疾人 49.8 万，占比 5.85%。由此可见，在助残康复需求侧仍存在巨大缺口。[②]

从助残康复供给主体上看，主要由政府、社会组织和市场力量构成，政府主要起引导、决策、监管的作用，目前，残联在政府授权下承担着较大比例的残疾人康复服务供给任务，但其“二政府”的性质致使供给效率难以

---

① 晋永权：《“视觉第一中国”行动使近百万人复明》，新浪网，1999 年 9 月 8 日，https://news.sina.com.cn/society/1999-9-8/12590.html，最后访问时间：2022 年 6 月 18 日；张玲：《“视觉第一 中国行动”项目第四期正式签约!》，http://www.sohu.com/a/276044965_656626，最后访问时间：2022 年 6 月 18 日。

② 中国残疾人联合会：《2021 年残疾人事业发展统计公报》，https://www.cdpf.org.cn/zwgk/zccx/tjgb/0047d5911ba3455396faefcf268c4369.htm，最后访问时间：2023 年 7 月 28 日。

满足残疾人日益增长的服务需求，故需转向社会和市场寻求协助力量。

根据中国残联统计，截至 2021 年底，全国有残疾人康复机构 11260 家。受益于国家利好政策的扶持，国内残疾人数量持续增加，这也在进一步推动助残康复社会组织的建设与发展。总之，建立起以需求为导向的残疾人公共服务供给机制是提升残疾人公共服务的关键所在。

2. 由政府推动的培育扶持机制

要推动助残康复社会组织的建设与发展，就要培育扶持和规范管理残疾人的服务机构，减少对残疾人公共服务供给领域准入的限制，引入服务竞争机制，通过市场竞争打破政府垄断，形成多元供给主体共同参与的良性竞争格局，以实现公共服务资源的合理配置，逐步增强残疾人公共服务的供给能力。近 10 年来，有关部门出台了一系列涉及助残社会组织培育发展的政策，如表 6 所示。

表 6　关于助残社会组织培育发展的政策

政策名称	重点内容
《关于政府向社会力量购买服务的指导意见》(国发办〔2013〕96 号)	在教育、就业、社保、医疗卫生、住房保障、文化体育及残疾人服务等基本公共服务领域,要逐步加大政府向社会力量购买服务的力度
《关于做好政府购买残疾人服务试点工作的意见》(财社〔2014〕13 号)	通过试点、总结经验,摸索规律,完善措施,逐步实现残疾人服务资源的优化配置
《政府购买服务管理办法(暂行)》(财综〔2014〕96 号)	除法律法规另有规定外,下列服务应当纳入政府购买服务指导性目录:公共教育、劳动就业、人才服务、社会保险、社会救助、养老服务、儿童福利服务、残疾人服务……
《关于促进助残社会组织发展的指导意见》(残联发〔2014〕66 号)	指出改革登记管理制度,将助残社会组织纳入公益慈善类等社会组织范畴,推进政府购买服务,将适合由社会组织开展的残疾人服务工作通过购买服务项目、服务岗位等形式交由助残社会组织承担。引导助残社会组织健康有序规范发展,更好地满足残疾人多层次、个性化、类别化需求
《关于改革社会组织管理制度促进社会组织健康有序发展的意见》(中办发〔2016〕46 号)	社会组织是国家社会主义现代化建设的重要力量,要求充分发挥社会组织服务国家、服务社会、服务群众、服务行业的作用;降低四类社区社会组织准入门槛

续表

政策名称	重点内容
《关于通过政府购买服务支持社会组织培育发展的指导意见》(财综〔2016〕54号)	充分发挥市场机制作用,大力推进政府向社会组织购买服务,引导社会组织专业化发展
《关于大力培育发展社区社会组织的意见》(民发〔2017〕191号)	重点培育为老年人、妇女、儿童、残疾人……困难家庭、严重精神障碍患者等特定群体服务的社区社会组织
《关于进一步推动政府购买助残服务的实施意见》(残联发〔2019〕38号)	到2020年,全国残联系统全面实施政府购买助残服务,2025年基本建立比较完善的政府购买助残服务机制

目前，除了政府主办，我国通过民办公助、公办民营、政府购买服务等方式提供助残康复服务，如图3所示。

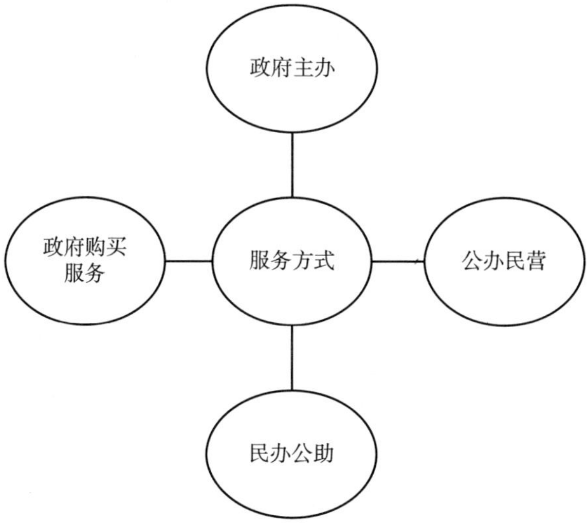

图3　助残康复服务方式

2016年以来，全国用于购买支持助残涉残社会服务的项目和金额大大增加，有效激发了助残社会组织的独特优势。助残社会组织充分发挥社会资本丰富的优势，秉承专业的公益服务理念，准确把握服务对象需求，明确工作计划，通过联系各部门和其他社会力量多渠道搜集信息、筹集资源、动员志愿者和开展服务介入活动，协同残疾人家庭参与正常的经济社会生活。

3. 由政府牵头的监管机制

改革开放初期，国家和政府仍较多通过行政性手段介入社会组织的日常管理和具体运行，以发挥社会组织参与社会治理和服务的正向功能。随着社会组织逐渐去行政化，社会组织“松绑后”，政府监管社会组织主要依靠四个途径：社会组织年检、社会力量监督、独立第三方评估、购买服务方评估。

此外，残疾人康复服务法律法规体系得到进一步完善，2017 年 2 月，国务院印发的《残疾预防和残疾人康复条例》明确康复机构的法定条件，为事后监管提供了依据。

助残康复社会组织的快速发展，也暴露了康复机构规范建设水平差、缺乏有效监管等问题，因此，亟须尽快完善监管机制和健全评价机制，这是落实残疾人公共服务体系建设的重要反馈机制。这就要求政府建立各级监管机构，落实公民的监督权，尤其要倾听残疾人的声音，建立和完善残疾人服务机构的行业标准、服务规范和公共服务评价体系，推进残疾人公共服务的人性化、科学化与规范化建设。

三　社会组织参与助残康复展望

（一）缩小助残社会组织的区域差距和城乡差距

一是缩小助残社会组织的区域差距。从区域而言，由于东部地区市场经济发达，助残社会组组织、社会工作和志愿服务文化的发育和发展程度也较高。难点主要在中西部地区，应该更加重视支持中西部地区、边疆民族地区残疾人事业发展，提升基础残疾人服务能力和水平，建立县、乡、村联动互补的残疾人服务网络，为残疾人融合社会创造更好的条件。

二是缩小助残社会组织的城乡差距。从城乡而言，我国社会组织参与助残康复，难点主要是在农村，特别是中西部农村。目前，我国残疾人总数达到8500多万，其中农村残疾人口占比约75%。农村残疾人口虽占绝大多数，但无障碍设施等公共服务资源却大多分布在城市。因此，在残疾人社会保障和公共服务方面，城乡间差距还比较明显。《中国残疾人事业研究报告（2022）》显示，2020年我国社区建有康复站的比例不到1/5，特殊区域和村庄不到1/7，康复服务供给薄弱导致残疾人康复供需矛盾加剧。基于这种状况，中国残联会同国家卫生健康委、国家医保局等部门制定印发《“十四五”残疾人康复服务实施方案》，国家卫生健康委等部门印发《关于加快推进康复医疗工作发展的意见》，对提高康复医疗服务能力作出部署安排。其中提到“坚持把康复作为保障改善残疾人民生、巩固拓展脱贫攻坚成果、推动乡村振兴的重要任务，推动残疾人康复服务纳入国家基本公共服务均等化规划和健康中国建设大局”。因此，加强孵化培育立足乡村的助残社会组织是今后工作的重点。

（二）进一步激发助残社会组织的参与活力

助残社会组织自身的经济实力弱，更多依赖政府购买服务。由于对政府资源的过度依赖，再加上自身独立生存能力不强，助残社会组织的自主参与度不足。与东部地区相比，中西部贫困地区在这方面所存在的问题更为突出，难免出现项目跨年度可持续性差、人员流动大、服务质量较差等问题。此外，助残社会组织大部分属于项目型、任务型，议题倡导能力、项目开展能力和机构治理水平都有待提升。然而，助残社会组织在残疾人帮扶和康复方面具有不可替代的作用。实际上，对于残疾人内部的多样性特点，政府和残联系统因受自身角色约束难以真正发现，而助残社会组织恰好可以深入社区、接触服务对象并明确广大残疾人的美好生活向往，从而起到“最后100米”的作用。近年来，社区办残疾人服务机构发展呈现良好势头，但是在区域分布上极不平衡，通常而言，一、二线大城市发展较快、较好，其他市（县）相对较弱较慢，而农村地区几乎为空白。为此，要进一步加大助残社会组织的培育力度和政府购买助残社会服务的力度，激发助残社会组织的参与积极性，促进助残社会组织的发展和助残社会服务的专业化。

（三）进一步增强助残社会组织的筹款能力

民办助残社会组织的资金主要来自服务费用、政府购买服务、政府补贴等，近几年受新冠肺炎疫情影响，这类机构不便开展现场服务和活动，资金收入锐减，甚至被迫"关门"的机构也不在少数。究其原因，助残社会组织在慈善资源的动员能力比较弱，特别是在互联网筹款方面，以助残项目和机构在腾讯99公益日的筹款情况为例，相关数据如表7所示。

表7　2021年腾讯99公益日助残项目筹款情况

项目	项目数量（个）	筹款总额（亿元）	用户捐款总额（亿元）	腾讯配捐赠额（亿元）	执行机构、专项基金数量（家/个）	公募机构数量（家）
平台总数	13600	40.55	35.90	4.65	7151	336
助残康复类	973	1.74	1.32	0.41	820	116
助残康复类占比（%）	7.20	4.30	3.70	8.80	11.50	34.50

注：筹款总额中不包含参与99公益的企业配捐金额；2021年数据中的腾讯配捐金额包含中华慈善日配捐1.65亿元、9月7日至9日配捐3亿元。

从表7的数据来看，虽然有超过1/3的公募机构涉及助残项目，但真正涉及助残的执行机构、专项基金仅有11.50%左右，而相关项目比例则为7.20%。因筹款总额=用户捐款总额+腾讯配捐赠额，助残项目的用户捐款总额比例远低于项目数量比例（7.20%），仅为3.70%，这一方面说明公众对助残项目关注度不高，另一方面也说明这类项目的传播力度不大和传播效果不强。

如前文所述，涉及助残业务或活动的1971家基金会有10851个项目，如果加上涉及助残的社会服务机构和社会团体的项目则更多，但仅有1000个左右的助残项目上99公益日筹款，这说明助残社会组织利用互联网筹款的程度还较低。但还是有一些助残社会组织在互联网筹款方面做得很好，比如，北京市海淀区融爱融乐心智障碍者家庭支持中心，通过瞄准社群成员的需求设计项目，带动伙伴共同开展网络联合筹款，目前该机构互联网联合筹款占机构筹款收入近 80%。这样的联合筹款模式或许可以成为助残社会组织借鉴的筹集资金路径。

小　结

综上所述，健康公益始终与中国残疾人康复事业相生相伴，这体现在助残社会组织、社会企业在不同层次的探索实践。在这些实践中可梳理出若干机制，对今后工作具有指引作用，即要尊重以需求为导向的发起机制，鼓励以推动政策制定为方向的资助和倡导机制，发展政府扶持的培育机制，坚持政府牵头的监管机制等。“十四五”期间，为了推进社会组织参与助残康复的力度和广度，还需缩小助残社会组织的区域差距和城乡差距，激发助残社会组织的参与活力，增强助残社会组织的筹款能力。

B.5

医疗机构场域中的健康公益与健康社会工作发展

王克霞 张 蕾 张 璠 孙冠贤 王红梅*

摘 要： 本报告在对国内外健康社会工作公益发展模式的文献研究、大陆地区医疗机构开展健康公益项目情况的数据研究以及北京地区健康社会工作发展中的健康公益情况调查研究的基础上，提出健康社会工作是新时期大健康体系中为全人群提供以提升健康素养、健康水平为目标进而促进社会公平的专业化社会工作新领域，健康社会工作者作为健康福利传输的专业媒介，通过策划、执行与持续改善健康公益项目，以及健康公益宣传与政策推动促进健康公益事业的发展。针对现阶段健康社会工作发展专业人才缺乏、政策不完善、社会认知程度低的问题，本报告提出以价值塑造、能力培养、知识传授“三位一体”育人理念为基础，初步探索构建基于角色分析的健康社会工作者胜任力模型促进专业人才培养，通过多方协同明确医疗机构健康社会工作职能与岗位相关政策，通过对外讲好健康社工故事，对内强化健康公益与健康社工理念培训，提升社会认知等发展策略。

关键词： 医疗机构 健康公益 健康社会工作

* 王克霞，清华大学附属北京清华长庚医院，副研究员，党委副书记兼纪委书记；张蕾，清华大学附属北京清华长庚医院，社会服务部主任；张璠，清华大学附属北京清华长庚医院，社会服务部医务社工；孙冠贤，清华大学附属北京清华长庚医院，社会服务部医务社工；王红梅，北城心悦社工事务所，医务社工。

健康社会工作是诞生于健康中国背景下、服务于人民群众健康需求的专业社会工作领域。它贯穿未病干预、疾病治疗、康复拓展的全流程，兼具深度与广度，自医疗机构延伸向与健康相关的社会各领域。随着健康公益形式的不断丰富、层次逐渐深入、健康社会工作者队伍不断壮大，健康社会工作在现代健康医疗体系中发挥着越来越重要的作用。

一　健康社工公益发展模式现况研究

（一）国内外研究现况

中国现代医务、健康与精神健康社会工作实务体系始建于 1921 年，于 1978 年恢复重建，并重新专业化、理论化、政策化、本土化和制度化。在中国知网文献检索系统中对健康社会工作各实务领域的关键词检索的结果很大程度上反映了国内相关研究方向。从主题和篇名两种文献搜索类型下对关键词“生殖健康社工、妇幼健康、灾难灾害、公共卫生、医院医务、精神障碍、康复服务、中医药服务、临终关怀、医疗救助、健康公益社会工作和健康社会工作”的结果显示，自改革开放以来，医院、医务、公共卫生、康复以及健康社会工作是我国健康与精神健康社会工作的主要领域。① 但截至 2022 年 6 月，“健康公益社会工作”这一关键词并没有出现在任何文献的篇名或全文中，仅出现在 7 篇文献的主题中，“健康社会工作”与“公益”这两个关键词的组合也没有在篇名或关键词中直接出现，仅在部分篇名或主题中包含“健康社会工作”。这一文献检索结果反映出我国目前对健康社会工作的公益发展模式的直接研究较少。但从社会工作者的职业属性和伦理守则②的角度进行分析则不难发现，社会工作本身便兼具公益和福利的

① 刘继同、左芙蓉：《中国健康与精神健康社会工作制度百年历史变迁与历史规律研究》，《重庆工商大学学报》（社会科学版）2022 年第 4 期。

② National Association of Social Workers, *Code of Ethics of the National Association of Social Workers*, 2008.

双重属性，其侧重点则随所处社会环境的整体状态而不断改变以适应社会需求和政策要求，并非一成不变。

由于国外尤其是英美国家的社会工作发展较早且基本连续，其社会工作的专业发展在不同时期体现出较为明显的不同专注范围以及模式。整体来说，1870 年以前在专业服务孕育时期，其社会工作以非专业慈善和公益服务实务为主，而社会工作研究则尚未出现。在此后一百余年的发展历程中，随着社会现代化的脚步，英美国家尤其是美国社会工作随着社会服务体系和现代国家制度建设一起开始向专业化服务转型，同时社会工作职业化教育也于同时期起步。这一时期美国社会工作研究成果中除了慈善公益和福利外、微观和临床治疗取向的个案工作、精神卫生、医院社会工作以及宏观取向的社会诊断与社会改革、社会工作专业教育等纷纷诞生，并日渐发展，与其他领域进行融合。[①] 社会工作逐渐成为美国卫生健康体系中不可分割的一部分。[②] 同时，在美国的社会福利制度下，美国的社会工作研究也因此更倾向于福利性（见表 1）。近年来，其健康社会工作研究与实务除了强调实证研究为基础的操作外，还倾向于关注由于种族、宗教、社会经济地位、性取向、性别、年龄、各类生理心理和认知障碍、地域或其他因素造成的健康资源分配不均等问题。

表 1　1880 年起美国部分代表性社会工作研究成果及方向

时间	作者	代表性科研成果名称	研究方向
1894	A G. Warner	American Charities: A Study in Philanthropy and Economics	慈善
1902	H. Folks	The Care of Destitute, Neglected, and Delinquent Children	儿童福利
1908	C. W. Beers	A Mind That Found Itself An Autobiography	精神卫生

① 刘继同：《英美社会工作实务体系的历史演变与社工专业发展的历史经验》，《社会福利》（理论版）2013 年第 4 期。

② National Association of Social Workers, *NASW Standards for Social Work Practice in Health Care Settings*, 2016.

续表

时间	作者	代表性科研成果名称	研究方向
1917	M. E. Richmond	Social Diagnosis	社会工作专业化
1922	M. E. Richmond	What Is Social Care Work? An Introductory Description.	个案管理
1923	J. H. Tufts	Education and Training for Social Work	社会工作教育
1924	I. M. Cannon	Social Work in Hospital: A Contribution to Progressive Medicine	医院社会工作
1930	V. Robinson	A Changing Psychology in Social Casework	社会工作与心理学
1931	R. R. Smith	Social Process in Organized Groups	团体社会工作
1939	Robert. P. Lane	The Field of Community Organization	社区工作
1945	C. Towle	Common Human Needs	社会工作服务理论
1958	H. Bartlett	A Working Definition of Social Work Practice	社会工作实务
1960	NASW	Code of Ethics	社会工作专业伦理
1965	H. E. W	Closing the Gap in Social Work Manpower	社工等级与专业资格
1975	NASW	Health and Social Work	健康社会工作(专业杂志)

资料来源：刘继同：《英美社会工作实务体系的历史演变与社工专业发展的历史经验》，《社会福利》（理论版）2013 年第 4 期。

我们必须正视世界不同国家和地区由于不同的社会形态、文化背景以及历史遗留因素产生的不同优势、劣势、特性和社会问题，并在学习和借鉴其他国家和地区所提供的经验时，有选择地根据我国国情进行吸收和甄别。

（二）我国大陆地区医疗机构开展健康公益项目的现状

北京市、上海市、广东省是我国大陆地区医疗机构开展健康公益项目最具有代表性的省份，呈现从事健康公益的慈善社会组织多、医疗机构参与项目多、健康公益项目惠及本区域以及全国民众、社会工作者参与度不高的特点。以北京市为例，除却医务人员参与慈善社会组织到全国边远地区参与医疗扶贫、医疗支援等健康公益项目外，北京医院协会医务社会工作专业委员会 2021 年度调研显示，医疗机构开展健康公益项目的形式虽然多样但专业度不高，社会工作者作用发挥不足。2021 年，北京市参与调查的医疗机构 150 家，开展社会工作服务的 89 家医疗机构中开展的健康公益项目包括志愿服务、健康宣教、义诊、慢病管理、各类病友小组活动、困难救助类个案工作等，具体如图1所示，其服务人群以老年群体和慢性病患者为主，同时还包括肿瘤患者、儿童、精神疾病患者及安宁疗护患者（见图2）。上述医疗机构中，2021年共开展健康宣教、义诊合计1021次、小组492次、困难救助类个案475个。各医疗机构共组织志愿者16410人，志愿者每人每年平均服务时长为98小时，志愿服务的内容包括门诊导诊、病友小组、病房探访、患儿活动协助及手术前陪护等。在社会慈善基金方面，仅有个别医院设立了自行运营管理的慈善基金，且资金规模较小。然而，除医疗机构外，选取北京医院协会医务社会工作专业委员会的委员单位中具有代表性的4家民办非企业社会服务机构和7家基金会调研，发现其重点服务领域包括医务社会工作、儿童及青少年服务、老年、社区和残疾人等健康相关领域。

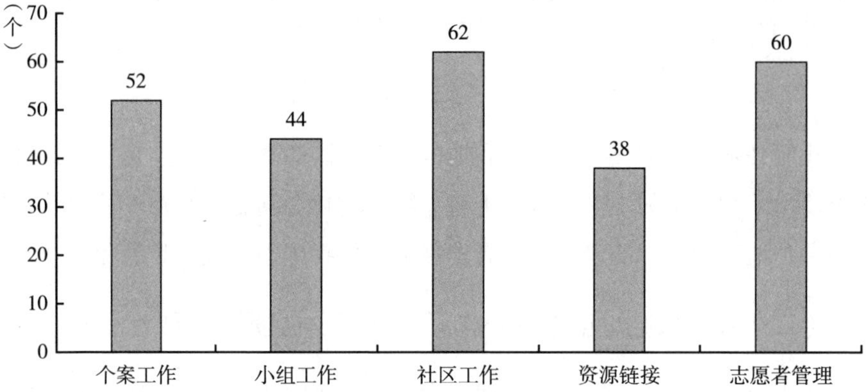

图1　2021年北京医疗机构健康公益项目形式分布

资料来源：马凤芝主编《中国医务社会工作发展报告（2021~2022年）》，社会科学文献出版社，2022。

（三）新时期健康社会工作概念

健康社会工作非凭空出现的全新概念，而是在医院社会工作和医务社会工作的基础上，随着社会工作专业以及卫生保健体系的发展而来。根据国际

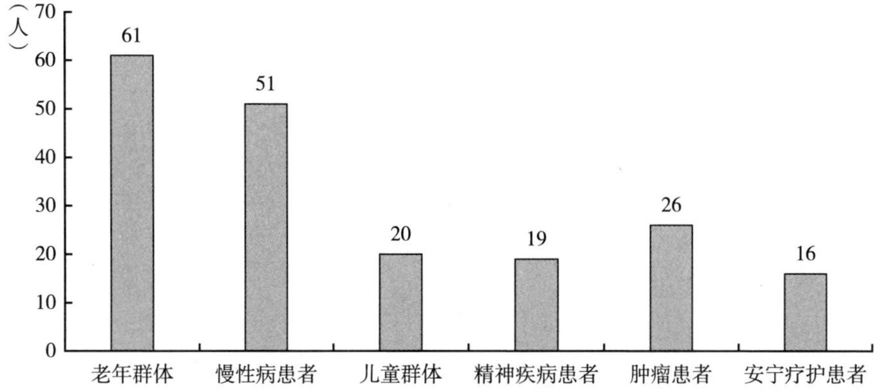

图 2　2021 年北京医疗机构健康公益服务群体分布

资料来源：马凤芝主编《中国医务社会工作发展报告（2021~2022 年）》，社会科学文献出版社，2022。

社工联合会①的定义，社会工作是一个促进社会发展与变革、社会凝聚力以及人民赋权与解放的，以实践为本的职业和科研领域。社会正义、人权、集体责任以及尊重多样性等原则是社会工作的核心。在社会工作理论、社会科学、人文与本土知识等的支持下，社会工作与人互动，并组织解决生活困境及提高生活质量。而医务社会工作是“在健康照顾体系内实施的社会工作，其目的在于协助那些受到实际的或潜在的疾病、残疾或者伤害等不同方面影响的服务对象、家庭和群体，增强、促进、维持和恢复其社会功能”②。在实际发展过程中，医务社会工作的开展地点往往以医院为主，且具有以患者及其家庭为中心的特点，其工作固然十分重要，但是其概念内涵的范围与我国卫生保健体系的发展目标之间尚留有部分亟待补全的空白。这一空白，随着健康社会工作的发展，可以得以弥补。

从工作范围的角度来说，刘继同③认为现代健康社会工作的实务体系包

① International Federation of Social Workers, *Global Definition of Social Work*, 2014.

② 全国社会工作者职业水平考试编委会：《2022 社会工作实务初级》，中国社会出版社，2022。

③ 刘继同：《中国健康社会工作实务体系范围与现代医生人文关怀型社会工作角色》，《人文杂志》2016 年第 4 期，第 94~101 页。

含九大部分：生殖健康，灾难、自然灾害与事故，公共卫生，临床医疗与医疗照顾，精神障碍，康复与社会康复，中医药与养生保健，医疗慈善与健康公益，临终关怀与灵性关怀。健康社会工作者为从健康到患病以及愈后康复等不同状态的人群提供服务，并从健康社会工作的角度出发进行更高维度的思考，秉承提供全生命周期关爱和照顾的理念。

在全局-全人健康服务取向的整合行为健康观的指导下，医务社会工作者的服务环境、范围、服务对象和服务方法从医疗机构扩展到社区、健康人群和全球情景，其服务内容也从协助服务对象、家庭和群体增强、促进、维持和恢复受疾病影响导致的社会功能拓展至促进个体身心社灵全人健康，致力于从社会层面预防疾病和推广健康，消除健康不平等，进而实现社会公平①。这一概念已经超出了原有的狭义上的“医务社会工作”这一概念所代表的工作内容。而分级医疗体系的建设也对医务社会工作的工作场域提出了新的挑战。

我国已经进入全面建设社会主义现代化国家新时代，健康中国战略的提出和实施，要求把保障人民健康放在优先发展的战略位置，将健康融入万策，为人民提供全方位、全生命期健康服务，医疗机构的服务也从以治疗为中心转向以健康为中心，在大健康、大卫生的理念下，公共卫生、疾病预防占有重要地位，除了躯体健康以外，包括精神健康在内的身心社灵全人健康的重要性日益为公众所了解。与此同时，社会工作在应对自然灾害与公共卫生事件时所起的作用使其开始在国家应急管理体系中扮演着越来越重要的角色。在这一过程中，健康社会工作回应了以人为中心的全周期、全过程的健康服务、消除健康的不平等因素、推动健康社会建设的需求，在医务社会工作的基础上得到了进一步的发展。健康社会工作成为从健康的社会决定因素出发，在大健康体系中为全人群提供以提升健康素养、健康水平为目标进而促进社会公平的专业化社会工作新领域。

---

① 李红飞、曾守锤、莫健：《互嵌与共生：健康社会工作与公共卫生应急管理的理想关系模式建构》，《中国卫生事业管理》2021 年第 10 期，第 724~727 页，第 731 页。

与此同时，健康社会工作者（以下简称“健康社工”）是健康社会工作的提供者，在医疗机构中更是现代医学多学科团队中的重要成员，是“医生的助手、护士的伙伴、患者与家属的朋友、家庭的保护人、社区的组织者、其他专业技术人员的合作者”①，功能角色十分重要。而社会工作者的重要性与不可替代性来自其系统的教育和终身学习，以及社会工作服务的全面性、过程性、专业性和系统性。英美国家社工在经历了上百年的发展后，早已不再局限于发展初期的非专业的慈善公益服务，而是通过专业化培养模式，学术、专业和理论研究，在实务需要和社工专业方法以及立法和行政的推进下，顺应宏观社会环境和社会需要，在社会治理过程中扮演了举足轻重的角色。

二　健康社工在健康公益领域的作用机制

（一）以医疗机构为切入点的研究视角

医疗机构是我国医疗服务体系的主体，是健康资源最密集、最丰富、知识化程度最高的健康医疗服务的主要提供者，其提供的服务内容本身具有公益属性，医务工作者的服务范围不仅在医院内，也包括在灾害、疫情等重大公共卫生事件的战斗一线以及健康科普、社区健康促进等提升国民健康素养的日常生活中。而医疗机构是健康问题导致的身体、心理、社会问题集中爆发的特殊场域，是社会的缩影，既是社会矛盾聚集的地方，也是人民群众对健康与生命感受最深刻的地方，社会关注度高，健康公益资源集中。因此，医疗机构中的健康社会工作发展在大健康体系中具有示范和放大效应，其服务内容以临床为基础，从疾病治疗向未病干预、治疗后康复拓展，健康社工的工作专业性兼具深度与广度要求，是诸多健康公益项目的链接者、策划者与执行者。

---

① 刘继同：《“健康福祉中国”国家战略发展时代与健康社会工作战略地位》，《中国社会工作》2016 年第 3 期，第 19~20 页。

（二）以医疗机构为基础的健康公益发展

综观全国各家医疗机构开展健康公益服务的实践，医疗机构践行健康公益具有鲜明的中国特色，呈现以党建为引领、以健康促进活动为载体、以慈善项目为品牌、多管齐下合力打造健康公益的特点。

在党建引领下，以国家卫健委、民政部、共青团中央等为代表，带动地方各级政府开展医疗人才组团式援疆援藏，从“输血”到“造血”，开展精准医疗扶贫，带动社会慈善资源投入，开展先心病筛查与救治、致盲眼病筛查与救治等健康公益慈善项目；各医疗机构以基层党组织为单位，党员带头参与志愿服务，用自己的知识和技能服务于健康公益事业，并通过捐款、捐物等慈善行动帮助因病致贫人群，不断丰富健康公益形式。

在健康社工的链接下，医疗机构与政府、慈善组织联动，围绕医疗救助、医学研究、医学人才培养等领域策划、执行了一系列精品健康公益项目，形成社会慈善影响力。例如，中国医学科学院北京协和医学院肿瘤医院与中国癌症基金会合作开展的一系列慈善医疗品牌公益项目，包含慈善救助项目（希望马拉松专项基金）、志愿服务与患者关爱项目（患者服务专项基金）、医院建设与发展项目（肿瘤防治事业发展和肿瘤防治学术交流专项基金）等业务板块，持续推动医疗“大慈善”发展。[①] 清华大学附属北京华信医院与大理白族自治州人民政府和爱佑慈善基金会共同发起先心病三方联合救助项目（当地政府报销一部分、基金会救助一部分，医院减免一部分）以来，形成“大理模式”，实现“看病零负担”，合作拓展至28个省份，为患者申请慈善救助资金8000余万元。2015年成立的“慈善兴化医院”是当地人民医院与慈善总会合作，共同创建的慈善医疗新模式。在这种模式下，市、县两级慈善总会作为“供资方”、人民医院作为“供医方”，为医疗救助的受助者提供部分或全部医保外自费治疗费用的减

① 郭晓斐、李宁、龙东波等：《肿瘤专科医院开展慈善医疗救助实践与思考》，《中国医院》2020年第6期，第72~74页。

免，建立了广惠救助与特别救助相结合的帮扶方案，也是医疗机构探索健康公益的创新路径。[①]

（三）以医疗为中心向以健康为中心转变过程中的健康社工角色塑造

刘继同认为，国际现代健康工作实务体系范围内容已完成随现代卫生保健体系范围不断发展扩大而变化的进程，由1905年开始的医院社会工作实务，发展为20世纪30年代的医务社会工作，扩展为1948年以后的健康社会工作，2000年以来，又伴随着全球健康服务体系的进程，形成超越国界和主权国家的全球健康社会工作实务体系，基本实现由医院社会工作向健康社会工作转变的战略升级。[②]

健康是促进人的全面发展的必然要求，是经济社会发展的基础条件。2016年召开的全国卫生与健康大会强调，要树立大卫生、大健康的观念，把以治病为中心转变为以人民健康为中心，把人民健康放在优先发展的战略地位，加快推进健康中国建设。基于此，中国生物医学模式转型与心理、社会健康的全人健康理念迫切需要医务社会工作同步战略升级，而健康社工作为服务于心理与社会需求的专业人员，角色同步发生着多维度的转变。

1. 着眼生命全周期视角

现代健康社会工作实务体系应覆盖从生殖健康到临终关怀整个生命周期，覆盖从生到死整个生命过程，充分展现健康社工在全生命周期的关爱与照护角色。一方面，鉴于成年期对疾病预防效果不佳，慢性疾病的防治逐渐延伸至生命早期，学者建议自胎儿发育的“生命早期1000天”开始着力，预防成年期慢性疾病；[③] 另一方面，随着我国老龄化趋势日益严峻，健康养老、慢病管理乃至安宁疗护领域人才缺口大、专业要求高，都将成为健康社

---

① 郭潇雅：《慈善医院的“兴化模式”》，《中国医院院长》2022年第1期，第84~86页。

② 刘继同：《中国健康社会工作实务体系范围与现代医生人文关怀型社会工作角色》，《人文杂志》2016年第4期，第94~101页。

③ 隽娟、杨慧霞：《持续推进妇儿健康，从生命全周期保健着手》，《中国临床医生杂志》2021年第9期，第1005~1006页。

工施展的蓝海。

2. 融入分级诊疗体系建设

2016年9月，习近平总书记在全国卫生与健康大会上对深化医药卫生体制改革提出了明确的要求，将“分级诊疗制度”列为基本医疗卫生制度建设的首位。在过去以治病为中心的视角下，医务社工的工作场所往往局限在医院等医疗服务机构中，特别是在人满为患的大型三级公立医院中。而随着改革的不断深入，医联体建设的不断加强，国家医学中心、区域医疗中心、基层医疗卫生机构的建设，医疗资源逐步下沉，小病不出县、大病不出省的医疗资源布局逐渐完善，健康社工的工作领域也将从医院服务向社区服务延伸，在分级诊疗双向转诊的过程中，成为各级医疗机构相互连接的纽带，回应患者不同层次的健康需求，提升人民群众就医获得感与安全感。

3. 精神健康与生理健康并重

在美国，执照临床社工师（Licensed Clinical Social Worker）具有合法的诊断治疗精神、行为、情感障碍筛查的资质，可以对社会心理障碍或情绪疾病患者直接开展系统服务，也可开展预防性服务或间接服务[①]。而在我国大陆，虽已有一些研究证实，在精神疾病预防、精神疾病患者医院康复及社区康复、帮助患者家属及家庭增权赋能等方面，健康社工可以发挥重要作用[②]，但健康社工发展起步较晚、专业性有待提高，精神健康社会工作服务仍处于探索阶段。2015年4月，国家卫生计生委等六部门联合印发的《关于开展全国精神卫生综合管理试点工作的通知》中，首次明确社会工作者是精神卫生服务多学科团队中不可或缺的重要角色，首次规定社会工作者在精神卫生综合管理试点工作中的职责，2015年成为中国精神健康社会工作元年。[③]未来健康社工的工作重心将以精神健康与生理健康并重，塑造全人健康。

---

① 王竞晗：《“解锁”你不了解的“精神健康社会工作”》，《心理与健康》2021年第10期，第40~41页。

② 刘斌志、覃红菊：《新时代中国特色精神卫生社会工作研究综述》，《重庆工商大学学报》（社会科学版）2022年第4期，第1~14页。

③ 刘继同：《“中国社区福利体系与社区精神健康社会工作实务体系建设”研究专题》，《浙江工商大学学报》2019年第1期，第100~101页。

4. 应对自然灾害与公共卫生事件的挑战

当社会环境突发自然灾害及公共卫生事件时，社会工作的服务对象，即灾害事故的受害者随之大量出现。对于广泛的社会成员而言，健康社工可以从健康意识推动角度建设健康社区，减少患病发生；当患者（受害者）出现后，健康社工在协助治疗转诊、家庭安置、心理咨询、生活救助上可以发挥专业作用；当患者康复，健康社工可协助其返回家庭、协助开展康复与心理调适，提供社会支持；当患者发生不幸，健康社工除了能协助其走完最后一段人生路程，更能帮助灾后家人社会关系重建、哀伤辅导与社区资源链接。

2020 年新型冠状病毒肺炎疫情的发生，进一步推动了健康社工的转型，也进一步验证了健康社工在国家应急管理体系中开始扮演越来越重要的角色①。

（四）健康社工的公益作用发挥机制

健康社工围绕健康议题开展专业助人工作，所面对的问题具有复杂性、多元性及特殊性的特点。在实践中，健康社工很难仅依靠自身力量帮助服务对象解决问题并实现服务对象的自助，需要与多角色协同，通过资源链接、项目策划、执行与改善的全流程推进健康公益发展（见图 3）。

健康社工是健康福利传输的专业媒介。为了更好地帮助服务对象，健康社工一方面要深入临床一线和社区，了解服务对象的需求；另一方面需要与同行社工、慈善组织、爱心企业或有关政府部门保持沟通，争取所需资源，并将这些资源与服务对象匹配。在这一过程中，健康社工既可以从社会公益资源中已经开展的慈善项目入手，也可以成为以需求为基础的健康公益项目的发起者、推动者，催生更多有价值的公益项目。

健康社工是健康公益项目的策划者与执行者。基于公益资源与健康需求的匹配，健康社工能够准确、专业地为服务对象进行公益项目策划，制定项

---

① 刘继同、左芙蓉：《中国健康与精神健康社会工作制度百年历史变迁与历史规律研究》，《重庆工商大学学报》（社会科学版）2022 年第 4 期，第 1~17 页。

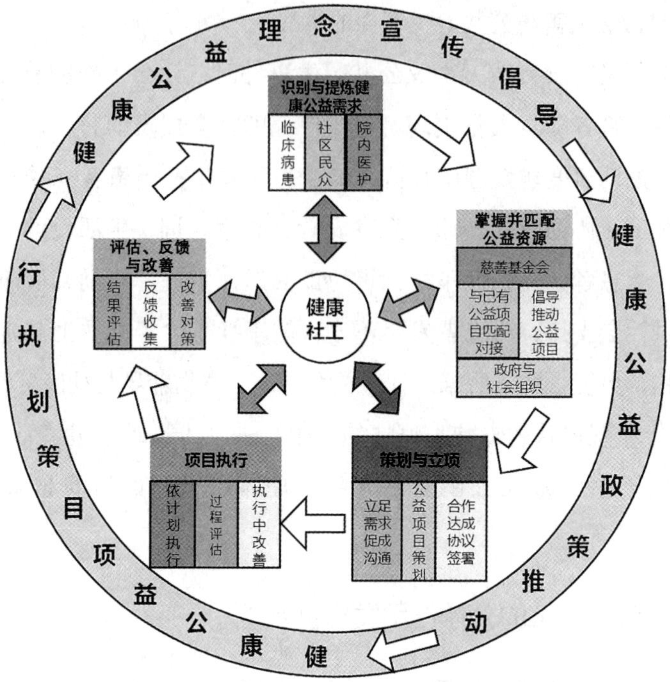

图 3　健康社工公益作用发挥机制

目目标、周期、要件、执行计划与质量评估，同时就项目执行进行风险评估与预案准备，并促成最终合作达成进入实施阶段，运用专业社会工作方法保障项目执行。

健康社工是健康公益 PDCA 循环的督导者。项目执行中，健康社工始终坚持 PDCA 循环进行项目管理，以服务对象的需求为出发点，着眼于服务计划、现状、困难点进行审视，并适时开展过程评估、复盘与反馈信息收集，在项目执行中因情因境及时调整方案，确保项目目标的实现，在项目执行完毕后及时进行项目评估与总结，完善项目方案，并将方案和经验运用到此后的服务中，实现螺旋式提升，推动健康公益“质”与“量”同步发展。

健康社工是健康公益的宣传者和政策推动者。健康社工在参与健康公益全过程中，实现健康公益项目供给与服务对象需求的精准匹配，是最了解健康公益生动故事的亲历者，可以开展项目宣传，推广公益理念，同时，健康社工在提供服务的过程中，可以发现政策空白或漏洞，推动健康公益政策的不断完善。

（五）以北京清华长庚医院为例的实证研究

清华大学附属北京清华长庚医院（以下简称“清华长庚医院”）是清华大学与北京市共建共管的大型综合性公立医院，其一期工程由台塑集团无偿捐建，建设和运营过程中得到了台湾长庚纪念医院无偿援助，自诞生就带有鲜明的公益属性。

清华长庚医院于 2014 年 11 月投入运营，经过近八年的建设和发展，已经初步建成在业界和社会享有美誉的综合性精品医院；进入高质量发展阶段，努力建设“顶天、立地、惠民”的健康医疗服务体系。在医院快速高质量发展的过程中，由专业的健康社工所开展的社会服务工作已成为清华长庚医院的一张亮丽名片，是医院的八大特色之一。借鉴台湾长庚纪念医院模式，本土化、专业化的健康社工自建院伊始就融入医疗团队开展工作，他们活跃在门诊、病房和社区，参与临床查房，链接社会公益资源，深受患者及同行的好评，形成独具特色的健康社会工作模式（见图 4），彰显健康公益。

在大健康理念的倡导下，清华长庚健康社会工作体系不断延伸。健康社工除了以个案、小组等方式帮助在医院就诊的患者及其家属尽快建立疾病适应能力外，针对经济困难的患者对接慈善组织或开展互联网筹款，帮助患者避免陷入“看不起病”的窘境。基于“社工+志工”的服务模式，清华长庚健康社工在引入社会志愿者开展门住诊常态化志愿服务的基础上，先后倡导成立了“无偿献血志愿服务队”与“器官捐献志愿服务队”，将健康公益倡导列入志愿服务的重要内容。着眼于医院人文医疗环境塑造，健康社工链接第三方基金会开展“儿科英雄能量站”建设，将冰冷的输液室改造成温馨美好的能量站，促进儿科患者的就医体验提升，拉近患者与医院的距离。

在社区服务中，一方面，社工与转介护理师、全科医师团队融合，着力患者出院准备、社会心理评估、家庭评估与支持系统构建与社区资源链接，助力病患双向转诊。另一方面，健康社工积极链接优质医疗资源，广泛开展

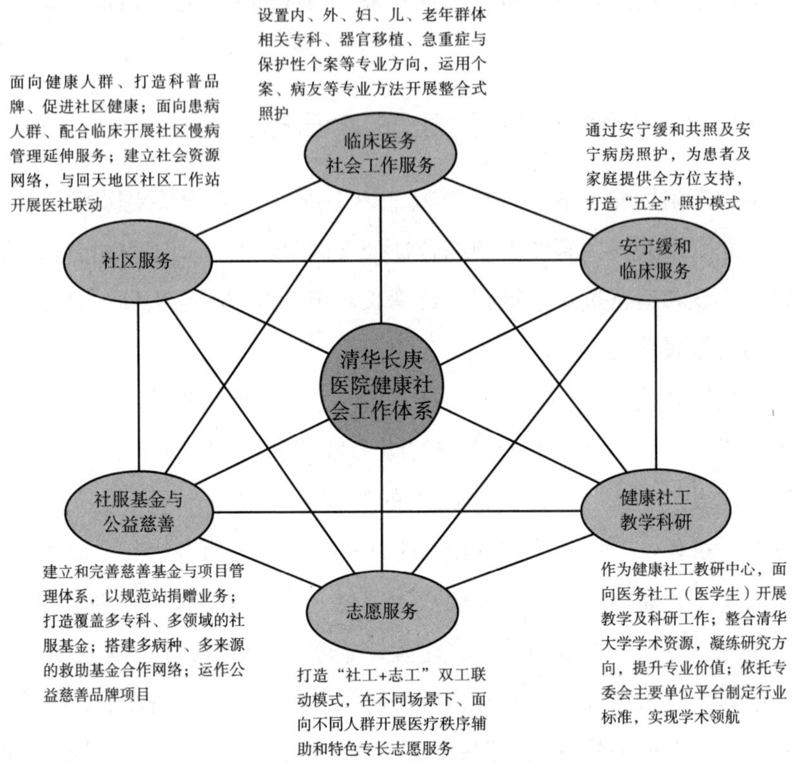
设置内、外、妇、儿、老年群体相关专科、器官移植、急重症与保护性个案等专业方向，运用个案、病友等专业方法开展整合式照护
面向健康人群、打造科普品牌、促进社区健康；面向患病人群、配合临床开展社区慢病管理延伸服务；建立社会资源网络，与回天地区社区工作站开展医社联动
临床医务社会工作服务
通过安宁缓和共照及安宁病房照护，为患者及家庭提供全方位支持，打造“五全”照护模式
社区服务
安宁缓和临床服务
清华长庚医院健康社会工作体系
社服基金与公益慈善
健康社工教学科研
建立和完善慈善基金与项目管理体系，以规范站捐赠业务；打造覆盖多专科、多领域的社服基金；搭建多病种、多来源的救助基金合作网络；运作公益慈善品牌项目
志愿服务
作为健康社工教研中心，面向医务社工（医学生）开展教学及科研工作；整合清华大学学术资源，凝练研究方向，提升专业价值；依托专委会主要单位平台制定行业标准，实现学术领航
打造“社工+志工”双工联动模式，在不同场景下、面向不同人群开展医疗秩序辅助和特色专长志愿服务

图4　清华长庚医院健康社会工作体系

进社区、进学校、进机关、进军营、进企业、进农村的健康宣教与义诊活动，探索线上与线下结合、多人群覆盖的健康促进方式。2022年，随着医院与北京市昌平区卫生健康委员会合作共建的天通苑北街道卫生服务中心投入运营，健康社工将随优质健康资源同步下沉到社区，在预防—诊疗—康复—慢病管理—高龄照护—安宁疗护各环节助力系统健康照护。

清华长庚医院健康社工除了在临床服务中主动为服务对象链接社会公益资源，主动沟通基金会或者爱心企业策划公益项目外，还探索性地建立了医院社会服务基金，接收爱心人士善款，专项用于医学研究、医学人才培养以及特定疾病相关群体的健康教育或个案救助，倡导健康公益理念。

三　健康公益视角下健康社工发展的问题和对策

（一）面临的问题及挑战

1. 专业人才层面

根据《中国医务社会工作发展报告（2021～2022年）》的调研结果，北京市共150家医疗机构参与了调查。其中89家医疗卫生机构开展了医务社会工作服务，大多数医疗机构开展医务社会工作时间尚短，约80%的医疗机构开展医务社会工作服务的时间在5年以内，整体上以医疗机构场域中的社会工作服务处在增量的初级探索阶段，且仅就队伍规模与医疗服务规模来说，医务社工人才队伍规模与人民群众所期待的高质量医务社会工作供给相比还远远不足。在已开展医务社会工作的89家医疗机构中，有60家医疗机构（占比67.42%）反馈"掌握社会工作专业知识及医疗卫生知识的复合型医务社工人才匮乏"，21家医疗机构（23.60%）反馈"服务周期短，效果不佳"，此外，社会工作职称序列不被单位承认、晋升渠道不畅通、领导不够重视医务社会工作、面对伦理困境、医务社工与医护团队合作沟通困难等问题被社工普遍提及，这从不同角度反映出现有社工队伍整体的专业水平较弱，具备胜任力的专业人才十分匮乏，从而影响了服务供给的数量和质量。

2. 政策层面

近年来，国家卫健委、民政部等部委在有关公立医院高质量发展的文件中，提出鼓励发展医务社工或健康社工，上海市、广东省、北京市等省份陆续出台地方指导意见，推动健康社会工作的发展，如北京市在2020年由北京市卫生健康委、北京市教育委员会、中共北京市委社会工作委员会、北京市民政局、北京市财政局、北京市人力资源和社会保障局联合发布《关于发展医务社会工作的实施意见》，极大地推动了北京地区医务社会工作的快速发展。

但是，目前从2021年北京市面向各医疗机构的调查来看，是否开展医务社会工作只是观测性的业务范畴，并无制度性约束，也没有工作指南和质量评价标准。即便对于已经设立了专门的社会工作部门的医疗机构来说，社工团队规模也非常小，属于探索性设置。健康社工师作为社工领域的一个具有医疗属性的特殊的专科社工师，目前与民政系统已经在开展的社工师资格考试和评审尚未明确制度关联。再加上医疗系统对于社会工作的系统认知普遍不足，从客观上抑制了健康社会工作的专业化发展。因此，医疗机构普遍缺乏对该岗位序列相关的岗位设置、任职资格、聘任标准、薪酬制度、继续教育等相关的制度，无法吸引优秀的健康社会工作人才从事实务工作。

3. 社会认知层面

众所周知，社会工作这一专业和职业的本土化时间原本就不长，社会公众普遍不了解其角色、功能和定位。而健康社会工作领域，作为卫生保健系统和社会福利系统的复合领域，社会层面更是对其知之甚少。

具体而言，从医疗机构看，其主要领导和社工本身都对健康社工岗位的角色定位不清晰，导致跨专业团队合作障碍重重；从患者和家庭等服务对象看，面对自己在就医过程中遇到的困难或不适，绝大多数并不了解健康社工这一求助渠道。

（二）应对策略

1. 专业人才培养和教育方面

针对大陆健康社工人才短缺且整体专业性、职业化较低的现状，我们提出：通过探索构建健康社工胜任力模型，为专业人才培养和评价体系奠定基础；通过从行业层面完善终身教育体系，推动健康社工整体规模扩大和专业性提升。

（1）探索构建健康社工胜任力模型

健康社工是卫生保健系统的专业化、职业化人才之一。作为致力于健康照护的专业人员，健康社工不仅需要同时掌握复杂的健康知识和社会工作的专业知识与技能，还需要作为一个职业类型融入跨学科团队以及整个卫生保健系统。专业的健康社工能够秉持生物-心理-社会医学模式的理念，从健康的社会决定因素出发，与跨专业团队合作，在卫生保健系统的各个层面，开展以人为中心的全周期全过程的健康服务，促进个体身心社灵全人健康，增强家庭和社区功能，并推动行业发展，消除健康的不平等因素，推动健康社会的建设。

健康社工的专业化职业化发展离不开以胜任力为基础的人才培养和评价体系。根据 Ashcroft R. 等人的研究，胜任力框架的设置，有利于推动和促进健康社工在医疗保健环境中的职业化，强调胜任力、技能和知识的健康社工培养机制有利于更好地推动跨学科团队的成功整合。① 以胜任力为本的社会工作人才培养思路，倡导围绕胜任力目标设置课程模式、课程主体、学习环境、教学方法、培训督导以及继续教育。

Craig S. L. 的研究证据表明对健康社工胜任力的研究需求日益增长，但关于专门为健康社会工作者创建的胜任力框架的英文文献仍然不多。② 目前专门为我国大陆地区健康社会工作者构建胜任力模型的中英文文献很有限，通过检索中国知网、万方数据库，仅有 4 篇关注医务社会工作者胜任力的文献，其中李检阅以洋葱模型为基础搭建医务社工核心能力模型，并提出社工机构的四阶五专培养模式，③ 刘斌志等从价值理念、知识整合、和技能运用等方面提出了核心能力及其培养策略，④ 李敏等提出了包含知识、能力、价值观和个人特质等四个方面的医务社会工作专业人才岗位核心能力模型。⑤

---

① Ashcroft, R., McMillan, C., Ambrose-Miller, W., McKee, R., & Brown, J. B., "The Emerging Role of Social Work in Primary Health Care: A Survey of Social Workers in Ontario Family Health Teams," *Health & Social Work*, 2018, 43 (2): 109-117.

② Craig, S. L., McInroy, L. B., Bogo, M., & Thompson, M., "Enhancing Competence in Health Social Work Education Through Simulation-based Learning: Strategies from a Case Study of a Family Session," *Journal of Social Work Education*, 2017, 53 (sup1): S47-S58.

③ 李检阅：《医务社工核心能力培养模式探索》，《湘潭大学》2022 年第 6 期。

④ 刘斌志、符秋宝：《论医务社会工作者的核心能力及培育策略》，《重庆工商大学学报》（社会科学版）2018 年第 5 期，第 60~68 页。

⑤ 李敏、范艳存、乔婷婷、甘晓芳、王磊：《医务社会工作专业人才岗位胜任力模型初探》，《内蒙古师范大学学报》（教育科学版）2018 年第 6 期。

健康公益事业的发展迫切要求健康社工胜任力研究的支持，本文将根据胜任力的相关理论，以健康社工角色为基础，探索构建健康社工的胜任力模型，为我国健康社工人才的能力培养提供参考。

①理论和理念基础

理论基础：胜任力冰山模型。

胜任力的理念及其运用滥觞于1973年美国学者麦克里兰的研究，他倡导改变以往纯靠智力因素选拔人才的方式，通过比较分析工作表现优秀者与一般者的具体行为特征，来识别能够真正区分工作成效的个人条件，即以胜任力评价代替智力测验，此后开始了胜任力研究及应用的热潮。

目前，对于胜任力的研究已经有成熟的研究成果可以借鉴，如胜任力模型（competency model），它是指胜任某一特定的角色所需要具备的特征的总和。[①] 胜任力模型是能够区分该岗位上绩效优异者与绩效平平者，具有鉴别作用的一组岗位胜任特征。[②] 其中知名的有胜任力冰山模型，由美国学者Spencer，L. M. 和Spencer，S. M. 于1993年设计，[③] 该模型将胜任力比喻成漂浮在水上的一座冰山（见图5），该胜任力主要包括六种类型，分别是动机（motives）、特质（traits）、自我概念（self-concept）、社会角色（social role）、知识（knowledge）和技能（skills）。其中水面以上看得见的冰山主要是“知识和技能”，容易测量且容易通过培训学习改变，但是只占整个冰山的一小部分。我国学者吴瑛[④]认为该部分是一个人能够胜任该岗位工作并取得工作绩效的根本保证，是个体在工作过程中及在工作结果中所表现出来的别人看得见的知识广度、深度及操作熟练程度。而水面以下的大部分冰山

① Ying Liu，Yupin Aungsuroch，“Current Literature Review of Registered Nurses' Competency in the Global Community，” *Journal of Nursing Scholarship*，2018，00：1-8.

② Alexander，M. F.，Runciman，P. J.，“ICN Framework of Competencies for the Generalist Nurse：Report of the Development Process and Consultation，” *Geneva*：*Jean-Marteau*，2003.

③ Spencer，Jr. L. M.，Spencer，S. M.，*Competence at Work*：*Models for Superior Performance*，New York：John Wiley & Sons，Inc.，1993.

④ 井西学、曲海英、周翠霞等：《护理人员岗位胜任特征模型的理论构架》，《中国护理管理》2007年第12期，第42~44页。

包括社会角色、自我概念、特质和动机等，是人内在的、难以测量的部分、预测个人岗位绩效的关键要素。

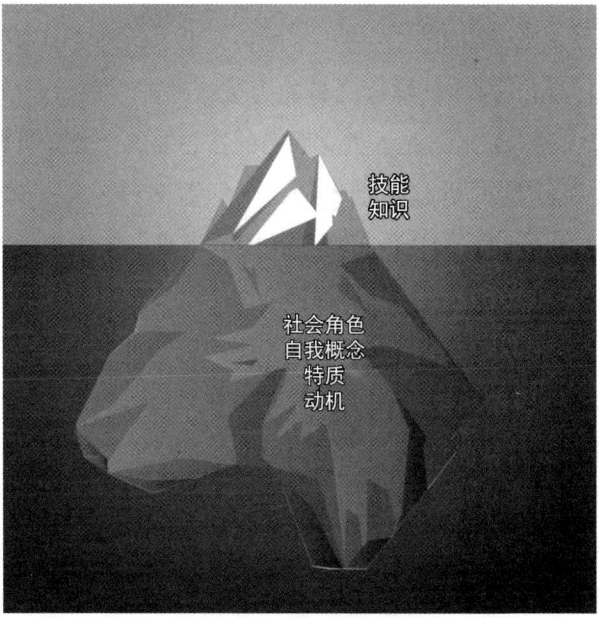

图 5　胜任力冰山模型

资料来源：作者自制。

健康社会工作专业人才胜任力模型的构建可对能力进行分层分类，然后针对核心特征设计指标评价体系，尽可能具体、可衡量，以构建适应现实需求的培养体系，改善人才队伍严重不足的局面。

理念基础：清华大学“三位一体”人才培养理念。

钱颖一在《大学的改革》一书中，针对大学本科教育的弊端提出从“通识教育基础上的宽口径专业教育”过渡到大学本科教育实行“通识教育与专业教育并重”的本科教育新思路。倡导融合价值塑造、能力培养、人类核心知识获取“三位一体”的通识教育体系。[1]

---

① 钱颖一：《大学的改革：第一卷 · 学校篇》，中信出版社，2016。

最基础的、第一位的是价值塑造，包括民主法治、自由平等、公平正义的公民意识，诚实、诚信、正直、宽容的人格养成，有理想、有抱负、有责任感的人生目标。第二是能力培养，具体指“杰出人才”的勤奋、韧性、勇气、好奇心、想象力、批判性思维等能力，重点针对我国学生特别缺乏的好奇心、想象力和批判性思维这三种能力进行培养。最后是核心知识的获取，通识教育中的知识应该是人类文明中的核心知识，既有历史知识也有现代知识，既包括中国的也包括世界的，既涵盖文科也涵盖理科的基础知识。① 清华大学进一步完善为价值塑造、能力培养、知识传授“三位一体”的育人理念。

健康社工胜任力模型的构建借鉴清华大学“三位一体”的人才培养理念和具体内容，强调构建价值为本、能力提升、核心知识获取“三位一体”的胜任力指标体系。

②健康社工的胜任力角色分析

本报告认为健康社工的角色主要有 9 个，其中健康社工师是核心角色和能力，而沟通者、合作者、领导者、倡导者、教育者、文化传播者和专业职业者、学者等 8 个角色是具体角色。各个角色具体的职责和内涵详细阐述如下。

健康社工师（Health Social Worker）。健康社工师应兼具社会工作和健康知识，是能在卫生保健系统中，与病人及其家庭建立并维系互相信任的关系，提供全面而持续的健康社会工作服务的临床社会工作者。健康社工师是能够整合发挥沟通者、合作者、领导者、教育者、倡导者、专业职业者、文化传播者等 7 重角色作用的专业角色，是具备专业胜任力的健康社工。

沟通者（Communicator）。健康社工注重促进医患关系，注重与案主及其家庭、跨学科团队、社区、政府、慈善组织和其他组织层的动态交流等，为服务对象取得最适宜的健康利益。医患关系是健康社工实践的核心，通过与案主反复接触建立关系，尊重案主自决，并通过关系抚慰服务对象和为其增能。

合作者（Collaborator）。健康社工视自己为卫生保健专业人才网络中的

① 钱颖一：《大学的改革：第一卷 · 学校篇》，中信出版社，2016。

一部分，能够与案主及其家属、医疗团队、其他卫生保健专业人员、社区、慈善组织、政策决策者等进行合作，以促进案主最佳权益的实现。

领导者（Leader）。健康社工能够将医疗保健模式与以案主为中心的方法联系起来，科学设计助人方案，整合环境中的资源，协调卫生保健系统中的其他成员，引导助人方案的实施，促进群体健康的维持和提高。

倡导者（Advocate）。健康社工能够负责任地利用他们的专业知识和影响力，促进个体、社区和人口的健康和福祉。健康社工在提供微观层面的干预服务的基础上，还应该注重推动宏观环境的变革增进服务对象的福祉。在案主处于无力状态时代表案主发声，影响外界的行为去改变不利于案主的政策、法规、服务流程等，[①] 如个案倡导、行政倡导、组织倡导、政策倡导、立法倡导和社会倡导等。

教育者（Educator）。健康社工能够通过教育为案主及其家庭提供健康知识、政策解读等，帮助案主掌握正确的健康理念和健康知识，提高自身健康素养；同时通过社区教育，为社区增能，建设健康社区。

文化传播者（Cultural Disseminator）。健康社会工作是在特定的政治、经济、文化背景下开展工作的。中华民族具有深厚的人文底蕴，人本、和谐、尊老爱幼、孝道、中医等不断传承发展的中国文化影响着一代又一代人，且各地各民族之间风俗习惯特征突出。因此，作为中国健康社会工作者，需要具备文化敏感性和文化胜任力能力，尊重文化多样性，并在临床中挖掘故事和文化元素，面向社会公众，传播优秀文化，弘扬民族精神，展示文化自信。

专业职业者（Professional）。健康社工作为专业职业者，应在法律法规、职业道德和个人高标准的要求下，通过从事符合伦理要求的实践，为个人、家庭、社区和社会的健康服务。

学者（Scholar）。该角色不是健康社工的普适角色，是少部分健康社工

---

① 〔美〕Robert Schneider、Lori Lester：《社会工作倡导：一个新的行动框架》，韩晓燕、柴定红、魏伟、陈赟译，格致出版社，2011。

应具备的角色和能力，这部分健康社工能通过批判性学习，促进健康社工知识的创造、传播、运用与转化，他们在参与临床实践、努力寻找解决案主问题答案的过程中，作为终身学习者、教师、研究者，促进学生、服务对象、同伴和其他人的认识更新，通过行动研究、持续学习、改进服务质量促进专业的循证实践发展。

③以角色为基础的健康社工胜任力模型的初步探索

如图6所示，这9个角色不是孤立存在的，他们之间具有协同作用，且相互影响，构成了健康社工“8+1”角色结构。前8个角色是健康社工胜任力的主体框架，其中健康社工师是能够根据情境整合发挥沟通者、合作者、领导者、倡导者、教育者、文化传播者、专业职业者7个角色作用的核心角色和核心胜任力，这8个角色共同构成了具备专业胜任力的健康社会工作者的能力基础。在此基础上，能够担任学者角色的健康社工师，是行业内优秀的临床工作者、行政管理者、教学科研工作者，起着引领行业发展的先锋作用。

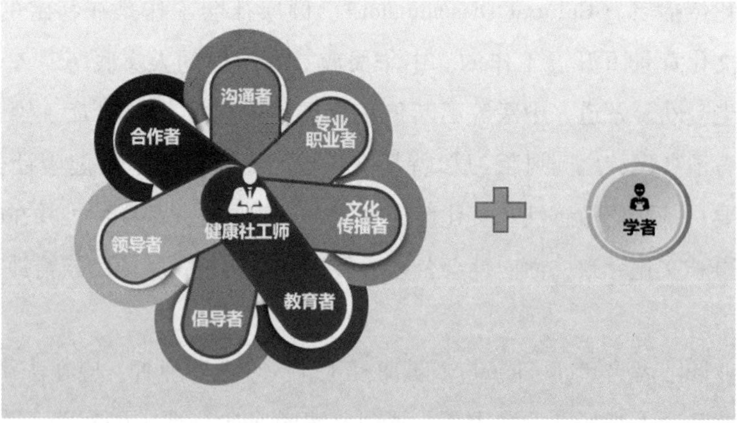

图6　以角色为基础：健康社工胜任力模型建构

在角色的基础上，尝试对健康社工的每种角色提出3~5项核心胜任力，涉及价值观、知识和技能等方面（见表2）。每个核心胜任力都有详细的子能力，通常由态度、知识和技能构成，后续将通过制定具体的、可操作的专门量表来进行评价并完善模型，丰富每个角色和核心胜任力的内容，以适应我国现阶段人才培养需求。

表 2　健康社会工作者角色的核心胜任力基本框架

角　色	核心胜任力
沟通者	能够与服务对象建立和谐融洽的专业信任关系； 准确地提炼整合来自服务对象、同事、跨专业合作者、其他人员等的信息； 准确有效地向服务对象、同事、跨专业合作者、其他人员等传达和解释信息，有需要时进行适当的讨论； 促进对相关议题、问题、计划等多方共识的达成
合作者	作为专业人士，与跨学科团队的成员合作，共同为服务对象提供服务； 维持一个积极的、开放的、合作的工作环境； 积极参与服务对象的照顾和支持计划
领导者	有效地管理自我的专业实践和职业生涯； 履行行政和领导职能，有效地管理社工团队，推动专业服务水平提升； 有效地引导照顾和支持计划的制订与实施； 通过有效的政策实践改变政策环境； 适当地分配有限的健康资源
倡导者	积极回应服务对象的需求和问题； 积极回应社区的健康需求，确定其健康决定因素，并推动社区健康环境的正向改变； 通过不同的倡导方法，促进个体、家庭、社区和社会的健康发展； 通过循证实践，倡导社会政策的完善，促进社会治理
教育者	掌握社会工作专业知识和健康基础知识，从生态系统视角看待服务对象的问题； 能够对有知识需求的服务对象、家庭、社区进行教育
文化传播者	尊重多元文化，具备文化敏感性和文化胜任力； 挖掘中国优秀文化的丰富内涵并进行传播，弘扬文化自信
专业职业者	秉持职业伦理，从事道德实践； 通过参与专业监管，保持专业自律； 通过基于反思性实践的终身学习促进和提高专业水平
学者	批判性地评估实践信息及其来源，并将其应用于专业实践决策； 通过对专业学生、从业人员等的教育，提升其胜任力； 促进知识的创造、传播、应用和推广

（2）建立健康社工终身教育体系

在健康社工培养和成长体系的建设过程中，需要时刻对健康社工的不同角色保持明确的认知。健康社会工作是理论知识、实践经验、外部督导与教育训练并重的专业。[①] 健康社工作为专业化、职业化的综合性人才，需树立终身学习的理念和意识，更需要从行业层面建立健康社工的终身教育体系，包括院校教育与继续教育，不断丰富和发展行业规范，进而保障本行业从业人员的胜任力适应社会发展需要。

我国当前的社会工作者职业水平考核体系[②]中，除了取得社会工作本科及以上学历的应届毕业生可直接参加助理社会工作师考试以及取得社会工作专业博士学位的应届毕业生可直接参加社会工作师考试两种情况外，其他情况下的考试资格均对从事社会工作的年限视其学历和所学专业作了明确的规定。这些资格要求很大程度上体现了我国当前对包括健康社会工作在内的所有领域的社会工作者实践能力的看重。然而，与之不匹配的则是目前尚待完善的社会工作者培养和进修路径。

健康社会工作人才的成长离不开在临床实践中进行的培养、培训和提升。为了培养实用型健康社工人才，提升健康社工专业能力，促进社会工作专业的学生以积极主动的态度投身健康社工岗位，扩充专业队伍，医疗机构与高校签订协议，联合开展健康社工临床实践项目，[③] 不失为一个双赢的方式。在校期间，学生通过见习和实习尽早接触临床，基于健康医疗服务场景，通过临床社会工作任务进行综合练习，是健康社会工作校内培养环节迅速提高胜任力的有效途径。

高校社会工作专业毕业生进入医疗健康领域从事社会工作后，则需接受持续的继续教育。国家及地方政府应不断完善健康社会工作者继续教育制度

① 王克霞、张璠、张蕾等：《加快医务社会工作人才队伍建设路径探析——基于中国台湾地区医务社会工作发展模式的思考》，《中国社会工作》2021 年第 12 期，第 19~23 页。

② 《关于做好北京地区 2022 年度社会工作者职业水平考试工作的通知》（京人考发〔2022〕11 号）。

③ 袁丽：《医疗机构在医务社工人才培养与管理中的工作路径探讨》，《卫生职业教育》2022 年第 8 期，第 151~152 页。

和认证制度，建立起健康社会工作者职业资格考试、执业注册、执业再注册的闭环执业管理体系，确保健康社会工作者通过持续的继续教育不断提升专业能力。[①]

在健康社工的院校教育、继续教育中，具有实务经验、能够提供高质量的专业服务、解决复杂疑难的专业问题的健康社工同时扮演健康社会工作督导的角色，是重要的师资力量，也是健康社工终身学习的引领者。

2. 政策推动方面

针对政策对医疗机构推动健康社会工作发展的要求和力度较低的问题，我们建议政策上应加大对医疗机构的要求力度，为打造具备胜任力的专业人才队伍、提供高质量服务奠定可持续发展的坚实基础。

首先，卫生健康系统、人力社保、民政等政府相关部门应联合推动健康社会工作成为对医疗机构的约束性考核评价指标，并联合医疗机构和行业协会等力量一同完善健康社工的岗位设置、职务晋升与评价、薪酬制度、继续教育等政策，为专业发展提供有效的制度保障。

其次，政府部门应发挥领导、组织作用，整合行业协会、高校、社会组织等各方力量不断完善健康社工人才培养体系，建立分层分类培训的工作机制，[②] 如完善转岗培训体系，鼓励医疗机构选拔推荐护理、管理等岗位的人员经过社会工作系列培训转任健康社工；完善继续教育培训体系，对已经在岗的医务社工提供可持续的岗位能力提升培训课程，鼓励有条件的单位开展国家或省市继续教育项目；以地区性临床教学实践联盟为依托，开展面向高校社会工作专业学生的临床教学培训工作，促进教学相长；探索设立全国性、地区性高层次医务社工人才培养项目，打造一批实务领域的健康社工带头人，引领健康社会工作发展。

最后，政府部门应积极履行职能，推动标准化制度和行业政策的完善。

---

① 王克霞、张璠、张蕾等：《加快医务社会工作人才队伍建设路径探析——基于中国台湾地区医务社会工作发展模式的思考》，《中国社会工作》2021 年第 12 期，第 19~23 页。

② 刘继同：《英美社会工作实务体系的历史演变与社工专业发展的历史经验》，《社会福利》（理论版）2013 年第 4 期，第 13~21 页，第 12 页。

虽然健康社会工作的实践领域目前尚处于初级发展阶段，但可以通过组织多方专家力量推动在不同医疗机构中专业规范或者指南的研究与制定工作，积极探索专业服务流程、服务内容、服务方式的标准化，[①] 为各机构高质量开展工作提供指引。通过加快建立地方性专业督导体系，加强对各医疗机构开展专业服务和专业团队的建设，提高专业服务供给的质量。

3. 社会认知方面

针对社会对健康社会工作专业认知度低的问题，我们建议通过多种方式提升行业内外对于健康社会工作的认知。

一方面，各方力量应继续加大宣传力度，营造良好的社会氛围。提高行业内外对社工认知度是促进健康社工发展的重要力量。[②] 健康社工各相关单位应形成合力，积极与新时代的融媒体资源互动，加大健康社工价值与理念的宣传，选树健康社工典型，讲好健康社工故事，提高医务社工在医疗团队中的价值认同，增强广大人民群众对健康社工的认识和认同，传播健康社工的职业内涵和社会价值，不断提升健康社工的社会认知度，形成良好的社会舆论氛围。

另一方面，加大对专业领域相关机构的领导层和管理层的倡导力度，以提升社工在结构体系中的重要性。从系统视角看，健康社会工作在健康中国建设的大背景下，人民群众对高质量的医疗健康服务的需求日益增加，在医疗场域开展社会工作，给予患者生物-心理-社会全方位照护，可有效提升就医体验，健康社会工作是改善医疗服务行动中的重要组成部分。整个卫生健康系统应加强党对健康社会工作的领导和重视，并加强对医疗机构领导班子成员的培训，充分正确认识健康社会工作的价值与理念，倡导和实务形成合力，推动专业的可持续发展。

---

① 刘继同：《英美社会工作实务模式的历史、类型与实务模式演变的历史规律》，《社会工作》2014 年第 5 期，第 3~30 页，第 152 页。

② 王克霞、张璠、张蕾等：《加快医务社会工作人才队伍建设路径探析——基于中国台湾地区医务社会工作发展模式的思考》，《中国社会工作》2021 年第 36 期，第 19~23 页。

（三）未来展望

我国健康社会工作发展的迫切需求是融入新时代[①]。党的二十大报告指出，“从现在起，中国共产党的中心任务就是团结带领全国各族人民全面建成社会主义现代化强国、实现第二个百年奋斗目标，以中国式现代化全面推进中华民族伟大复兴”；要“推进健康中国建设。人民健康是民族昌盛和国家强盛的重要标志。把保障人民健康放在优先发展的战略位置，完善人民健康促进政策。实施积极应对人口老龄化国家战略，发展养老事业和养老产业，优化孤寡老人服务，推动实现全体老年人享有基本养老服务。重视心理健康和精神卫生。深入开展健康中国行动和爱国卫生运动，倡导文明健康生活方式”；要“坚持在发展中保障和改善民生，鼓励共同奋斗创造美好生活，不断实现人民对美好生活的向往”；要“健全分层分类的社会救助体系”；“引导、支持有意愿有能力的企业、社会组织和个人积极参与公益慈善事业”；“完善志愿服务制度和工作体系”等。健康社工的根本工作宗旨就是致力于在全局-全人健康服务取向的整合行为健康观的指导下，致力于促进个体身心健康和从社会层面预防疾病及推广健康，消除健康不平等，进而实现社会公平，其核心理念与时代发展社会需求相顺应，是趋势所需。

新冠肺炎疫情的发生给健康社会工作带来了突破医疗机构内医疗情景，而在广义的卫生保健体系内体现其价值性的空间，健康医疗服务的公益性进一步凸显，社会财富的第三次分配对健康医疗领域的关注持续提升，具有胜任力的健康社工人才队伍规模亟待扩增。基于健康社工的角色定位，对其胜任力的共识需进行更加深入的研究，并建立起具体、可衡量、突出过程性评价的评价体系，为健康社工人才队伍的建设提供指引。

在健康中国的背景下，健康社工的工作内容和服务人群以医疗机构场域

① 王志忠、王霁雪：《新时代健康社会工作的前景展望》，《中国社会工作》2017 年第 34 期，第 31 页。

为核心但早已不再局限于医疗机构内，还包括慈善组织、社区等场域，健康社工应成为区域内的资源中心和中转站，与尽可能多的资源建立链接并进行整合，以便为人民群众提供具有切实获得感的服务，这对健康社工的资源整合能力提出了新的挑战。

B.6

我国安宁疗护服务的发展模式与政策启示

单　良*

摘　要： 本报告将梳理和回顾安宁疗护的发展历程，找寻中国安宁疗护事业的发展制度与文化根基。在探究安宁疗护服务的发展模式当中，本报告发现，安宁疗护成为撬动垂危生命体的关键之钥，被照护的垂危生命体成为多元主体得以有序介入的“公共空间”。在安宁照护的过程中，安宁疗护服务不仅实现了其使命，同时也完成了一次又一次的“生命再教育”。当前安宁疗护的具体实践所呈现的状貌与理念，对未来我国安宁疗护的相关政策以及有关医疗卫生健康政策具有重要的启示意义与价值。

关键词： 安宁疗护　“公共空间”　“生命再教育”

安宁疗护（hospice and palliative care）作为实现“优逝”的最佳选择，逐渐进入我国公共卫生政策的视野和民众就医选择当中。安宁疗护在中国从落地到发展，从实践先行到政策紧跟，根植于中国多元和复杂的文化和制度环境当中，并逐渐成为我国健康公益领域的一部分。安宁疗护实践，不仅打开了生命体的公共空间，让更多的实践主体参与照料的全过程，体味生命垂暮时的人生意义。同时，安宁疗护也成为政策“起承转合”，接续递进的公共场域，让诸多的政策理性的“矛盾”和生死感性的“情绪”在此空间得

* 单良，清华大学公共管理学院，博士研究生，主要研究方向为公益慈善、社会服务、安宁疗护。

以缓冲、发展、完善和延续。在某种程度上，安宁疗护的实践过程，不仅实现了自身的价值和理念，更拓展了生命教育的范围和深度，出现了很多值得拓展的政策理论和可以用以指导实践的政策框架。

一　安宁疗护的历史沿革

安宁疗护最初由英国的西西里·桑德斯（Cicely Saunders）在20世纪60年代首创，在慈怀护理运动（Hospice Movement）[①]的不断演进下，其于1967年以独立的宁养院方式，旨在为癌症晚期的病人提供全面整体的照料。随着“优逝”与“尊严死”不断成为西方对医学化批判的一种主流叙事，安宁疗护以缓和医疗（palliative medicine）的形式不断地被整合到西方国家的医疗体制与保险制度当中，成为医院的常规配置。中国大陆最早在20世纪80年代引进安宁疗护理念，并开启了安宁疗护初步探索的阶段。

（一）安宁疗护的源起

20世纪60年代，英国慈怀护理运动的兴起与西西里·桑德斯的倡导息息相关。桑德斯一直从事医护工作，也是一名医务社工，她亲眼目睹身患癌症的病人所遭受的巨大痛苦后，有感于此，决心钻研疼痛医学，经过努力获得了医学博士学位。并于1967年，依靠民间捐助和英国政府批准的慈善彩票发行，推动成立了圣·克里斯托弗宁养院（St. Christopher's Hospice）。[②]宁养院的成立，成为现代安宁疗护的开端事件。[③]在宁养院，桑德斯亲身参

① 此运动也被译为临终关怀运动，运动所呼吁的是对被当时主流健康体系忽视甚至“遗弃”的终末期病人加以全面性的护理，在欧美各国产生了广泛影响。同时，其极力抵制不必要的生命延续措施，倡导姑息护理，在将疼痛分为躯体、心理、精神三大类之后，主张使用现代疼痛学知识、阿片类止痛药和精神慰藉作为舒缓患者身心痛苦的主要手段。

② 景军、王健、冷安丽：《生命代价之重与优逝善终之难——一项有关晚期癌症患者调查研究的启示》，《社会学评论》2020年第4期；方洪鑫：《安宁疗护中国实践的人文考察》，北京大学博士后研究报告，2020年8月；刘谦、申林灵、秦苑：《由死亡范式演进看中国安宁疗护问题》，《清华大学学报》（哲学社会科学版）2022年第4期。

③ 方洪鑫：《安宁疗护中国实践的人文考察》，北京大学博士后研究报告，2020年8月。

与终末期患者照护实践，在与患者的长期接触与互动中，桑德斯不仅展现了她在镇痛和处理症状方面的丰富知识和经验，并提出了有关“整体性疼痛”（total pain）的观点，即患者的疼痛不仅仅只有身体层面的疼痛，还包括心理层面、情感层面、精神层面和社会层面等交织在一起，互相混沌和纠缠在一起的关于身、心的整体疼痛。也就是，当前安宁疗护所提及的关于“身、心、社、灵”上的整体性疼痛的概念。

此外，桑德斯在照护过程中，发展和衍生了有关临终关怀的一系列核心理念。其中，包含关注人之所以为人的意义本身，即让患者等主体在生命的终末期领会更多有关于生命与死亡的意义，营造舒服、温暖和积极的氛围等观点。这套理念奠定了现代安宁疗护的理念基础，即安宁疗护从来不只是医疗照护的技术与程序而已，而是着眼于对人的身体、心理、社会、精神等各层面的整体性关怀。同时，成为影响欧美，以及其他地区推广安宁疗护医学实践的根基。

与此同时，桑德斯还带动了欧美国家慈怀护理运动的兴起和发展。在其影响下，1974 年美国首家临终关怀医院建立；1975 年加拿大第一家临终护理机构成立；20 世纪 80 年代，日本、美国、津巴布韦等国家以及中国香港地区也分别创办了同类机构。① 到 80 年代之后，缓和医学正式成为临床医学的一个分支，开始独自设立科室。慈怀护理运动的蓬勃发展逐渐得到了主流医疗体制的认可，被吸纳进入了国家健康体系。主要表现在：欧美各国纷纷专门成立了足够数量的缓和医疗教学机构，增加对医院和疗养院有关缓和医疗的资助，建立缓和医疗与临终关怀的工作指南，促进缓和医疗标准化的发展。其中，澳大利亚首先推出姑息性老年护理循证指南②。最为关键的是将缓和医疗纳入医疗保险的范围，诸如，1982 年，美国国会颁布法令在医

① 徐勤：《美国临终关怀的发展及启示》，《人口学刊》2000 年第 3 期；程明明：《美国临终关怀社会工作实务标准的历史演变与专业启示》，《重庆工商大学学报》（社会科学版）2017 年第 3 期；景军、王健、冷安丽：《生命代价之重与优逝善终之难——一项有关晚期癌症患者调查研究的启示》，《社会学评论》2020 年第 4 期。

② 方洪鑫：《安宁疗护中国实践的人文考察》，北京大学博士后研究报告，2020 年 8 月。

疗保险计划（为老年人的卫生保健计划）中加入临终关怀内容；1986年，美国通过《安宁舒缓医疗保险津贴》，针对被医生认定的临终患者提供免费缓和医疗服务。① 医疗保险对安宁舒缓医疗的覆盖为美国临终关怀产业的发展奠定了基础。还有，为积极应对人口老龄化，关于缓和医疗的立法等相关配套政策和条例也逐步在医疗健康制度体系中发展了起来。时至今日，安宁缓和疗护（palliative and hospice care）成为发达国家医疗健康体系的基本配置。2014年，第67届世界卫生大会上的决议，建议将安宁疗护整合进连续性护理体系之中，强调基础性护理和基于社区与家庭的护理，并倡议成员国家将安宁疗护纳入基本医疗保险体系当中。世界卫生组织也对安宁疗护进行了明确规定，即"在身体、心理、精神等各方面来缓解患者的痛苦，提高罹患威胁生命疾病的患者及其家属的生活质量"，并向全世界推广。同时，优逝的理念也在安宁疗护的不断拓展中得以扩散。其中，除了以缓解症状取代积极治疗外，还包括临终者能够接纳死亡、迎接死亡，并与医护人员、家长、其他照料者一起完成一个有尊严且安宁，甚至是祥和的死亡过程。②

（二）安宁疗护在中国的发展

1. 中国本土安宁疗护的早期实践

中文语境下的"安宁疗护"、"临终关怀"、"善终服务"以及"姑息疗法"等，在刚开始时都还是一个舶来的概念。涉及与其相关的医学实践，学界和民间都更习惯地将其称为"临终关怀"，而并没有相关的文件和规范对其进行确定性的命名。

---

① 冯金娥、袁红娣、吴亚君：《护士对用麻醉性镇痛药治疗疼痛发生成瘾的可能性的认识调查分析》，《中国药物依赖性杂志》2005年第4期；刘胜男、李文硕、秦源等：《国外缓和医疗的政策经验及启示》，《医学与哲学》2019年第12期。

② Kellehear, Allan, *Dying of Cancer: The Final Year of Life*, Melbourne: Harwood Academic Publishers, 1990; Mcnamara, Beverley, Charles Waddell and Margaret Colvin, "The Institutionalization of the Good Death," *Social Science & Medicine*, 1994, 39 (11): 1501-1508; 张新庆、王云岭、韩跃红等：《"生命尊严"系列讨论之三：终末期患者的尊严》，《中国医学伦理学》2018年第1期；方洪鑫：《现代死亡的道德形构：社会想象与日常实践》，《社会》2021年第4期。

起初，当政策视野还未触及安宁疗护领域之时，安宁疗护的医学实践已然开启了探索的先河。中国大陆第一家临终关怀医院是建于 1987 年的北京松堂关怀医院，受中国老龄事业发展基金会支持，将姑息护理融入长者照护。1988 年 10 月，上海南汇县利用一家医院原有设备、房屋和技术力量，创办了南汇县退休职工护理医院，针对中风后遗症卧床不起、老衰卧床不起、晚期癌症无手术指征以及其他患有急重不治之症的退休职工，给予姑息疗法，在其病危临终时给予特色护理的关怀安慰。同年，由天津医学院和美国俄克拉荷马大学合资共办的临终关怀研究中心在天津成立，这是中国大陆第一家临终关怀研究中心，该中心主要致力于临终医疗和医药、临终护理照料、临终心理关怀等方面的研究。① 此后，安徽、宁夏、浙江等地相继建立一批临终关怀医院。②

20 世纪 90 年代，我国的安宁疗护事业受到了来自医学界的广泛关注，各种协会和研讨会相继举办。1993 年 5 月，中国心理卫生协会临终关怀专业委员会成立，③ 1994 年中国抗癌协会癌症康复与姑息治疗专委会成立，④ 同时成立的还有中华医学会疼痛学分会等。同时，90 年代还分别召开了第二次、第三次全国临终关怀学术研讨会，⑤ 提出了社会福利的讨论议题。这些研究会的成立以及学术研讨会的召开，标志着有关姑息护理标准开启了初

---

① 张钟汝：《临终关怀的社会学思索》，《社会》1992 年第 5 期。

② 景军、王健、冷安丽：《生命代价之重与优逝善终之难——一项有关晚期癌症患者调查研究的启示》，《社会学评论》2020 年第 4 期；李丽梅、张静、王秀瑛等：《宁夏临终关怀现状及实践》，《医学与哲学（B）》2014 年第5 期；苏芳：《晚期肿瘤患者的临终关怀》，《浙江中医药大学学报》2013 年第 6 期；李莉：《临终关怀护理技术的临床应用体会》，《中国临床保健杂志》2004 年第 3 期。

③ 景军、王健、冷安丽：《生命代价之重与优逝善终之难——一项有关晚期癌症患者调查研究的启示》，《社会学评论》2020 年第 4 期；方洪鑫：《安宁疗护中国实践的人文考察》，北京大学博士后研究报告，2020 年 8 月；朱学富、孟宪武：《中国心理卫生协会临终关怀专业委员会成立大会暨第二次全国临终关怀学术研讨会召开》，《中国医院管理》1993 年第 9 期。

④ 刘继同、袁敏：《中国大陆临终关怀服务体系的历史、现状、问题与前瞻》，《社会工作》2016 年第 2 期。

⑤ 朱学富、孟宪武：《中国心理卫生协会临终关怀专业委员会成立大会暨第二次全国临终关怀学术研讨会召开》，《中国医院管理》1993 年第 9 期；刘继同、袁敏：《中国大陆临终关怀服务体系的历史、现状、问题与前瞻》，《社会工作》2016 年第 2 期。

步制定的步伐。

从2001年开始，香港李嘉诚基金会在全国各地开启“人间有情”临终宁养关怀服务计划，在全国范围内体系性地推进了安宁疗护事业的扩展，共在全国20多个地区建立了30余所宁养院，支持临终关怀社工示范项目的开展，每年约有2万多名患者受益。[①] 受民政部监管的中国生命关怀协会自2006年以来一直承担着推动全国非营利性临终关怀服务之重任。[②]

2. 中国本土安宁疗护的模式探索

结合安宁疗护早期的实践以及安宁疗护理念的推广，城市和乡村在结合医疗资源和人力资源等的情况下，开展了不同服务模式的探索，总结出了不同服务场域和不同服务人群等的安宁疗护模式。

20世纪90年代，施永兴等对我国当前老龄化特点的分析，基于上海市闸北区红十字老年护理医院及闸北区临汾社区卫生服务中心的老年社区护理经验，对城市社区安宁护理工作开展的重要意义进行了探讨。[③] 他们提出要将安宁社区护理与基层医疗发展结合起来，搭建社区安宁疗护的专业人才队伍，提出了要实现政府领导和多部门协作的模式，并将社区安宁服务纳入区域卫生规划和卫生法规的制定中，不断完善城市医疗的保健网络。随着安宁疗护不断整合进医疗体系和社区老龄服务中，他们结合当前安宁疗护实际实践，提出了“三床联动”，即“老年护理院—社区家庭病床—临终关怀病床”的体系，形成“社区—家庭—患者”的安宁疗护社区服务体系，[④] 这种服务模式也被称为城市社区发展安宁疗护的“上海模式”。

---

① 刘继同、袁敏：《中国大陆临终关怀服务体系的历史、现状、问题与前瞻》，《社会工作》2016年第2期；魏向宇：《宁养社工的临终陪伴经验研究——以李嘉诚基金会宁养院为例》，《医学与哲学（B）》2016年第8期；景军、王健、冷安丽：《生命代价之重与优逝善终之难——一项有关晚期癌症患者调查研究的启示》，《社会学评论》2020年第4期；魏向宇：《宁养社工的临终陪伴经验研究——以李嘉诚基金会宁养院为例》，《医学与哲学（B）》2016年第8期。

② 严勤、施永兴：《中国临终关怀服务现状与伦理探讨》，《生命科学》2012年第11期。

③ 施永兴、谢懿珍：《安宁护理社区服务的思考》，《上海预防医学》1997年第10期。

④ 施永兴、王光荣、葛梦丹：《五省市注册临终关怀机构开展现状研究》，《中国全科医学》2010年第13期。

结合我国社会经济发展和居民健康发展的情况，首都医科大学的李义庭等在1995年针对城市居民提出了“一、三、九——PDS模式”，具体分为“一个中心，三个方位，九个结合”，即以接触临终患者的病痛为中心，医院、社区、家庭三方作为临终关怀服务的三方连接，充分利用服务内容、服务主体（国营、集体和民营）、服务费用、社会力量参与等的资源。① 这一模式的制度化建设思想被国家采纳后，李义庭所提出的模式被称为“安宁模式”，这一模式成为城市当中安宁疗护试点单位的指导思想，其代表着一种倾向大城市和发达地区的职业化临终关怀取向。②

施榕针对中国广大农村地区的老年护理等提出了家庭临终照护的“施氏模式”③。这个模式主要依托于中国传统的“孝”文化，在中国传统的差序格局间，依靠邻里、家庭以及村医，使得农村得以成为临终照料的合适场所。另外，施氏模式最为重要的是乡村的全科医生，其在乡镇医院的指导下，村医指导患者用止痛药，防止久卧褥疮的发生等成为此模式的基点④。施氏模式还强调需要建立包括县、乡、村的家庭临终照护指导中心，订立“家庭临终照护公约”，提升妇女在家庭中的独立性与能动性等。

二　中国安宁疗护的政策演进

安宁疗护在中国本土的实践先于政策的演进，其被正式纳入国家健康政策的时间是1994年。在此之后，安宁疗护的医学实践与政策的相互影响，

---

① 李义庭、刘芳、付丽：《临终关怀模式的实践与探索》，《中国医学伦理学》2000年第5期；刘芳：《农村社会养老保险探析》，《求实》2004年第1期；刘芳、欧阳令南、张为民：《国内外公共养老保险理论比较研究》，《科学·经济·社会》2003年第4期；方洪鑫：《安宁疗护中国实践的人文考察》，北京大学博士后研究报告，2020年8月。

② 景军、王健、冷安丽：《生命代价之重与优逝善终之难——一项有关晚期癌症患者调查研究的启示》，《社会学评论》2020年第4期。

③ 施榕：《21世纪中国乡村家庭临终照护的伦理展望》，《苏州大学学报》（医学版）2000年第2期。

④ 景军、王健、冷安丽：《生命代价之重与优逝善终之难——一项有关晚期癌症患者调查研究的启示》，《社会学评论》2020年第4期。

从单一部门关注到多部门联合，再到国家层面的全面推进，安宁疗护的政策也在逐步完善之中。

（一）开拓摸索期

1994年，卫生部出台《医疗机构基本标准（试行）》，要求护理院对临终患者、晚期的绝症患者开展临终关怀，这是国家健康政策首次提及关于临终关怀的内容，但对于临终关怀的内容及方式暂未做过多的深入探讨。同年，卫生部第35号令《医疗机构管理条例》和《医疗机构诊疗科目目录》中明确临终关怀科为卫生行政部门核定医疗诊疗科目可登记。试行标准的出台和管理条例的明确，标志着临终关怀被正式纳入卫生体系。

随后，我国老年人权益、卫生服务机构、护理事业发展等相关政策也逐渐将临终关怀纳入其中。1996年，《中华人民共和国老年人权益保障法》中提出“鼓励为老年人提供保健、护理、临终关怀服务”，这是国家法律文件首次规定保障老年人临终关怀服务需求。2006年，卫生部、国家中医药管理局在《城市社区卫生服务机构管理办法（试行）》中明确，将临终关怀科作为可登记的诊疗科目。诊疗科目的相关规定在2011年得到进一步明确，卫生部出台的《护理院基本标准（2011版）》（卫医政发〔2011〕21号）将临终关怀科作为必设科室，并在现科室增加家属专门陪伴室。2013年《国务院关于促进健康服务产业发展的若干意见》首次提到临终关怀医院为覆盖全生命周期、内涵丰富、结构合理的健康服务体系的组成部分。此意见的出台进一步明确了临终关怀服务内容的重要性。

2014年，随着世界卫生组织的大力倡导，我国政府和全球194个成员国向联合国承诺，将临终关怀工作作为各自国家健康服务体系的重点工作。这成为进一步深化推动我国临终关怀工作的关键环节。2015年，《国务院关于推进医疗卫生与养老服务相结合的指导意见》，对临终关怀工作进行了部署与要求，其中谈及重点加强临终关怀的机构建设……鼓励根据服务需求增设老年养护、临终关怀病床。[①]

尽管卫生部等多部门关注到临终关怀的重要性，也将其纳入健康保障和应对老龄化等的政策当中，但是关于临终关怀表述、概念、内涵以及其所具有的功能定位等并未达成明确的共识，难以进行更广泛的推行。

2016 年 4 月 21 日，全国政协第 49 次双周协商会围绕“提升生命质量，应文明发展——推进安宁疗护工作”专门座谈，针对安宁疗护存在的缺乏制度设计与政策支持，部门职责不明确，医疗保险政策不完善，医疗服务有待规范，服务体系不健全，人才匮乏，缺乏学科支撑和从业鼓励，社会力量的组织动员不足以及优逝理念尚不普及等问题进行了全方位的政策建议，对未来我国安宁疗护事业的部署进行了研讨。这次会议将“安宁疗护”作为统一的术语，囊括了以往临终关怀等的表述。这是首次在国家层面对安宁疗护工作进行探讨，推进了全国安宁疗护事业的发展。国家卫生健康委员会明确将安宁疗护定义为“为疾病终末期或老年患者在临终前提供身体、心理、精神等方面的照料和人文关怀等服务，控制痛苦和不适症状，提高生命质量，帮助患者舒适、安详、有尊严地离世”。[②]

（二）发展与充实期

2016 年 10 月 25 日，中共中央、国务院印发并实施《“健康中国 2030”规划纲要》，将对生命终点的关注列入国家健康行动计划，首次将安宁疗护名次写入纲要，提出“要覆盖全生命周期……实现从胎儿到生命终点的全程健康服务和健康保障……”，确保安宁疗护作为持续医疗卫生服务。2016 年 12 月，国务院印发的《“十三五”卫生与健康规划》提出“提高基层医疗卫生机构康复、护理床位占比，鼓励其根据服务需求增设老年养护、安宁疗护病床”。

2017 年是安宁疗护发展的里程碑，国家卫生计生委印发《关于安宁疗

① 景军：《大渐弥留之痛与临终关怀之本》，《中央民族大学学报》（哲学社会科学版）2021 年第 3 期。

② 国家卫生健康委员会：《对十二届全国人大五次会议第 8274 号建议的答复》，2018 年 1 月 3 日。

护中心的基本标准和管理规范（试行）的通知》和《关于印发安宁疗护实践指南（试行）的通知》，明确了安宁疗护中心的准入标准、服务管理和操作规范。同年，国家卫生和计划生育委员会修改了《医疗机构管理条例实施细则》，在医疗机构类别中增加了“安宁疗护中心”，进一步加强安宁疗护机构管理。这一年安宁疗护不仅出现在国家整体健康规划文件中，而且以独立文件的形式正式发布安宁疗护实践指南和机构的规范化建设政策文件。同时，国家卫计委印发《关于开展安宁疗护试点工作的通知》，选择北京市海淀区、吉林省长春市、上海市普陀区、河南省洛阳市和四川省德阳市作为全国第一批安宁疗护试点市（区）。以国家级安宁疗护试点为主要形式的安宁疗护服务快速发展，各地展开了积极的实践。2019 年 5 月，国家卫生健康委发布了《关于开展第二批安宁疗护试点工作的重要通知》，明确了在第一批安宁疗护试点工作的基础上，扩大试点范围，确定了上海市为第二批全国安宁疗护试点省（市），北京市西城区等 71 个市（区）为安宁疗护试点市（区）。

随着安宁疗护试点的逐步发展，关于安宁疗护试点的建设也在逐步推进。2019 年经国务院同意，八部门①联合印发《关于建立完善老年健康服务体系的指导意见》，首次提出着力构建包括健康教育、预防保健、疾病诊治、康复护理、长期照护、安宁疗护的综合连续、覆盖城乡的老年健康服务体系。安宁疗护成为构建老年健康服务体系的重要内容。同年 12 月，经十三届全国人大常委会第十五次会议表决通过，并于 2020 年 6 月 1 日起实施的《中华人民共和国基本医疗与健康促进法》第 36 条规定：“各级各类医疗卫生机构应该分工合作，为公民提供预防、保健、治疗、护理、康复、安宁疗护等全方位和全周期的医疗卫生服务。”这标志着安宁疗护已上升至国家法律层面的考量。

除了医疗机构的试点外，有关安宁疗护服务在社区和居家的发展，也逐

① 2021 年 12 月，国家卫生健康委员会、国家发展和改革委员会、教育部、民政部、财政部、人力资源和社会保障部、国家医疗保障局和国家中医药管理局八部门联合印发《关于建立完善老年健康服务体系的指导意见》。

渐提上了议事日程。《关于建立完善老年健康服务体系的指导意见》指出，要积极开展社区和居家安宁疗护服务，探索建立机构、社区和居家安宁疗护相结合的工作机制，形成畅通合理的转诊制度。两年后，中共中央政治局会议提及要加快建设居家社区机构相协调、医养康养相结合的养老服务体系和健康支撑体系。2021 年底，国务院印发的《"十四五"国家老龄事业发展和养老服务体系规划》指出，支持社区和居家安宁疗护服务发展，建立机构、社区和居家相衔接的安宁疗护服务机制。2022 年 3 月，六部门①联合印发《关于推进家庭医生签约服务高质量发展的指导意见》，鼓励乡镇卫生院和社区卫生服务中心根据服务能力和群众需求，拓展康复、医养结合、安宁疗护、智慧诊疗等服务功能；开展上门服务，要结合实际，提供上门治疗、随访管理、康复、护理、安宁疗护、健康之道及家庭病床等服务。

综上，安宁疗护在中国从实践在先到政策紧跟，从初期的探索未知到逐步了解认识，并纳入国家的健康政策体系中，成为老年健康服务体系的重要一环。各试点地区也依据本地安宁疗护开展的具体情况，相继出台了有关推进安宁疗护服务发展的实施方案，使得安宁疗护服务实践得以规范化和标准化。2022 年 6 月 23 日，深圳市人大常委会表决通过了《深圳经济特区医疗条例》修订稿，② 开创了中国生前预嘱立法的先河。生前预嘱入法成为安宁疗护的实践推广和政策推行的护法石。

我国安宁疗护实践和政策发展时间轴线如图 1 所示。

---

① 2022 年 3 月 3 日，国家卫生健康委员会、财政部、人力资源和社会保障部、国家医疗保障局、国家中医药管理局和国家疾病预防控制局等六部门联合印发《关于推进家庭医生签约服务高质量发展的指导意见》。

② 2022 年 6 月 23 日，深圳市人大常委会表决通过了《深圳经济特区医疗条例》修订稿，新条例第 78 条规定：收到患者或者其近亲属提供具备下列条件的患者生前预嘱的，医疗机构在患者不可治愈的伤病末期或者临终时实施医疗措施，应当尊重患者生前预嘱的意思表示。"生前预嘱"也就是人们在健康或意识清楚时签署的，说明在不可治愈的伤病末期或临终时要或不要哪种医疗护理的指示文件。2006 年，罗点点、周大力等人成立"不插管俱乐部"，2013 年成立了北京市生前预嘱推广协会，在民间多次试水后，直到此次深圳实现"生前预嘱"入法。

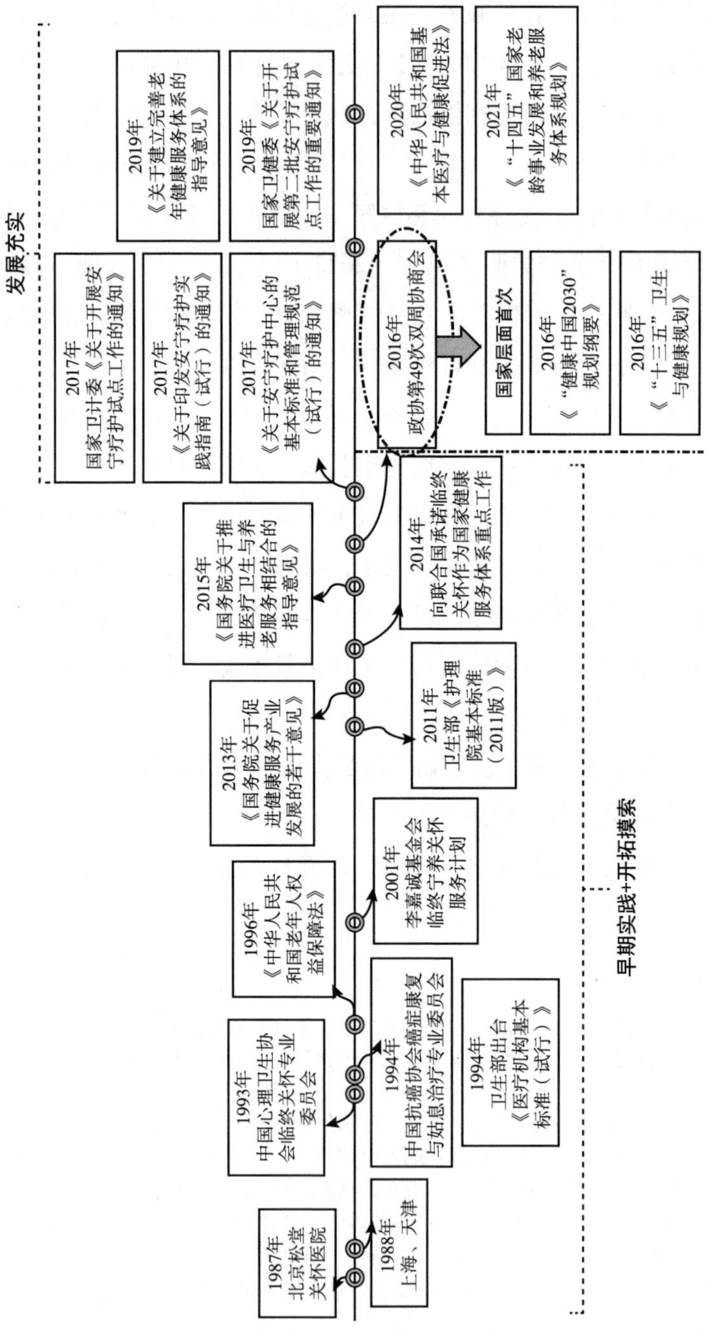

图 1 我国安宁疗护实践和政策发展时间轴线

三　当前安宁疗护的工作机制及理念

在第一批安宁疗护试点的基础上，2019 年第二批安宁疗护试点工作的不断拓展和推行，全国各地不断探索安宁疗护的切实可行方案，尤其是建立以多元主体协同，多学科交叉，一贯式服务的安宁疗护服务成为实践中的共识。在多学科协作的模式下，安宁疗护为疾病终末期患者提供疼痛及其他症状控制，以使其身体舒适、情绪舒缓的照护服务，同时对患者及其家属提供社会心理支持和人文关怀。

（一）安宁疗护的工作机制

1. 角色定位：安宁疗护团队中的分工

当前，我国的安宁疗护服务呈现多主体同时介入的特点，即医生、护士等多主体同时对安宁患者进行全方位的“全人”照料。在安宁疗护当中，每一个主体对于“团队照护”而言都是不可或缺的，每一个人都能够承担

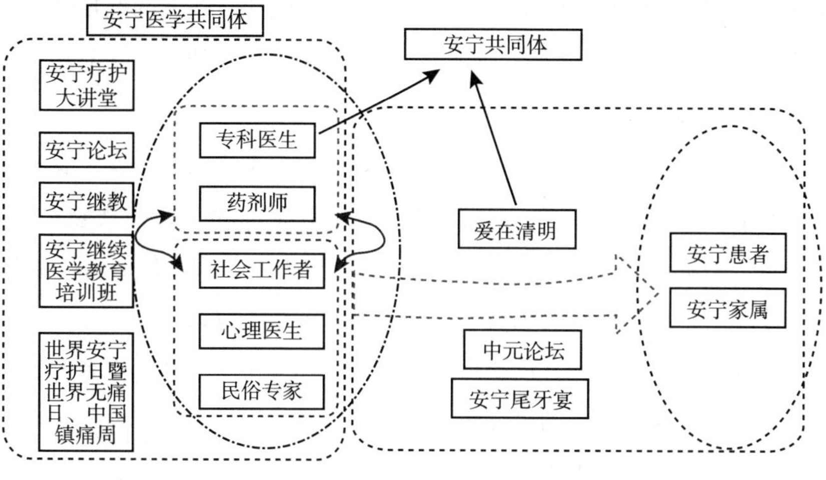

图 2　我国安宁疗护工作机制

相应的角色，甚至对于某些安宁患者而言，某些角色更为重要。我国安宁疗护工作机制如图 2 所示。

医生是整个安宁疗护团队的“医疗领队”，拥有对病痛治疗专业能力以及专业权威。病人在医疗方面的用药治疗和症状控制，医生扮演主导角色。而对于安宁患者而言，医生或许因为其“专业权威”一定程度上成为其最为可信的人。但在整个安宁疗护的照护实践中，医生并不是一家独大的权威，也不是具有“一言堂”的唯一“决策者”，医生仅只在对安宁患者的医疗照护上具有一定的话语权，其也需要依靠安宁疗护团队中的药剂师、护士、社工、心理医生等的支持。因为在每一个角色接触病人的过程中，都能够从不同的视角和方向来了解病人的身、心、社、灵的需求，这些差异化的介入信息，能够为医生在治疗选择和决策中提供支撑性甚至关键性的信息。

药剂师是安宁疗护团队中协助专科医生使病人身体舒适达到最佳的重要医学支持。安宁患者在以往的治疗和用药方案中，有很多用药的习惯和习性，这些需要药剂师能够从病人的话语中敏锐地捕捉，以便对患者的用药及时调整和改进，以使患者在生命的终末期，在药物的疗愈和治疗中得到舒适。同时，因为安宁患者病情的变化迅速和发展较快，药品的剂量供给和给药方式都需要灵活的变通调整，药剂师和专科医生之间的配合，能够尽快对患者的症状缓解和身体舒适达到最佳效果。

护士、社会工作者、心理医生和民俗专家等分别担负的是安宁患者的身体照料和心理照料。护士对安宁患者开展“五觉”照护，在视觉、嗅觉、听觉、味觉和触觉中帮助患者达到最佳状态。[①] 护士是安宁患者及其家属的密切关注和陪护者，能够对患者和家属的及时诉求予以即刻回应，并对专科医生和药师在用药和治疗方面进行具体的执行和操作。社会工作者、心理医生还有民俗专家主要负责的是安宁患者及其家属心理层面的抚慰和治疗，他们通过挖掘安宁患者的人生经历和相关事迹，以及安宁患者家庭的氛围，对

① 姜姗、李忠、路桂军等：《安宁疗护与缓和医疗：相关概念辨析、关键要素及实践应用》，《医学与哲学》2019 年第 2 期。

生死事宜的看法和态度等，对安宁患者及其家属开展心理疏导和引导，为其“完成”一些在临终前想要了却的遗憾以及想要实现的“圆满”等，帮助其与家属能够正视生命和死亡，并能够达成“和解”。

2. 配合无间：安宁疗护团队中的协作

专科医生、药剂师、护士、社会工作者、心理医生和民俗专家在各司其职的过程中，又相互配合，以一种“团队作战”的方式承担着每一位安宁患者的陪伴和照护。在这期间，每一个安宁患者获得的团队照料都是“独一无二”且“全方位”的，团队照料的不仅是安宁患者本身，同时也兼具其家庭甚至是更广泛的亲友等。

在安宁疗护的团队协作中，有正式且制度化的组织模式，让团队的日常协作得以持续运转。晨间教学和晚间交班查房主要针对医疗和护理的有关工作，专科医生、药剂师和护士在查房中随时和安宁患者及其家属交换关于患者的实时信息，并根据患者的身体状态和心理状态进行瞬时的调整，根据家属的所问和所求进行及时的沟通。

每周一下午的安宁团队示教大查房是整个团队开展交流和合作的重要平台。在查房中，所有团队成员需要汇报近一周收治的安宁患者的身、心、社和灵的有关情况，针对每一个安宁疗护患者，团队都会进行详尽和充分的讨论，尤其在遇到“疑难”的安宁患者时，大家会彼此提供经验和意见，在团队中进行角色扮演，换位思考，来找寻最好的对于患者的“个性化”照护方案。

每周四的“生命奶茶店”和每月一次的“末期患者生活质量与死亡品质”研讨会，也是团队分享和团队照护质量提升的关键环节。团队针对安宁照料患者的个案始终进行周密的探讨，因为每一位安宁患者的生命过程都独一无二，其历经的岁月及生命的烙印与他人虽有时代性的相似，但却因人而异。这也导致了每一位安宁患者，在对待自己的生命和疾病中，有着不一样的理解和解释。因此，对于安宁疗护团队而言，是一个巨大的考验，因为每一位安宁患者的治疗，都无法完全复刻以往的照护和治疗，也没有可以直接借鉴或可以照搬的先案。另外，对安宁患者个性化照料服务的探讨和总结，并不仅仅停留在患者居住在安宁病房期间，而是贯穿至患者离世后，甚至延伸至其亲属的哀伤辅导当中。每一次研讨中，对安宁患者的评估，团队都基于一套标准化的“三安、四平、五满意”的标准，对自己的工作进行反思和评估，以此来反思患者在接受安宁疗护后是否在临终时实现了安宁疗护的使命，其家属在此过程中是否了却了更多的遗憾以及对亲人的生命有了更为深刻的认知，并在评估当中提炼出照护患者的相关经验，提升安宁疗护团队的照护技巧和质量。

另外，安宁疗护团队也有传播和延展生命教育的职责，基于此建立了一套立足中国传统文化和民俗的“展演”。诸如在清明时节举办的“爱在清明文化节”，在中元节举办“清华中元论坛”以及农历十二月“安宁尾牙宴”等，成为安宁疗护团队开展生命教育的载体和平台。正是在展演互动中，让安宁疗护团队能够“停下来”，去换位思考并对自己的工作进行阶段性的小结，更加助力了安宁疗护团队照护质量的提升。

（二）安宁疗护的服务理念

桑德斯在圣·克里斯托弗宁养院的实践中所发展和衍生的有关安宁疗护的理念，一定程度上指导了中国安宁疗护的切身实践。但结合中国传统文化和安宁疗护植根的土壤，安宁疗护在实际推行中，关于安宁疗护的理念还正在经历不断的本土化过程。

1. 尊重与尊严

当患者及其家属选择进入安宁疗护病房，选择没有任何积极地医疗治疗而是进行姑息疗法时，就踏上了接受安宁疗护理念的路途。进入安宁疗护的场域中，安宁疗护团队对患者及其家属的照料始终基于尊重的原则，对其想要进行的治疗方式和照护方式等，都秉持着在充分与患者及其家属沟通和讨论的基础上，尊重患者及其家属的选择，并努力搭建患者及其家属想要的病房环境及氛围。除了在治疗过程中，充分营造尊重、舒适和温暖的环境外，对于患者的后事等，安宁疗护团队也会与患者家属进行积极的沟通和协商，在尊重患者及其家属的意愿下，为其提供指导和尽可能的帮助。

安宁疗护团队在照料患者时，也一直将提高患者生存质量作为重要的考量因素之一，即让患者能够在最后的时光里，少疼痛、有质量和有尊严地度过最后一程。安宁疗护团队会全方位地考量到患者所面临的躯体的、心理的以及家庭关系上的诉求，在生命的尽头给予患者更多的选择机会，更多被关爱的瞬间，在尽可能的情况下，获得生命的尊严。

2. 平和与安宁

患者在接受安宁疗护的过程，最为重要的即为病人及其家属能够平稳、平静、平和地度过生命的最后时光。而在这个过程中，病人的疼痛得到有效缓解，身体的其他不适症状能够得到有效的缓解，甚至病人能够正常地与亲属交流等。在这个过程中，“病人三分安，家人七分宁”，只要病人能够获得身体上的舒适，其亲属的焦虑与哀伤也能得到一定程度的安慰和缓解。

患者在平和地度过生命末期时，也能够有助于安宁疗护团队引导和协助患者进行生命历程的回顾，能够帮其找寻心灵疗愈的突破点和缓解痛苦与恐惧，寻找到这一生的价值。同时，正是在患者及其家属平和的环境和心态当中，去了解疾病的过程，正视疾病的发展，帮助患者和家属消除因为疾病所带来的病耻之感，让其能够接纳疾病，让身心与疾病和解，甚至能够达成一种共存与同在。在此基础之上，进一步引导患者及其家属去理解死亡对生命的意义，尽管在巨大的哀伤之下，也能安宁、平和地正视死亡和面对死亡的来临。

3. 引导与再教育

安宁疗护不仅仅是对患者及其家庭的生命认知、死亡认知的一次教育，在陪伴和关爱患者及其家属的同时，对于安宁疗护的工作者而言也意味着一次关于生命的再学习和再教育。在照护患者的过程中，安宁疗护团队全面地了解患者生命体的过去与现在，在了解的基础上更重要的是能够读懂病人，“知病人之心，知病人之痛”，在读懂的基础上产生强大的同理与共情。正是在读懂患者的痛苦之上，对其进行心理抚慰，才是一种以生命同理生命的起始，也正基于信任的基础，才能开展更为入心的生命教育。

安宁疗护的团队在接触一个又一个历经百态的患者时，也是一个不断学习和自我教育的过程。因为面对的患者不同，其个人经历相异，具有的社会关系不一，面对生命和死亡的态度也千差万别，这就对安宁疗护团队的服务提出了较高的要求和挑战。而在这个过程中，团队中的每一个人在不断认识新的生命历程，结识新的生命之友，重新认识生命的价值，重新理解死亡的意义，不断地在引导别人和再教育自我的过程中穿梭。

四　关于安宁疗护的政策启示

从安宁疗护的实践先行到政策紧跟，再到进一步的模式推广和理念应用，安宁疗护在中国落地生根，发芽发展。但面对保障制度的不完善与不配套，安宁疗护服务推广遭遇传统文化不解和不睬等的发展约束。加之，在市场导向的环境中，安宁疗护服务本身属于不充分盈利服务项目，使得安宁疗护的落地和发展受到了重重阻碍。另外，安宁疗护人才队伍也面临结构失衡和素质不足等问题，社会力量参与进入有限，使得安宁疗护在前行的路上面临着诸多障碍和阻力。面对安宁疗护实践当前遇到的困境，基于第一批、第二批安宁疗护试点的开展情况，本报告从不同参与主体中提供了一些可借鉴的对策。

从政府部门的角度出发，当前关于安宁疗护的政策法规和指导意见还不够明朗。在已有的关于建立和完善老年健康服务体系的各项政策当中，安宁疗护也仅是一项“概念性”的表达。但真正落实到位，安宁疗护的发展还需要多部门统筹协调，这事关民政、卫计、医保、教育等多部门的协同配合，其中包括安宁疗护的政策制定、医疗机构的规划建设、医疗卫生人员以及安宁患者保障等，即安宁疗护机构、病房、病床等空间和硬件设施的规划还需进一步完善，同时需要明确涉及安宁疗护的医护人员的服务工作的规范、考评与激励，以及患者在医疗保障方面的支持等相关内容。另外，政府在一定程度上关于生命教育的普及，关于安宁疗护理念的推广，也影响着安宁疗护的可持续和高质量发展。

从医疗机构的角度出发，安宁疗护团队的搭建是安宁疗护照料开展的关键要素。在第一批、第二批安宁疗护试点中，安宁疗护团队的医学实践走在了前列，应当总结出特殊和个性化的共性和规律，形成关于安宁疗护团队中专科医生、药剂师、护士、社会工作者、心理医生和民俗专家等的工作守则，成为行业内的行为规范等。另外，在医疗机构和其他安宁疗护服务中心，打通“安宁疗护”的每一个环节应当成为机构中的重点，对于安宁疗护患者的会诊评估，应该成为安宁疗护团队内的共识，加强团队内部和不同科室之间的合作。还有更为重要的是当安宁患者转身离世时，迅速联动机构内部以及链接外部的殡葬服务的工作也是医疗机构在开展安宁疗护不可或缺的环节。

从社会组织等社会力量出发，安宁疗护不仅需要其支援专业的社会工作者和志愿服务的人力，同时还需要加大社会对安宁疗护的了解。社会组织尤其是社工机构承载着提供安宁疗护服务的专业人员，其在从事安宁患者的照料、心理疏导和资源链接方面有着更为专业的本领和技能，能够为安宁患者提供更为贴切和适当的服务。社工机构应当与医疗机构积极合作，以购买服务或其他方式嵌入安宁疗护的服务当中，为安宁疗护服务赋能增质。同时，社工机构等社会力量还是传播和开展生命教育的重要载体和平台，其通过专业性的实践能够将安宁疗护的理念以及对生命的理解传播开来，让更多的人了解、接受和参与到安宁疗护当中，营造生命教育的氛围。

关于安宁疗护推广、发展的主体、内容、范围等还有很多，这不仅涉及安宁疗护供给端的结构性改革和质量提升等问题，也包含着需求端让更广大的民众接受和认可安宁疗护的理念变革，安宁疗护的高质量发展离不开政策和制度的保障，也需要供给端和需求端渐近、持续的互动。

B.7

老龄社会健康公益：挑战、机遇与可持续发展

张淑娥　谢　宇　尹红艳　孙　涛*

摘　要： 本报告运用系统工程学的ROCCIPI框架分析老龄社会健康公益发展中存在的问题，主要包括：老龄社会健康公益政策和法律等规则体系不完善，老龄社会健康公益健康发展的前提尚未做好充足准备，老龄社会健康公益交流在各主体间仍然是相对陌生的概念，社会公众参与老龄健康公益的水平比较低，老龄社会健康公益的社会公信力亟待重塑。此外，呼吁未来建立实施公益生态系统战略，将多主体共创、合作共生的社会公益新生态作为老龄健康公益发展的主题，“以人为本”的“理性公益”和“推己及人”的“感性公益”作为健康公益可持续的核双重理念，以此促进老龄健康公益事业的可持续发展。

关键词： 老龄社会　健康公益生态　可持续发展

引　言

公益事业的开展是世界性的，中国公益事业也持续了数千年，但中国老

* 张淑娥，哈尔滨医科大学卫生管理学院，助理研究员，主要研究方向为积极老龄化、老龄社会治理、智慧养老；谢宇，中国医院协会，副研究员，主要研究方向为卫生政策与体系、医院管理、老年健康；尹红艳，哈尔滨医科大学（大庆）人文社会科学系，助教，主要研究方向为积极老龄化、老龄社会治理、智慧养老；孙涛，杭州师范大学公共卫生学院，教授，主要研究方向为康养产业战略、卫生政策与体系、数字健康治理。

龄健康公益事业却才起步。当下，我国老龄化进程不断加快，我国或将处于并长期处于复杂的老龄化社会，它将带来一系列的总体性、全局性、系统性、复杂性、综合性以及结构性的社会问题，这将对老龄社会发展产生根本性影响。[①] 公益和慈善事业是应对人口老龄化的重要力量，是老龄社会资源和利益分配平衡的调节器。它在安老助孤、缓解老龄社会矛盾、促进老龄社会公平以及文明进步等方面发挥了重要作用，也可以解决部分老人养老服务甚至临终关怀等问题。遗憾的是，中国的公益行业，在迎接老龄化时代的行动与创新中准备不足。[②]老龄社会健康公益是以老龄社会为基本场景，以实现老年人健康和福祉为目标的，由新技术和平台助推，中国传统文化加持，人人可参与的公益平台为载体，接受社会和政府的监督，由多元的、自愿的、高共识度的、形式多样的公益活动单元组成。老龄社会健康公益活动具有捐赠的自愿属性、民间属性、社会属性和草根属性的基本属性。老龄社会健康公益的关注不仅仅是老龄康养，康养仅仅是老龄健康公益的冰山一角，其公益客体包括与老年人健康和福祉相关的衣、食、住、行等方面。老龄社会健康公益将“以人为本”视为基础定位，其公益事项涵括普通老年人的生活需求、高龄失能老人的护理需求、空巢老人的陪伴需求，健康老人的“乐龄陪伴”“乐龄唱响”等诸多方面。老龄社会的健康公益观是将“公共利益”为中心作为核心理念。老龄社会健康公益参与主体也不仅仅局限于医疗卫生行业群体，还逐渐延伸至全人群。老龄社会的健康公益组织不以利润最大化为首要目标，而是以“老年人健康和幸福”为主要追求目标的非政府社会组织。此外，老龄健康公益事业发挥了弥补医疗保障等医疗救济的重要作用，也能够促进公众弘扬乐善好施的社会风尚，现已成为老龄社会积极治理的一种有效方式。在理想情境下，健康公益事业在老龄社会治理中发挥三个方面的功能[②]：第一，人道救援和贫民救济的道义。老龄健康公益事业的首要目的是安抚伤痛，包含躯体的、心理的以及社会的三个维度，包括

① 李佳：《人口老龄化与老龄社会 100 问》，中国财富出版社，2021。

② 彭小兵：《公益慈善事业管理》，南京大学出版社，2012。

聚焦于经济困难老人的生活需求、高龄失能老人的护理需求、留守空巢老人的陪伴需求以及低龄健康老人的社会参与需求；第二，在老龄社会系统内，促进不同老龄社群的生成与成长。老龄健康公益组织的高级功能是聚合团结，让公益事业具有规模、有影响力、面向大众，弥补老年服务市场的供给不足，加快银发经济的健康发展，公益事业逐渐成为促进老龄社会生态系统稳定的调解器；第三，老龄健康公益事业有助于老龄社会生态系统的自我修复。在更高层次上，老龄健康服务组织蕴藏着重塑老龄社会的积极力量。在政府失灵和市场失灵的困境下，老龄社会健康公益事业为公共服务和公共管理带来希望。老龄社会健康公益将缓解政府在资源分配上的不均等现象，提供老龄公共服务，促进社会活力，塑造积极向上的社会价值观，从而促进社会的整体进步。

一　老龄社会中公益力量发展与现象的基础性研究

（一）老龄社会中公益现象学分析与理论简述

自古以来，中国试图鼓励“饥者食之，寒者衣之，不资者振之”“达则兼济天下”的文化导向。乐善好施是中国的传统美德。公益理念、公益观念、公益意识一直存在于中国传统文化内涵之中，并可以追溯至道家的行善积德思想、佛家的轮回福报思想以及儒家的仁爱和仁政等传统思想。中国现代公益文化有其渊源和演化脉络。20 世纪 40 年代，西方文明开始渗透到中国，中国公益事业出现萌发。在民国期间，中国掀起“救亡图存、扶贫救灾”等系列公益活动。至此，公益组织和公益主体开始扩大，逐渐包含富人、商人和青年学生。新中国成立后，中国公益事业的发展更多依托于政府组织，政府组织在系列公益活动中发挥着极其重要的“牵头人”作用。但以往公益事业主要是以传统的募捐和救助方式为主导。时至今日，在数字化时代，全国每年有超过 100 亿人次点击、关注和参与互联网公益活动，将数字技术以互联网公益方式赋能传统行业以解决老龄社会痛点问题，逐渐成为老龄社会健康公益发展的新兴业态。2021 年，仅通过互联网就筹集了近 100 亿元公益资金。可见，相比于传统的“定向传播-定向募捐-定向救助”的公益模式，“互联网+公益”时代已经到来，“全民公益、便民公益、指尖公益”成为时代趋势。[①] 至此，日捐、月捐、变更捐赠、一对一捐赠以及企业匹配捐赠等新型公益捐赠形式方兴未艾。尽管我国老龄社会的公益事业发展相对缓慢，但也有许多公益组织在致力于推动老龄健康公益活动。例如，中国老龄事业发展基金会，率先设立了“免疫社区专项基金”，帮助世界各地的子辈尽孝，为世界各地的老年人解难，与党和政府同舟共济，中国社会救助基金会致力于照顾老年人；中国红十字会基金会是中国一家知名的公益组织，也开展了健康老龄化的公益活动。

老龄化社会健康公益事业的发展有其科学的理论依据。[②] 亚当·斯密提出的同情共感理念、人的有限理性和利他倾向，行为经济学中关注的社会偏好等，都对老龄社会的健康公益事业发展提供了良好的理论基础。同情共感理论提出：“无论人被认为多自私，他的本性中都天然存在关心他人的际遇、健康与福祉的秉性。”公众会因为目睹他人快乐而感受到幸福，这种情感与生俱来，而且善良的人感受会更强烈和更敏锐。这种共同情感也体现在中国传统观念之中的恻隐之心。此外，西蒙的有限理性和可教导性也刻画了公众的利他行为的特征。换言之，人们不总是追求自身利益最大化，通常也会模仿别人的行为来改善自身处境。利他行为是有限理性的结果，生物界已经证实它的存在，利他被认为是成为人的根本属性。查德塞勒也通过一系列博弈实验表明，人类有其社会选择偏好，尤其是社会公正偏好，人类除了关注滋生的物质利益之外，也关注社会福利、社会成员之间的公平分配和公平动机的偏好，人类在决策过程中内嵌了公平感。再者，柏拉图的关于美的理论也强调：“你认为美的东西往往因为你参与其中，你是创造美好的一分子。”汉密尔顿的“包容性适存”和“超级合作理论”也明确了：“群居社

---

① 陈一丹：《中国互联网公益》，中国人民大学出版社，2019。

② 彭小兵：《公益慈善事业管理》，南京大学出版社，2012。

会性动物，会为了种族的生存需要甘愿牺牲自己。”这些理论都能很好地解释人类为何会涌现出合作、利他甚至会自我牺牲进行公益活动和慈善活动。

（二）老龄社会中公益力量的模式类型与特征

公益赋能老龄事业的发展需要找准公益定位、把准公益方向、精准发力。找准公益定位、把准公益方向就是要坚持非营利性原则，把握公益性方向，把实现老年人健康和福祉作为工作目标。公益组织属于非营利性组织，组织成员除非专职从事公益事业，其他则类属于自发组织。老龄社会健康公益组织提供的产品主要是无形的服务、资金补助、心理建设、价值建设以及少量有形产品。当下，中国公益组织采取基金会、社会团体、社会服务机构等组织形式，其中包括扶持老年人以及促进人类健康和拯救生命的组织。本部分所探讨的老龄健康是公益 3.0 时代的重要组成部分，它虽然面临着不确定性、环境复杂性以及多元化业态的挑战，但也呈现其时代特征。其一，在此背景下，互联网模式打破传统的公益发展格局，呈现一切皆可的公益格局。例如，京东公益平台、腾讯 99、“阿福公益” App 等互联网公益发展模式，它们具有跨界、协同、众创、共享、精准等特点，体现了公益过程的“全民参与”和“共同创造”；其二，当代老龄社会公益由于携带着数字社会的特征，所以其老龄社会公益主体呈现大众化和年轻化，具有多主体性和合作性等特征，公益内容逐渐更加多元丰富，公益成本降低，公益形势日趋场景化和创意化，公益目标和需求对接也更加精准化，公益效果更加立竿见影；其三，老龄健康利益为了满足老龄健康需要，在老龄社会中客观存在并与每个人相关，是个体利益的综合和整体抽象。老龄化社会的健康利益是社会公众在老龄化社会中享有的一种整体性、长期性和根本性的利益。

（三）老龄社会中健康公益活动的衍生与生成条件

中国公益事业发展的重大变革经历了“官办公益垄断与民间公益消失阶段”、“官办公益主导与民间公益萌芽阶段”以及“官办公益危机与网络公益壮大阶段”三个阶段。在网络公益壮大阶段，网络公益机构是老龄公益活动的核心支柱。互联网与公益的深度融合，使得我国公益事业的生态系统得到了一次重塑。当今的老龄健康公益事业是在互联网时代背景下发展壮大的，其衍生条件是多元、多层次的，涵盖社会转型下的社会形态变迁、国家健康目标的实现、制度性要求、组织使命和声誉以及个人价值的实现和利益的追求。当下，追求人类的健康和福祉已成为新时代人类的共同目标，也是老龄社会健康公益的原始动力。社会风气和良俗正在转向关切和追求人类的社会福祉和公共利益，逐渐形成了共创福祉的行动趋势。服务型政府、积极有为政府以及以人民为中心的执政理念，驱使我国新一轮的医疗改革也侧重于医疗健康服务的公益属性，成为老龄社会健康公益的外部动力。同时，“健康中国 2030”提出，全民健康素养大幅提高，健康生活方式得到全面普及，这吸引着大量的组织和机构投身于实现“健康中国 2030”目标而开展了一系列健康公益活动。在制度性要求方面，公益性活动目前成为开展医疗服务机构质量评估的指标之一，比如开展健康讲座、社区义诊作为评估的内容，倒逼着大部分医疗机构开展公益性活动，这为老龄社会健康公益事业创造了良好的宏观制度环境。为履行企业社会责任、提升或扩大组织声誉以及知名度，在企业组织的成长过程中，健康公益逐渐成为组织发展战略的有机组成部分，越来越多的企业、机构开展健康公益活动。在组织或个人信念方面，一些人或组织有其自身的理想信念和价值实现，想通过自身帮助他人，通过一些健康公益活动实现自身价值和信念。在个人利益方面，一些个体为了更容易获得一些工作或者参与到一定组织中，这也会促使公益性活动的产生。此外，移动互联网、平台型企业、在线技术和工具等的出现和普及，共同为老龄健康公益活动提供了服务平台、联通媒介以及操作工具，不仅增加了各个主体间的紧密协作，也极大地降低了老龄健康公益活动的行动成本。

二　老龄社会健康公益发展中的挑战与机遇

推进老龄社会健康公益事业发展需要一个完整的运作系统。本部分以 ROCCIPI 框架作为思维指引，系统地探究老龄社会健康公益发展中存在的挑战与机遇。ROCCIPI 是一种系统的、结构化的、富有逻辑的分析框架和诊断工具，能够客观、全面和细致地阐明问题的出现以及可能发生的原因，从而提前预见并综合分析新制度或新公共政策的运行阻力和潜在困境。① 本部分试图深度剖析老龄社会健康公益发展过程中在规制（rule）、机会（opportunity）、能力（capacity）、交流（communication）、利益（interest）、过程（process）和意识（ideology）七个维度存在的挑战和困境。

（一）老龄社会健康公益的规制维度

老龄社会健康公益的规制是指在老龄社会健康公益范式内，各行为主体共同构建和遵循的制度、规范、章程以及文化。② 规制可以是通过正式程序出台的官方规范，也可以是对公益行业内各个行动者进行行为约束和限制。老龄社会健康公益遵循的规则应包括以需求为导向的规则、尊重公众的权利、公众自愿捐赠原则、公益资源合理配置、效率最大化原则、遵纪守法、行业自律、公开透明、监督等一系列保障公益健康发展的规则。随着我国公益事业的发展，我国公益事业规则建设不断完善，目前我国相关的规则有《中华人民共和国红十字会法》《中华人民共和国公益事业捐赠法》《救灾捐赠管理办法》等，这些都对规范公益参与主体发挥了重要的作用。其中，国务院办公厅《关于推进社会公益事业建设领域政府信息公开的意见》特别关注到了老年人的健康科普公益活动；财政部和民政部联合发布的《中央集中彩票公益金支持社会福利事业资金使用管理办法》也更加明确规定彩票公益金用于老年人福利类项目预算总额不得低于彩票公益金总额的50%。总体而言，我国公益事业法制建设取得了长足的进步，颁布了一系列有关的法律、法规和规章制度，老龄健康公益方面也逐渐得到重视。但是法律、法规和规章制度的实施主体难以协调，公益组织处于多头管理和多头募

① 樊立华、张亚超：《人口老龄化形势下社区卫生服务发展的 ROCCIPI 分析》，《中国初级卫生保健》2013 年第 8 期，第 14~16 页。

② 张淑娥、谢宇、张萌等：《智慧养老：老龄社会的数字化治理范式》，载《中国老龄健康研究报告（2020~2021）》，社会科学文献出版社，2021。

捐的混乱状态。此外，正式和非正式的老龄社会健康公益的规制体系缺位，例如，公益组织运作网络慈善行为的规制存在法律缺失、老龄个体求助行为存在法律缺失、平台提供者行为存在法律缺失，这些都不利于引导相关行动者开展健康公益事业实践。因此，老龄社会健康公益需要不断完善政策和法律体系，以此来保障老龄社会健康公益事业的规范和健康发展。

（二）老龄社会健康公益的机会维度

老龄社会健康公益的机会是发展老龄社会健康公益过程中探索老龄社会健康公益模式过程的潜在机遇和前提条件。[①]在公益 3.0 时代，慈善家追求的是解决社会问题，因此对于慈善家和公益组织来说，老龄社会提供了天然的契机，康养行业也是一个天然的机遇。然而，老龄健康公益的发展需要以一定的经济条件为基础，尽管我国市场经济发展迅猛，但是人均可支配的收入远低于发达国家，这就限制了公众参与老龄社会公益活动。多个省份涌现了老龄社会健康公益实践。据报道，2016 年彩票公益金预算额度为 26.3 亿元，约一半用于老年人福利项目，为发展老龄社会健康公益、探索老龄社会健康公益模式提供良好的财力支持，老龄社会健康公益得以健康发展是多因素共同作用和演化的结果。另外，数字化的到来，互联网正改变着老年人的生活方式，互联网及智慧科技已经广泛应用在银发商业、老龄生活和慢病管理等诸多领域，互联网科技运用也为老龄社会健康公益提供了良好的信息传播环境，但是老龄健康公益目前仅是一个理念和原则。虽然老龄社会背景、老年人需求为老龄社会提供了微观和宏观的驱动力，但是仍然缺少中观层面的支持力，这会降低行动主体对老龄社会健康公益的人力和物力的投入，制约着行动主体在老龄社会健康公益上的实践。综上，老龄社会健康公益健康发展具有一定的前提条件，老龄社会健康公益财力、人力、物力是不可回避的原则和充要条件。遗憾的是，中国老龄社会健康公益健康发展的前提尚未做好充足准备。

（三）老龄社会健康公益的能力维度

老龄社会健康公益的能力是指解决老龄社会健康公益现存问题以及助推

行业发展的综合能力。老龄社会健康公益需要具有相对完备的法律规范、政府监督、组织善治、行业自律、社会监督、公众选择、平等竞争和优胜劣汰的能力。以政府、市场以及公益组织为多元主体的老龄社会健康公益行动者尚存在能力不足。体制机制存在问题，配套政策缺失，甚至应该出台哪些政策来助推老龄社会健康公益生态建立都缺少关注，更无法谈及具体的政策方案。市场环境不稳定，虽然行业协会和非营利性组织逐渐建立，但是，老龄社会健康公益事业还处于分散和碎片状态，已有公益组织存在公信力不足的问题。公益组织自身管理混乱，相关平台建设不足。此外，当前的老龄社会健康公益严重缺少了社会组织的参与。现存的公益组织具有活不好、死不了、长不大、耗资源等特征，直接后果就是老龄社会健康公益的社会价值难以实现。

（四）老龄社会健康公益的交流维度

老龄社会健康公益的交流是指老龄社会健康公益组织、公益主体以及需要救助的空巢老人、失能老人以及老龄社会需要关怀的老龄群体之间的互动。[①] 老龄社会健康公益是帮助政府解决老龄社会问题的“伙伴”，是公平分配老龄社会资源的调节器，也是实现积极老龄社会治理的重要组成部分。因此，老龄社会健康发展需要处理好政府、社会、市场和老年人之间的关系。其一，政府角色定位要恰当，老龄健康公益事业的本质是民间的、社会的一种组织活动，政府角色定位是鼓励和引导，营造健康公益轻松的发展环境；市场要积极、妥善地运用市场竞争理念经营老龄健康公益事业，要用商业思维管理公益事业，运用和开发医疗资源，强化医疗资源优化配置，形成健康公益的品牌效应；社会视角下，要发扬优秀公益慈善文化，培育现代公益理念，鼓励商业资本和公众广泛参与。其二，健康公益概念已经成为当下的舆论热点，但是公益在推动养老行业的发展方面所产生的影响力是十分有限的。老龄健康公益参与度不如扶贫、救灾、儿童、教育

① 张淑娥、谢宇、张萌等：《智慧养老：老龄社会的数字化治理范式》，载《中国老龄健康研究报告（2020~2021）》，社会科学文献出版社，2021。

等领域。健康老龄问题没有实现普遍的认知，而当前公益领域对老龄化也是处于认识过程中。其三，在全球老龄化社会背景下，公益组织和慈善家可以通过建立全球型合作，探索全球范围的应对老龄化趋势，推动养老价值理念、有效示范项目和新技术的普及。然而，老龄社会健康公益交流在各主体间仍然是相对陌生的概念。

（五）老龄社会健康公益的利益维度

老龄社会健康公益的利益是指老龄社会健康公益生态体系内各个利益集团的受益情况。[①] 老龄社会健康公益作为一个产业或一种新型的老龄化治理范式都面临一个缺少可持续闭环的困境，其产业链呈现碎片化格局，公益产品、公益技术、公益服务、公益信息处于不同的人群和场景，一个健康的、利益充分自由流通的整合型老龄社会健康生态体系尚未出现。尽管基于互联网公益平台的“后现代公益”社会共享生态圈也在加速孕育，但是健康公益信息孤岛、公益主体协同缺失等问题是老龄社会健康公益发展需要跨越的鸿沟。当前，助老活动的形式已从传统的依靠高校志愿者从事社区助老活动逐渐拓展为教老人运用智能手机、发动居民参与公益活动，包括直播公益，例如北京市“夕阳再晨”社会工作服务中心机构的转型升级。可见，老龄社会健康公益面临转型升级，这会催生公益发展的新业态，拓宽老龄健康公益的边界。目前而言，中国已有超过 8000 家基金会，但是聚焦养老领域持续深耕赋能养老行业提质升级的企业并不多见。互联网云公益、微公益、区块链公益等新的公益业态加速涌现，跨界参与、跨界沟通与跨界链接成为颠覆传统公益项目封闭运行的重要突破点，为各利益集团带来了新的机遇。因此，数字技术赋能老龄社会健康公益是无限可能的。

---

① 张淑娥、谢宇、张萌等：《智慧养老：老龄社会的数字化治理范式》，载《中国老龄健康研究报告（2020~2021）》，社会科学文献出版社，2021。

（六）老龄社会健康公益的过程维度

老龄社会健康公益的过程是指老龄社会健康公益事业或者政策落地的有效度。[①] 公益事业作为一个有机生命体，其运作过程并不是简单的单向运动，而是在发展的过程中不断地循环往复。老龄健康公益活动不能通过经营活动取得经济资源，而是需要依赖社会捐赠和政府补助，这一特殊性质使得非营利性组织的影响力和公益平台信息高质量传递变得异常重要。公益与数字化不断深度融合社会环境助推了公益技术的创新发展，为老龄健康公益注入科技原动力，解决老龄社会公益事业发展的痛点问题，进而促进老龄社会健康公益高效和健康的发展。公益活动已经从线下走向线上，以技术连接更多公益组织、热心团体和个人，带动更多的企业参与，捐赠门槛和成本降低，互联网赋能公益事业实现了让人人公益触手可及的愿景，社交和互动在老龄健康公益中扮演着重要作用，互联网的接入给这个行业带来了巨大变化。因此，捐声音、捐运动、捐阅读时长、捐储存空间，公益场景更快速融入老年人生活，老龄健康公益的时时可为、事事可为将逐渐成为老龄社会公益人的新生活方式。虽然老龄社会公益事业取得一定成果，但当前我国老龄健康公益发展也存在一定的问题，社会公众参与老龄健康公益的水平比较低，公益组织行政化色彩浓厚，独立运行能力较低，公益宣传也不到位，公益行业的公信力缺失，公益组织的观念落后，公益意识较低、公益活动参与不多，社会公众的了解程度不足等。

（七）老龄社会健康公益的意识维度

老龄社会健康公益的意识是指老龄社会健康公益生态体系内各行动者对公益事业发展范式的认知、态度与评价。[②] 公信力则是作为老龄社会健康公

---

① 张淑娥、谢宇、张萌等：《智慧养老：老龄社会的数字化治理范式》，载《中国老龄健康研究报告（2020~2021）》，社会科学文献出版社，2021。

② 张淑娥、谢宇、张萌等：《智慧养老：老龄社会的数字化治理范式》，载《中国老龄健康研究报告（2020~2021）》，社会科学文献出版社，2021。

益的"生命线"。信誉、公信力问题和公益透明性是公益事业健康发展的核心问题。然而，在新媒体环境下，公益舆论生态系统变得脆弱。老龄健康公益组织的认知度、透明度和可问责度较差，导致公益组织的公信力不高。例如，近年来"郭美美事件"舆论在不断突破光环看真相，也会拷问老龄社会健康公益的公益性和公信力。此外，老龄社会健康公益的意识存在较大的离散度，理论界十分看好老龄社会健康公益的前景。然而，由于前文讨论的利益流动阻止问题导致部分产品和服务提供者逐渐失去了信心。更为关键的是，公众对健康公益缺少积极态度，也对老龄健康公益事业缺少关心，老龄社会健康公益事业接纳度较低，对公益理念和模式比较陌生，甚至对健康公益存在主观排斥的现象。总之，老龄社会健康公益的社会公信力亟待重塑。

三　老龄社会健康公益生态与可持续发展

将老龄社会健康公益事业建成一个可持续发展的生态系统，这就要求老龄社会健康公益系统中各个子系统的内部与内部，内部与外部保持物质、信息与能量的良好流动、传递和转换，从而实现不同参与主体在其合理的生态位上有序发挥各自的功能和价值，确保老龄社会健康公益生态系统的动态平衡和生态韧性。

（一）老龄社会健康公益生态与可持续发展的内涵

在充满不确定性的老龄社会，互联网赋能公益事业成长，公益事业的发展逐渐从传统的直接筹集资源、具体解决问题逐渐转向推动社会创新、改善公共政策方向扩展，彰显老龄社会健康公益的核心价值和作为。多主体共创、合作共生的社会公益新生态成为公益发展的新主题，呼吁建立实施公益生态系统战略，以此促进老龄健康公益事业的可持续发展。[①] 老龄社会健康

---

① 王兴元：《商业生态系统理论及其研究意义》，《科技进步与对策》2005 年第 2 期，第 175~177 页。

公益生态系统是由健康公益主体群落及其非生物环境共同组成的动态平衡系统。健康公益群落包括捐赠者等生产者、失能老人等消费者以及公益组织等分解者。一个老龄社会健康公益生态系统的可持续发展，需要生产者和分解者维持系统正常的运作，需要消费者调节系统内的能量流动、信息流动和物质循环。非生物环境包括所处老龄社会环境、市场环境、政治环境、社会心态、舆论条件以及时空环境等。老龄社会健康公益生态系统在一定的时间和空间范围内，健康公益不同参与主体与非生物环境通过能量流动、信息流动和物质循环形成的一个相互影响、相互作用并具有自调节功能的整体，自动地由无序走向有序，由低级有序走向高级有序。动态平衡的老龄社会健康公益生态系统可实现人人公益触手可及，公益平台业态创新产生个性化服务、满足老龄群体的需求，公益组织深度参与老龄社会健康问题治理，保持老龄社会健康系统的稳态，助力老龄社会的无限美好。

（二）老龄社会健康公益可持续发展的动力学机制

马化腾说："让公益成为一种态度、一种习惯、一种生活方式。"那么必须回应老龄公益为何蓬勃发展？公益生态系统战略为公益组织带来另一种维度的优势力量，也即生态优势。这种生态优势强调公益资源的积累和价值链之间的优化，也强调公益组织能否有效激活为外部资源以及有效的管理生态系统伙伴之间的关系。因此，需要从公益生态系统的整体层面进行战略思考，例如，基于生态系统"互惠共生"基本原则，培育良好的公益生态环境，形成稳健的生态互动机制，获得持续的生态优势。① 其一，将公益的基本理念作为出发点，资本、企业和公益组织等生产者、消费者、分解者之间在其生态位上应有序发挥各自的功能。例如，地方政府主导的公益创投均是以"公共项目"实施为主线，将公益创投视为政府购买服务与培养社会组织的新载体。其二，通过增加生产者的数字公益参与度、分解者的联通科技企业、公益组织、科研团队等，实现目标群体深度参与到整个系统的平衡运

---

① 孟晓胜、陈德智：《生态系统战略与持续竞争优势》，上海交通大学出版社，2019。

转中，以此促进老龄社会健康公益生态系统内部的多样性。其三，新媒体环境为企业开展公益传播带来了新话语空间，也在社会心态和个体观念上塑造了积极的舆论氛围，为公益活动的开展和维持带来新的动能。

数字时代的老龄化社会健康公益可持续发展的驱动力主要划分为三个层面。微观层面上涵括人性、人情、文化、人道和人权；中观层面上包括企业的社会责任、声誉激励和第三部门的社会责任，例如，腾讯公益将传统公益和数字技术融合、创造内容新业态，拓宽了公益的影响力；宏观层面上则主要体现在收入再分配及其社会有机体调适功能方面。老龄社会健康公益可持续发展要系统提升本源之道与方法之术，微观层面需重新赋予基础公益以意义和价值，激发出中国文化背景下本土基础公益文化的洞见。总之，老龄社会健康公益需要实现健康公益主体与所处老龄社会之间的相互影响、相互制约，并在一定时间和空间内处于相对稳定的动态平衡状态，这就需要组织提升生态站位，运用商业思维做公益，通过组织创新健康公益模式、创新公益活动的业态模式、创新管理模式以及技术创新运用。老龄社会创新推动公共政策和制度创新是最大的公益。因此，以培育社会创新家精神为核心，立足健康公益使命，从创新与引领两个维度，动员和招募公益新力量构建社会创新者思维，助推老龄社会健康公益的可持续发展。

（三）老龄社会健康公益生态的治理体系与治理能力

维持老龄社会健康公益可持续发展需要先进的治理体系与治理能力。老龄健康生态系统内各组成成分之间保持一定的比例关系，系统内的能量、物质的输入与输出在较长时间内趋于平衡，各个主体的结构和功能处于相对稳定的状态。但是当系统内平衡被打破，生产者、消费者、分解者和非生物环境之间，不能保持能量与物质输入、输出动态的相对稳定状态，需要外力进行干预并且建立新的平衡。老龄健康公益的治理体系中包含政府、企业、社会组织、公众等多个主体，是一套需要政府、公益界、企业界、学术界以及社会公众协同合练的组合拳，也即多主体参与的共同治理。治理干预对象涵盖健康公益体系的参与对象、主体链接模式和功能，涉及主体的参与机制、竞争机制、透明机制、公益机构组织、管理机制。治理新业态下公益供给主体间的异化行为，也将有利于打造可持续的社会共享生态圈。老龄社会健康公益呈现高度复杂性和不确定性的特征，需要按照渐进性的思路推进健康公益的治理，也包括法律、法规在内的，一系列相关的原则准则、行业规范，来协同推进其健康发展。

（四）老龄社会健康公益生态的可持续发展战略与行动

公益的愿景也是让社会变得更加美好，人人获得均等的健康和福祉。“以人为本”的“理性公益”和“推己及人”的“感性公益”是健康公益可持续的核双重理念。“互联网+公益”成功激发了公众公益激情和健康公益的热情。数字时代赋予新的公益使命，新技术重塑公益新生态，这将驱动数字公益的无限“新益”为公益事业的可持续发展带来巨大能量，然而老龄健康公益能否持续健康发展，则需要一定战略。老龄健康公益的可持续发展是建立在便捷、透明、开放的公益平台基础上，通过完备的理念、高效的执行、即时透明的反馈去获得公众的参与和支持，全方位的助力老龄健康公益行业实现从自发到自觉、从良知感性到感性兼顾理性、从个体小众到集体大众，从情怀到专业的发展。[①] 首先，公益活动的发起到落地需要保持生态良性循环，健康公益可以从情感出发，专注于公益的理性循环，才使得健康公益可持续发展；其次，重视发挥第三次分配作用，发展老龄社会健康公益事业，需要创新公共服务提供方式，鼓励支持社会力量兴办健康公益事业，满足老龄社会公众多层次多样化需求，也即健康公益融入原生场景中，公益和衣、食、住、行的日常场景相结合，让健康公益在“心间”，也在“指尖”。此外，也需要升级透明制度，巩固好健康公益生态根基，也即在相关法律法规体系、公益行业自律建设、信息公开制度、道德与技术并行等方面着手予以完善，以促进老龄健康公益的可持续发展。

① 孟晓胜、陈德智：《生态系统战略与持续竞争优势》，上海交通大学出版社，2019。

B.8
网络大病救助推动多层次医疗保障体系的完善

王海漪*

摘　要： 建立健全多层次医疗保障制度体系是我国现阶段医保制度发展的既定目标。作为多层次医保体系的重要组成部分，网络大病救助的重大发展集中体现了健康公益促进医疗保障制度体系完善的发展取向。网络大病救助在拓宽筹资渠道、发挥补充作用、提升医保体系的公平性和促进医保体系有效融合等方面推动医保体系更加完善。但当前网络大病救助仍然存在理念不清、监管不彰、衔接不畅的问题，需要通过规范网络大病求助平台发展、处理好与其他医疗保障制度的衔接、探索促进构建更加完善的多层次医保体系三方面举措，实现医保体系规范、协同、高效发展。

关键词： 大病救助　多层次医疗保障制度体系　健康公益　慈善医疗救助

健康是广大人民群众的期盼和追求，维护人民健康权益是“为人民服务”宗旨的重要体现。党的十九届五中全会通过的《中共中央关于制定国民经济和社会发展第十四个五年规划和二〇三五年远景目标的建议》提出了“全面推进健康中国建设”的重大任务。一方面，作为健康中国建设的基础工程，我国已建成全世界最大、覆盖面最广的基本医疗保障体系，但

* 王海漪，中国人民大学中国社会保障研究中心，博士研究生，主要研究领域为医疗保障与慈善制度相关理论和政策。

现行医保制度还存在托底保障不平衡不充分、救助不及时等问题，加之医疗服务具有特殊性，医疗费用特别是重特大疾病有一定的不可控性，基本医疗保障制度无法完全满足人民群众的健康需求。另一方面，以健康公益为代表的社会力量近年来在健康中国建设特别是大病救助方面逐渐发挥了重要作用，包括个人资助、志愿服务、慈善赠药等由社会力量主导的健康公益项目日益增多，在救助大病患者、提升全民健康保障水平方面做出了有益探索。

互联网技术的日益成熟和广泛应用，使得网络大病救助成为健康公益助力多层次医疗保障体系的重要阵地，网络大病救助对于解决重特大疾病患者的医疗费用负担问题做出了重要贡献。一是网络大病个人求助行业迅速发展，为因病陷入生存困境的个体提供有益渠道，是当前患者求助、公众从善的主要途径之一，参与人数、救助人数、捐赠款项等都呈现井喷式发展，一度成为现象级事件并引发社会关注。二是以 2016 年颁布的《中华人民共和国慈善法》（下称《慈善法》）第 23 条“慈善组织通过互联网开展公开募捐的，应当在国务院民政部门统一或者指定的慈善信息平台发布募捐信息，并可以同时在其网站发布募捐信息”为依据，以互联网企业大力推动为契机，慈善组织互联网募捐平台获得了广泛应用，极大地推动了公众参与慈善的热情，加之大病救助一直是近年来慈善资源前三大投放领域之一，“互联网+大病救助”呈现大众积极参与的蓬勃景象。

党的二十大报告指出，要“促进多层次医疗保障有序衔接”。健康公益作为不可或缺的社会力量和机制，是促进医疗保障高质量发展，进而促进全民健康福祉的有益机制。本报告旨在以健康公益中与医疗保障制度高度相关的网络大病救助为切入口，通过梳理网络大病救助的发展脉络，分析个人大病求助两大平台水滴筹和轻松筹以及腾讯 99 公益日，揭示网络大病救助发展的基本概况、实践效果及其对多层次医疗保障制度体系的有益作用，指出发展问题及面临挑战，提出对策建议，以期推动健康公益更好地发展和完善。

一　网络大病救助概况及定位

（一）网络大病救助的发展

网络大病救助是现代科技与传统社会救助融合的产物，大病救助是个人或家庭由于疾病陷入生存困境获得社会帮扶的社会行为，属于法定医疗救助以外的社会救助。社会救助是一个历史范畴，古已有之。中华民族素有乐善好施、扶危济困的传统美德。在任何历史时期，社会成员之间的互助从未停止过。新中国成立以来，个人求助被写入《中华人民共和国宪法》，是我国公民的法定权利。在互联网兴起之前，社会成员的互助仅存在于私域范围内，并未成为一个公共议题。改革开放以来，以慈善组织为主体的现代慈善公益事业逐步走向专业化和组织化。但是，作为慈善公益事业救助领域之一的大病救助并没有形成独特的发展轨迹，整体发展较为缓慢。

互联网产生以来，一些零星的求助开始在天涯、百度贴吧等社区平台出现，扩大了个人求助的范围。这些求助之所以没有形成规模，是因为其虽然借助了互联网技术，但彼时互联网具有很强的虚拟性，无法从根本上打破信任僵局。这种局面随着“微信”这种强社交平台的广泛应用被打破，微信将基于“熟人圈”的线下场景完全应用到互联网，线上支付彻底将“求助—救助”链条的最后一公里打通，救助在指尖轻松完成，大大提升了网络救助的可及性。

正是基于上述“技术—信任—支付”链条的逐步打通，网络大病救助迅猛发展。2014 年，全国首个个人网络大病求助平台“轻松筹”出现，紧接着，爱心筹、水滴筹等平台相继面世，大病互助的社会力量被彻底激发，引发社会关注。在个人网络大病求助平台发展到顶峰的时候，全国共有几十家类似的企业。同时，2016 年《慈善法》颁布后，民政部依法认定了三批互联网公开募捐信息平台（下称“网络募捐平台”），加之腾讯、阿里巴巴等互联网企业依托平台优势积极探索，在固定节点开展各具特色的募捐推广活动并取得良好效果。例如，腾讯公益的“99公益日”自2015年首次开展至今已连续举办八届，参与人次以及捐赠总额逐年提高，大病捐赠款额也水涨船高。

综上所述，网络大病救助是利用现代技术手段，在互联网通过社会力量参与救助的行为的总和。从实践来看，网络大病救助主要有两种途径。第一种途径是以个人网络大病求助平台作为依托，针对大病患者或者其亲友基于私益目的发起的个人求助而进行的一对一个人资助。这种类型的救助在网络大病救助中占了绝大多数，是网络大病救助的最主要和最富特色的形式，仅存在于大病救助领域。第二种途径是以民政部审批的网络募捐平台为依托的慈善组织开展的大病救助项目，该类型的大病救助与教育救助、扶贫济困等相比仅体现为慈善款项的运用去向不同，其运行机理与其他网络慈善也并无二致，但其也属于网络大病救助的形式之一，因而本报告也将其纳入其中。但是，社交平台上的零星个人求助以及通过直播营销等求助行为不纳入本报告。

（二）网络大病救助与健康公益、多层次医保体系的关系

网络大病救助是健康公益应用“互联网+”在多层次医保体系有效发挥作用的产物。准确理解网络大病救助与健康公益、多层次医保制度体系的关系是理解网络大病救助对于推动多层次医保制度体系与慈善事业健康发展的前提。

第一，网络大病救助遵循的是健康公益的机制，其体现的是社会力量对于大病患者的救助，具有公益性。通过网络募捐平台的慈善救助本身就是慈善事业，因而是现代慈善事业和互联网技术“联姻”的产物，其公益性不变，是现代慈善公益性原则的具体体现。目前，学界普遍对个人网络大病救助的公益性和公共性具有争议。个人网络大病救助虽然是基于私益目的，但是随着求助信息的转发，求助人和捐赠人的非特定关系概率随着信息转发逐步提升，因而是由私益溢出到公益的公开募捐行为。同时由于网络平台的公开性、救助规模的扩增等因素，个人网络

大病救助具有较强的社会影响。综合而论，无论哪种形式的网络大病救助都具有公益性。

第二，多层次医保制度体系是健康公益的应用场域。要重点从以下三点把握理论定位。一是网络大病救助是多层次医保体系的有机组成部分。多层次医保体系是针对不同需求的个体提供的满足多层次需求的社会保障体系。当前，我国多层次医保体系着重解决两个问题：一方面对于多样化的医疗服务需求给予回应，另一方面从多层次制度构建解决疾病负担的后顾之忧。网络大病救助发挥的功能主要是后者，即解决困难群众的医疗费用问题。包括大病救助在内的医疗救助本身属于社会性保障事业，从而应当被现代社会保障制度所包容。社会保障与慈善事业的关系是整体与局部的关系，也是基本保障与补充保障相互配合、协调的关系。[①] 因此，医疗保障制度与大病救助体系的关系也应当是整体与部分的关系，要处理好其与法定医保制度、补充保险、商业保险等其他保障形式之间的关系。同时，在现阶段处理二者关系时，网络大病救助的服务目标应当与整体医疗保障目标相一致，即解决人民群众的疾病后顾之忧。医疗保障制度体系也应当注重网络大病救助对于我国医疗保障事业的贡献，在规范运行的基础之上做好衔接和支持工作。二是网络大病救助、健康公益和医疗保障的关系与所处的历史时期和社会制度具有一定联系。发达的社会主义和共产主义制度下不可能存在大病救助这种社会现象，因为高级的公有制形态与按需分配方式预期能够解决所有社会成员的疾病风险问题。而在奴隶社会和封建社会，由于生产力水平受限，社会救助只是个别和例外行为。我国现阶段处于社会主义初级阶段，国力相对有限、人口众多，贫富并存、社会结构复杂，因此，当前存在的网络大病救助可以帮助法定医疗保障制度解决医疗费用负担等社会问题。未来随着社会主义初级阶段任务的完成、医疗保障体系的逐步健全以及法定医保制度的逐步完善，网络大病救助的需求会逐步缩减，直至消亡。健康公益也将有质的飞跃，除救助

① 郑功成：《构建和谐社会：郑功成教授演讲录》，人民出版社，2005。

以外的以改善人类福祉的健康公益将会长久存在下去。但当前大病救助仍然是健康公益的主要任务之一，是健康公益的基础项目。三是多层次医保体系具有主次之分。法定保障制度体现政府责任，是制度体系的核心基础，是我国公民的法定权利，其主导地位不可撼动。健康公益中的网络大病救助是医疗保障的有生力量，社会力量在当前及未来较长的历史时期内对于医疗救助具有重要的补充作用。

二　网络大病救助的实践现状

（一）网络公开募捐信息平台的实践——以腾讯99公益日为例

1. 筹款概况

腾讯 99 公益日是网络公开募捐信息平台的典型代表。2020～2021 年，腾讯 99 公益日在疾病救助、扶贫济困、教育助学、医疗卫生、乡村振兴、生态环境和其他方面进行了捐赠，在医疗卫生方面的分年度筹款金额分别为 12.61 亿元和 15.9 亿元，其中疾病救助领域分别为 9.47 亿元和 9.74 亿元，2020 年和 2021 年其筹款额分别占当年筹款总额的 35%和 24%（见图 1、图 2），分别占当年医疗卫生领域筹款额的 75%和 61%。[①] 此外，扶贫济困项目中也可能还有大病救助项目。可以看出，健康公益是网络慈善公益的最主要领域，而疾病救助不仅是健康公益中最重要的形式，也是当前网络慈善公益最重要的形式。因此网络大病救助切实为解决大病患者的困难做出了重要贡献。此外，对比 2020 年和 2021 年的数据可以发现，2021 年疾病救助和扶贫济困的项目占比有缩小趋势，而除救助以外的卫生医疗占比有增加趋势。虽然只有两年的数据，但可以预见的是，随着社会发展，网络大病救助的项目将会逐渐减少，健康公益也将逐步转向促进健康福祉的更高水平的领域。

---

① 资料来源：易善数据。以下关于腾讯 99 公益日的数据均来源于此。

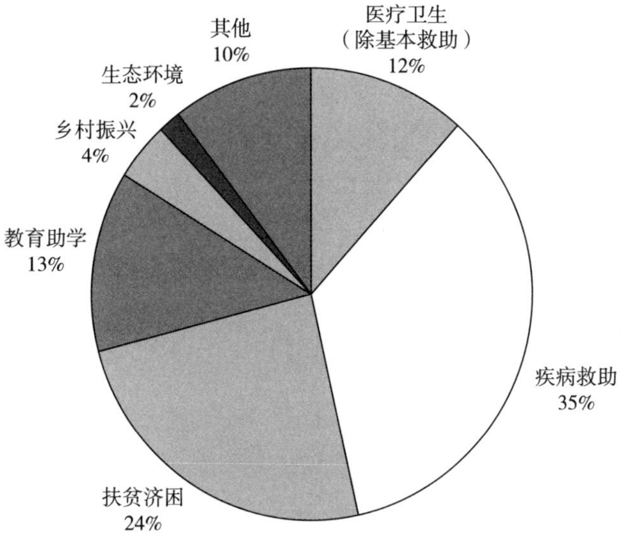

图 1　2020 年腾讯 99 公益日大病救助项目占比

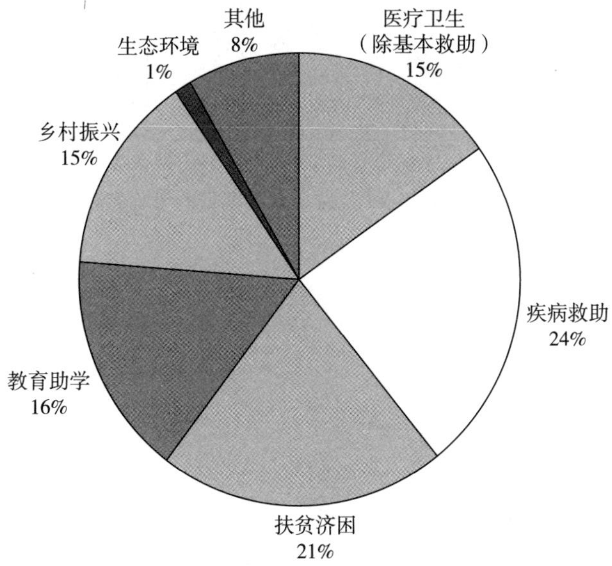

图 2　2021 年腾讯 99 公益日大病救助项目占比

2020年和2021年，腾讯99公益日筹款项目分别为12969个和13600个，其中疾病救助领域的项目数量分别为1834个和1852个，占当年项目数的比例分别为14.1%和13.6%。对比筹款金额占比（分别为35%和24%）可以发现，网络大病救助单项目筹款金额在所有项目中较高，在2020年达到51.64万元（见图3），2021年居于第二位，项目平均筹款额为52.59万元（见图4），仍然远远高于平均水平。这说明医疗救助项目资金需求普遍较大，当前我国法定医保仍然不充分，多层次医保体系仍旧存在较大的大病救助保障缺口，特别是在减轻重特大疾病患者的个体费用负担方面急需社会力量发挥补充作用。

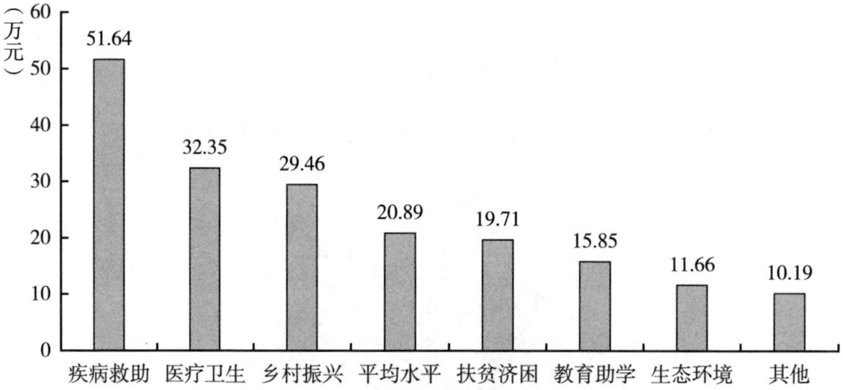

图3　2020年腾讯99公益日各类项目的平均筹款金额

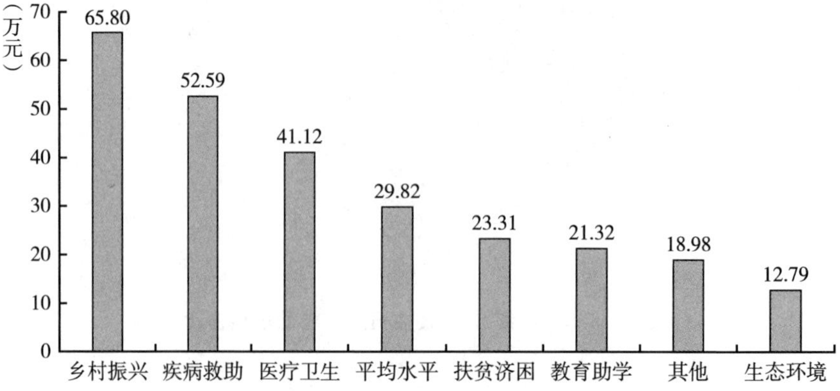

图4　2021年腾讯99公益日各类项目的平均筹款金额

2. 救助情况

（1）救助病种。2021 年通过腾讯 99 公益日筹款量最多的病种为包括白血病在内的血液病，共计筹款 1. 57 亿元。其中，明确是白血病的筹款数额为 6860. 4 万元，占到血液病筹款总额的 44%；明确为血友病项目的筹款额为 40. 6 万元，仅占血液病筹款总额的 0. 26%。此外，血液病的项目总数为 144 个，专门为白血病筹款的项目有 55 个，占项目总数的近四成。自闭症及其他心智障碍的疾病位列第二，共计筹款 1. 05 亿元。其中专门为自闭症患者筹款的项目为 6149 万元，占筹款总额的 58. 6%，筹款项目数量的 72. 5%。第三位为恶性肿瘤，共计筹款 3284 万元，项目数量为 65 个。按筹款数额排名前 20 种疾病病种如图 5 所示，血液病（含白血病）、自闭症等心智障碍、恶性肿瘤筹款数额明显高于其他病种，这些病种具有病情较重、病程较长、费用负担较重等特点。

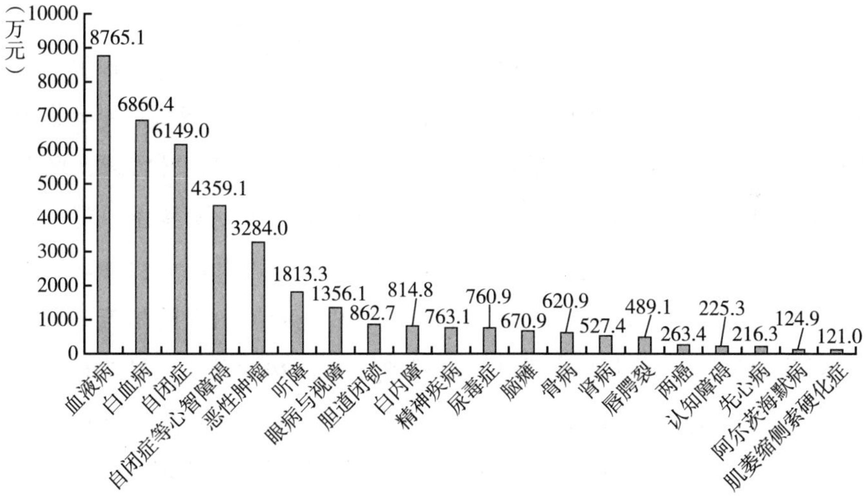

图 5　2021 年腾讯 99 公益日按筹款数额排名前 20 种的疾病病种

（2）救助地区分布情况。按照公募机构注册地分析，2021 年疾病救助共捐赠 9. 74 亿元。其中，注册地在民政部的公募机构筹款总额达到 3. 55 亿元，占总筹款额的 36%。其余分布在各省份，救助情况如图 6 所示。除民政部注册的公募机构，陕西省筹款 1.8 亿元遥遥领先，以陕西省慈善协会发起的救助项目为主。

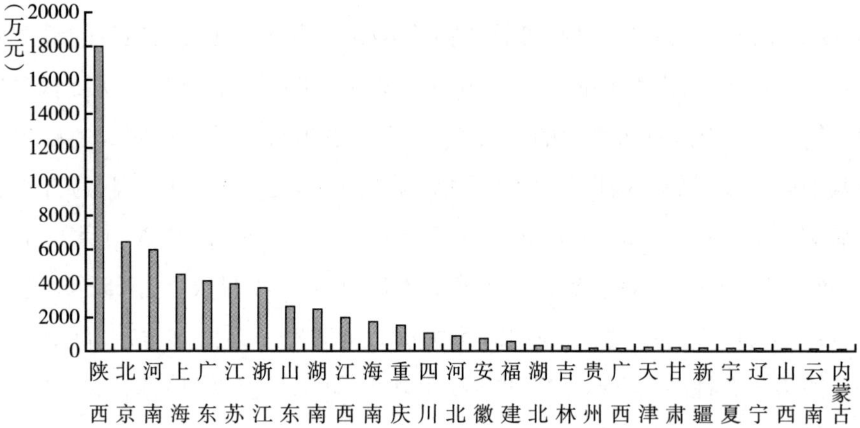

图 6　2021 年腾讯 99 公益日按照公募机构注册地统计的各省份捐赠数额

（3）受助群体分布。从年龄群体来看，2021 年腾讯 99 公益日项目以救助儿童为主，共有 851 个项目，占到总项目数的 46%。儿童疾病主要集中在自闭症、血管瘤、先心病、听障、视障、脑瘫、白血病、唇腭裂、恶性肿瘤、罕见病等病种。其中，心智障碍、听障、血液病、视障为主要资助病种，占据了儿童疾病救助项目的八成以上（见图 7）。其次为救助老年人的专项项目，数量为 145 个，占总数的 8%。其中主要以救助阿尔茨海默病和认知障碍症为主，项目共有 78 个。从性别来看，女性专项项目共有 28 个，其中妇女项目 18 个，主要集中在"两癌"的筛查与救助。从职业群体来看，专门救助某些职业群体的项目较少，散见于教师和军人群体。

3. 企业与慈善组织参与情况

（1）配捐情况。为了促进慈善组织和公众参与，腾讯 99 公益日设定了捐赠配额，根据公众捐赠情况，由腾讯公益根据相应比例进行捐赠，其在疾病救助领域的具体配捐额度如表 1 所示。2020 年和 2021 年腾讯 99 公益日分别配捐 1.44 亿元和 0.74 亿元，平均单个项目配捐分别为 7.85 万元和 4 万元。

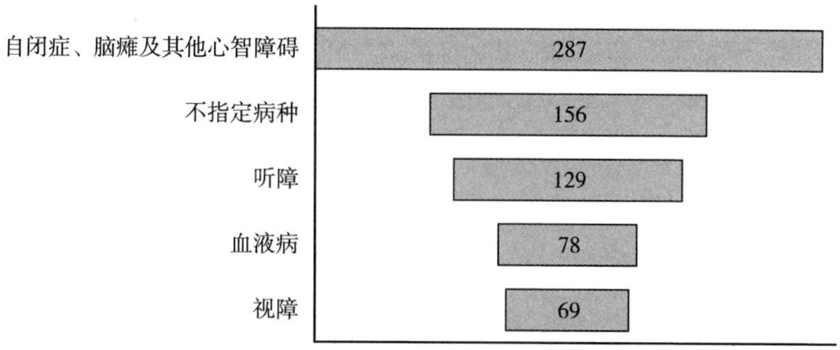

图 7　2021 年腾讯 99 公益日儿童疾病救助项目数量的前五种病种

表 1　2020~2021 年腾讯 99 公益日疾病救助捐款数额及募捐项目数量

年份	公众捐款额(亿元)	捐赠总额(公众+腾讯)(亿元)	募捐项目数(个)
2020	8.03	9.47	1834
2021	9	9.74	1852

（2）慈善组织参与情况。2021 年腾讯 99 公益日共有 175 个慈善组织参与疾病救助。整体来看，慈善组织前几名分别是中华少年儿童慈善救助基金会、中国听力医学发展基金会等（见图 8）。从图 8 中可以看出，排名在前的公募组织以全国性机构为主，从组织性质上看以慈善会为主。与其他慈善项目不同的是，对于残疾人和大病患者等进行专项救助的公募基金在救助领域发挥了重要作用。例如，中国听力医学发展基金会的慈善项目高达 110 个，筹款总额达到了 1101 万元，旨在通过在全国范围内购买听障康复中心等机构的康复服务为听障儿康复提供救助。

从公募组织层级看，2021 年腾讯 99 公益日开展疾病救助的注册地包括国家级、省级、市级及县区级公募机构发起募捐。从数量和筹款总额两方面，省级公募机构是主要的发起方，其次为在国家级，两者项目数量和筹款总额均占总量的 90%以上。其余为市县级及以下机构（见图 9、图 10）。

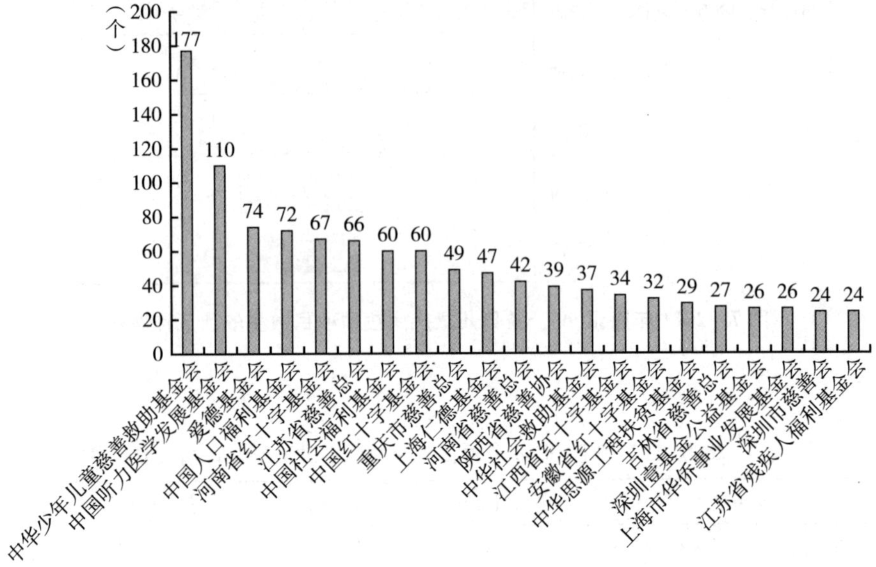

图 8　2021 年腾讯 99 公益日疾病医疗救助项目公募基金会前 20 名

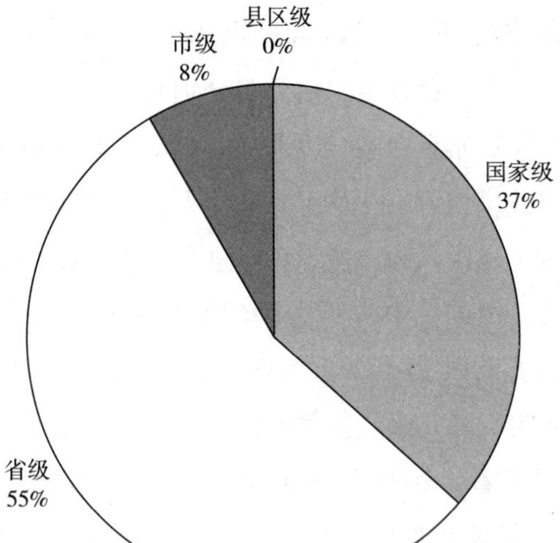

图 9　2021 年腾讯 99 公益日公募机构大病救助项目数量占比

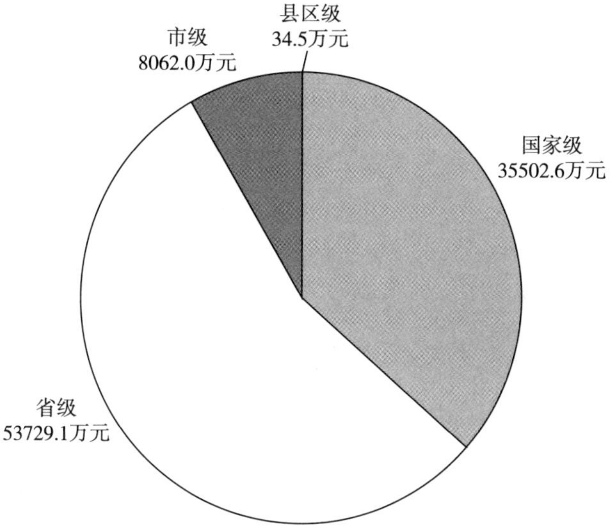

图 10　2021 年腾讯 99 公益日公募机构大病救助筹款数额

此外，从公募组织的性质看，慈善会和红十字会及其基金会参与广泛，仅慈善会、红十字会和红十字基金会三类慈善组织就有 46 个，占到慈善组织总数的近 30%。

（二）网络个人大病求助平台的实践

水滴筹和轻松筹自诞生以来一直是网络个人大病求助最大的两个平台，其救助规模一直遥遥领先，贡献了个人救助行业的绝大部分比例。因此，两家平台的救助规模可以基本反映出整个行业的救助状况。

1. 筹款情况

2014 年以来，轻松筹和水滴筹相继成立，两大平台的救助规模逐年快速增长。2014 年，捐助人数为 1.2 万人，次年捐助人数猛增到 864.4 万人，约为 2014 年的 720 倍。[①] 2021 年全年捐助人数已达近 2.3 亿，约为 2014 年的两万倍。自 2017 年起，两个平台每年筹款数额稳定在 100 亿元以上，

① 资料来源：水滴公司和轻松公司。以下关于两大平台的数据均来源于此。

2019年达到近200亿元。以2021年为例，当年筹款数额为113亿元，当年中央财政投入医疗救助补助金为302亿元，约为当年中央救助资金的37.4%。[①] 截至2021年底，通过两大平台捐助的累计人次已超过25.7亿。

2. 受益情况

（1）年龄分布。按年龄来看，两大平台受益人主要集中于41~70岁的中老年人群体，尤其以51~60岁为主，占到总求助额的近三成，总体呈现以该年龄群体为中轴，向前后收敛的纺锤体分布（见图11）。这种年龄分布一方面符合人体生命周期规律，另一方面也说明了两大平台对于老年人这种弱势群体的扶助，体现了对患病老年人群体的第三次分配。

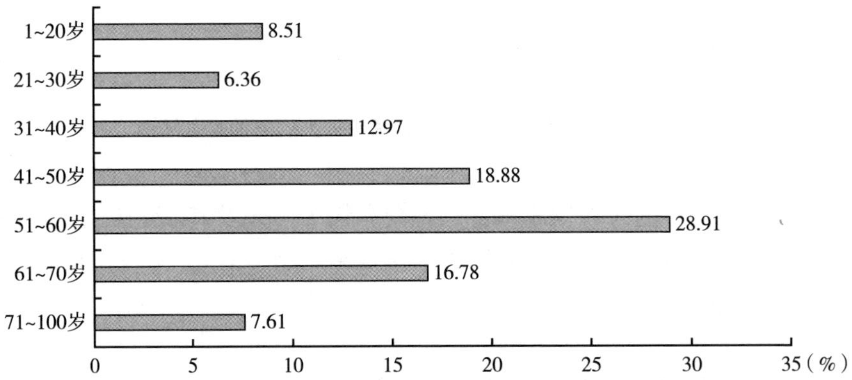

图11　2021年两大平台筹款受益人年龄分布

（2）地区分布。从两大平台受益人的地区分布可以看出，求助人主要集中在三线城市和四线城市及以下的地区（见图12）。这些地区人口较多，差异较大，整体生活水平相对一线和二线城市较低，因病致贫返贫风险较高，两大平台筹款体现了发达地区向不发达地区的第三次分配效应。

（3）病种分布。2021年两大平台病种主要集中在重特大疾病的病种，包括恶性肿瘤、脑出血、尿毒症、非急性脑梗死等。随着我国医药产业发

① 国家医疗保障局：《2021年全国医疗保障事业发展统计公报》，http：//www. nhsa. gov. cn/art/2022/6/8/art_ 7_ 8276. html，2022年6月8日。

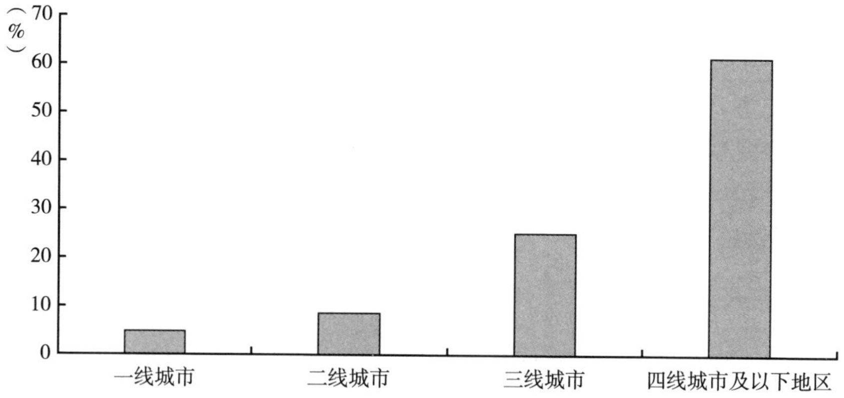

图 12　两大平台受益人的城乡分布特征

展和疾病谱变化，重特大疾病逐步慢病化，这在为患者延长生存时间的同时，也加重了患者的经济负担。加之这些病种药品费用高昂、治疗时间延长、医保目录外用药多等特点，大病患者不得不求助于两大平台筹集医疗费用。

三　网络大病救助推动医疗保障体系改革与发展的机制分析

（一）拓宽筹资渠道，提高大病患者保障水平

2020 年 2 月，中共中央、国务院印发《关于深化医疗保障制度改革的意见》，明确多层次医疗保障制度体系的建设目标有二，即在法定保障的基础上，一是向下保障重特大疾病的保障水平，二是向上满足多元医疗需求。显然，网络大病救助最重要且最直接的功能就是通过提高大病患者的保障能力，形成为制度补漏的结果。网络大病救助体现了除政府之外的市场和社会力量对于大病患者的帮扶作用。从前述实践中可以看出，网络大病救助无论是从慈善项目还是从网络互助两种渠道，都切实担负起了救助重特大疾病患者、儿童患者等特殊弱势群体的重任。在法定医保基础之上，引入社会力量

和市场机制拓宽救助渠道、提高患者的保障水平，是网络大病救助社会价值最直接的体现，也实现了其最终目的。

（二）对多层次医保体系进行结构性补充

网络大病救助对多层次医保体系的补充作用体现在三个方面。第一，网络大病救助体现了社会机制与市场机制的有机融合。与法定保障制度的强制性不同的是：一方面，网络大病救助建立在自主自愿参与并为公共利益服务的社会事业基础之上，自愿是慈善事业的普适性原则和首要价值，体现了社会的精神力量；另一方面，网络大病救助配捐机制和网络个人大病求助平台的运营模式等均体现了市场机制对慈善事业的创新贡献，也是将市场机制和慈善公益融为一体的典型试验，若没有市场机制与市场平台载体，网络大病救助的效果可能会大打折扣。第二，两种救助形式的内在互补性。以腾讯公益等为代表的网络大病救助是社会力量从供给侧对社会问题的关照，如对患病儿童等特殊群体及罕见病等特殊病种的选择体现了社会解决社会问题的内在选择机制。网络个人大病求助是从需求端对于社会力量的呼唤，其发展亦体现了我国求助权的顺利主张。二者相互呼应，从供给和需求两侧汇聚社会慈善资源，共同形成了法定医保救助制度之外的补漏层，而求助的顺利声张无疑是对多层次医保体系的兜底层的强化，从而从制度结构上保护弱势群体。第三，网络大病救助的结构性补充还体现为救助的高效性和及时性。以网络个人大病求助平台为例，两大平台能够快速回应求助者申请并提供相关服务，与法定救助制度中部分因病致贫群体事后报销以及慈善捐赠的烦琐程序相比，一定程度上降低了患者资金周转压力，充分体现了“救急”的补充功能。

（三）有效发挥医保体系的第三次分配效应

如上所述，无论是通过慈善组织发起的慈善项目还是个人求助，第三次分配效应主要体现在不同收入水平的个体之间、强势与弱势群体之间、发达地区与欠发达地区的群体之间的共享。此外，虽然慈善对于公平的要求并不像法定制度那样具有刚性，但是两种形式的网络大病救助都从不同视角体现了公平性，前者是通过面向非特定大多数人的专业化运作方式体现慈善公平，后者则是通过社会筛选，即大多数求助是遵循先自救和寻求法定保障的原则之后，仍然无法保障基本生活再做出求助选择，多数是社会机制筛选出的最应当受助的群体，因而具有一定的公平性。

（四）促进多层次医保体系有效融合

第一，个人大病求助平台和腾讯公益等网络平台利用自己的关键位置，通过开放的调用接口使自己成为基础设施。由平台产生的大量数据对于慢病管理、社会健康保险制度、辅助公共卫生研究等具有十分有益的参考价值。第二，个人大病求助平台也在积极参与惠民保等商业保险的营销等业务，从制度上将个人健康风险保障前移，推动更高水平的健康保障。第三，平台已经在地方层面探索与慈善组织、商业保险、政府部门等多层次医保体系的相关部门合作，探索地方多层次保障体系的融合。例如，2020 年水滴筹与浙江省缙云县展开多层次医保合作，探索医保、民政、卫健、残联、红十字会、慈善会等多主体参与、多部门资源整合汇聚到一站式救助的精准救助模式。

四　网络大病救助的现存问题、发展障碍及对策建议

（一）网络大病救助的现存问题

1. 网络大病救助平台监管欠规范

第一，网络个人大病求助平台筹款量巨大，但是该行业目前处于监管的真空地带，“扫楼”、诈捐和小平台圈钱跑路等个别不良事件阻碍着行业健康发展。行业缺乏监管体现在两个方面。一是法律地位不明确。2016 年《慈善法》制定之初没有将个人大病求助纳入其法律规制。2022 年启动的《慈善法》修法中，学者们对于其是否属于慈善范畴，进而是否应当纳入慈

善法中观点仍未达成一致。二是缺乏明确的监管部门和国家层面规制的政策。在国家层面，目前监管部门尚不明确，因而也并无相关部门规制。在地方层面，由于平台的影响力逐渐显现，江苏省、湖北省、北京市等地对个人求助及平台进行了探索性规范。例如，2020 年 1 月 1 日施行的《北京市促进慈善事业若干规定》第 26 条规定："个人为了解决自己或者家庭的困难，可以向慈善组织或者所在单位、城乡社区组织等求助，也可以向社会求助。求助人应当对求助信息的真实性负责"。但是该规定仅仅是对于个人求助权利的再次确认，并没有对互联网个人大病求助平台做出相应规制。目前地方规章对平台及其行业的规制相对较少，且由于互联网平台具有跨区域性，地区规制对全国性互联网平台规制范围十分有限。

第二，互联网募捐平台也出现不规范运营的情况，关于疾病救助的相关问题多集中在对个人求助和公开募捐区分不清、审核不严、违法开展公开募捐等问题。此外，全国人大常委会执法检查组在调研时发现，有慈善组织反映互联网募捐平台对慈善项目的执行成本、管理费用等要求比法律法规更加严格，在一定程度上限制了募捐渠道；个别互联网平台收取委托费用且比例过高，影响了实际募款效果。[①]

2. 慈善组织的资源动员能力较弱，对公众吸引力较低

2021 年，20 家慈善组织网络募捐平台筹集善款总共接近 100 亿元，腾讯 99 公益日慈善捐赠总额为 27 亿元，其中疾病救助募捐款项为 9. 74 亿元，占比 36%。按此比例推算，20 家慈善组织网络募捐平台筹集疾病救助总额为 30 余亿元，而同年两家网络个人求助平台的筹款额总计达到 146 亿元，是前者的近 5 倍。可见，即便是充分运用网络和信息技术，慈善组织公开募捐对公众的动员能力仍然与网络个人求助平台相去甚远。此外，前述数据表明项目发起方主要集中于中央和省级部门注册的公募组织，且各地慈善会、红十字会等具有官方背景的慈善组织占据一定比例。这说明除具有半官方身

---

① 张春贤：《全国人民代表大会常务委员会执法检查组关于检查〈中华人民共和国慈善法〉实施情况的报告》，中国人大网，http：//www. npc. gov. cn/npc/c30834/202010/afc0a05adb4242b49920c2251017205e. shtml，2020 年 10 月 15 日。

份或者与政府部门紧密关联的慈善组织具有较强的组织与动员能力外，真正民间意义的慈善组织基本上处于体量小、资源不足、可持续性弱的状态。最后，虽然公众参与腾讯 99 公益日的热情近年来持续高涨，但是从最终效果来看，公众捐赠在 10 年来维持在 25%左右，几无变化。这说明网络对于公众参与的推动更多在于捐赠渠道的改变和捐赠方式的创新，但公众参与深度仍然不足。从公众捐赠动机上看，人情捐赠、关系捐赠仍然为公众捐赠的主要方式。从可持续性上看，不乏偶发捐赠、激情捐赠和被动捐赠。以个人求助方式为主的网络大病救助一般属于急难救助，具有突发性且存在一定的既定社会关系。这些客观事实表明，虽然公众捐赠的参与人数和数量日益增长，但参与的深度有限，疾病救助领域的捐赠主要还是依赖偶发行为，距离公众惯常行为仍然有一定距离。

3. 网络大病救助发展不平衡

第一，参与疾病救助的慈善组织结构有待优化。不同规模、不同类型的组织参与大病救助程度具有较大差异。从组织性质上看，中央级、大规模的慈善组织在网络大病救助中发挥了重要作用，而县市级、小规模的慈善组织参与极为有限。从地域分布情况分析，各地慈善项目分布极为不均，处在项目筹款额排名前列的省份主要集中在北京等一线城市及陕西、河南、山东等省份，而北部、东北部、西部的绝大部分地区无论是从项目数量，还是从筹款总额上都具有巨大差异，这无疑将导致欠发达地区的患者救助需求较难得到满足。

第二，疾病救助项目结构有待优化。在网络大病救助实践中，由于公益机构大部分为独立运作，缺乏有效信息沟通，导致救助资源多集中在社会关注度较高的几个病种。一些疾病救助资源不足，另一些疾病救助资源过剩。同时，还存在救助项目、救助方式、救助对象趋同化等趋势。例如，在腾讯 99 公益日的疾病救助项目中，针对儿童的救助项目远远高于其他群体，老人、妇女和职业病群体得到的关注较为有限。此外，针对儿童自闭症的项目救助方式主要以康复训练和社会参与支持为主，项目救助对象和方式相对集中。

（二）网络大病救助的发展障碍

1. 发展理念分歧

业界和学界对于网络个人大病求助的认知仍存在分歧，是导致网络个人大病求助缺乏规范的重要因素。一些业界人士认为网络个人大病求助不具备公益性特征，因而不属于慈善，不应当在慈善法律中进行规制。而有学者指出，网络个人大病求助本身是从私域溢出到公益领域的混合募捐行为，具有一定公平性，应当将其作为中国特色的慈善事业看待。此外，对于如何规制网络个人大病求助平台，学者也有不同的意见。有的学者主张“公益性”应当与“营利性”相区分，因为法律上的公益组织与商业组织泾渭分明，所有将两者混淆或混合的做法最终只能使该组织首先适用商业组织的法律地位。有的学者则认为这种模式是一种创新，应当鼓励并给予特殊规制。也有学者希望将网络个人求助平台和网络募捐信息平台相融合，通过在网络信息募捐平台植入求助信息，逐步形成两种平台的统一和融合。

2. 慈善资源与政府、商业衔接不畅

作为多层次医保体系的组成部分，慈善资源和政府资源目前并没有形成有效对接，缺乏系统集成、协同高效的运作机制。一方面，政府部门与网络大病救助的资源共享和互动不足。例如，网络大病个人求助需要对求助者的经济情况真实性进行核实，由于个人收入、征信记录及是否属于特殊保障人群等信息缺乏，信息甄别存在一定困难。又如，由于缺乏信息共享，大病救助存在政府法定救助与慈善救助相重复的情况。另一方面，慈善资源与商业健康保险衔接不畅。由于缺乏沟通与衔接，慈善组织与商业保险公司对受助者的认定和报销流程存在冲突，给受助者带来一定困扰。

（三）网络大病救助与医保体系协同发展的对策建议

1. 规范发展：推动网络大病救助走向法治化

规范发展是平台融入多层次医保体系的前提，应从发展理念、法律法规以及如何监管三个方面考虑。一是要树立中国特色的慈善事业发展理念，不应当将现代慈善事业与民间互助对立，更不能用现代慈善否定民间互助。随着近年来网络个人求助的日益增多，我国公众纷纷慷慨解囊，爱心善意空前高涨。为此，应当将网络个人大病求助视为中国特色慈善的必要组成部分，以促进该行业健康发展。二是尽快出台相关法律法规，明确网络个人大病求助平台的监管主体和规制办法。当前正值《慈善法》修法之际，要借《慈善法》修法的政策窗口，将网络个人大病求助写入《慈善法》之中。同时，考虑其与慈善组织为主导的慈善形式不同，建议在《慈善法》附则中指定主管部门，由主管部门具体规定规制办法，以此来促进行业健康发展。三是如何监管。对于网络个人求助平台应当采取适应平台发展的类慈善组织管理方法。即仍然保持现在平台的商业身份，在实际运营中作为商业组织的一个独立板块，而非当前将其作为企业的社会责任部分，但在管理时要将其与企业的其他业务分开，保持一定的独立性。但在运营时由于其具有一定的公共性，可考虑将其作为非营利组织看待，采取非营利组织的管理方式，例如设立准入门槛，运行提取一定份额的管理费等。这样做主要考虑到两点：一方面，顺应和尊重平台的历史发展轨迹，利于继续促进商业运营的积极性，将平台继续运营好，保持平台活力；另一方面，将其与其他业务适当保持距离是为了隔离商业对平台的营利激励及负面影响，促进平台平稳可持续发展。此外，对于网络募捐信息平台应当加强日常监管，并建立动态调整机制，对于已经取得资质的平台进行评价，促进平台积极作为，吸引公众参与疾病救助等慈善项目。

2. 协同发展：处理网络大病救助与其他制度的关系

处理好医保制度体系中各制度的关系是促进多层次医保协同发展的关键。第一，处理好网络个人大病求助与疾病救助慈善项目之间的关系。二者同属于网络大病救助，在筹资、经办、管理和支付等方面都具有先天互补优势。为此，依法依规建立二者联动机制，可以有效畅通渠道，减少审核程序，促进大病救助平台上符合慈善项目要求但社会资本匮乏的求助人向其他慈善项目转归，促进慈善资源有效配置。同时，建立联动机制也可以防止一个求助者在不同慈善项目中重复寻求帮助，避免资源浪费。第二，处理好网络大病救助与商业保险的关系。一是处理好网络个人大病求助与商业保险的关系。当前，网络大病求助平台与商业保险关系十分紧密，形成了独特的“救助引流，商保反哺”的运营模式。从短期看，救助平台为公众提供了保险意识培育的场景，促进了商业健康保险销售。但从宏观结构和长远看，可能会造成对商保的“挤出效应”。因此，要正确看待网络大病求助平台的作用：一方面充分肯定平台对于保障个人求助权利和补充多层次医保体系做出的重要贡献；另一方面也要避免过分夸大网络个人大病求助平台的效应，守住救助的底线，将慈善资源用于真正被救的人，引导百姓通过购买健康保险的方式分散疾病风险。二是探索建立慈善捐赠与商业保险的跨部门信息联动和协同办理机制，尽量减少互认和报销环节衔接不畅的问题。第三，处理好网络大病救助与政府的关系。大病救助虽然是社会自愿行为，但慈善资源毕竟有限，需要医保、民政等部门在必要时给予一定的指导和建议，尽量避免重复救助和救助趋同现象发生。

3. 高效发展：探索促进医保体系更加健全完善的发展路径

以网络大病救助发展带动其他制度形成制度合力，促进未来多层次医保体系的发展和完善，是网络大病救助发展的应有取向。一是按规定探索大病救助平台与医疗保障信息平台、商业健康保险信息平台的信息共享。一方面，探索利用平台沉淀的临床信息、医疗费用、疾病特征等海量跨时段数据，为政府决策、制度设计和科学研究提供丰富的数据支撑。另一方面，探索“政府+平台”监管模式，创新监管理念和方式，促进救助规范化。二是探索医疗救助和网络大病救助等多种慈善形式之间的有效合作。可尝试通过政社合作的方式，在救助体系中将医疗救助、慈善捐赠、互助和网络大病救助等横向资源进行纵向整合，以实现资源的有序利用。

将网络大病求助平台引入地方多层次医保体系建设是一个可行的探索方向。鼓励地方政府积极探索与网络大病求助平台、慈善组织等之间的多方合作机制，大病个人求助平台企业也要在合作中勇于担责，守住责任底线，共同建立基于地方实际、多层次参与、多主体参与的救助体系。一是以人民需求为中心，精准识别并覆盖基本医疗保障以外的大病患者并制定救助目标，确保救助全覆盖。二是充分调动当地企业等多种慈善资源主体，采取多样化手段和途径，不断提高救助水平并向困难群体倾斜。三是优化救助经办机制，整合救助经办和网络大病求助平台等社会救助资源，探索“一站式”服务，做好救助对象识别、信息互认、待遇给付等经办服务。四是加强救助基金监管。明确基金监管方式和各方责任，做好基金管理和数据动态监测，确保救助金安全高效和合理使用。

B.9

社会组织参与医疗救助：现状、模式与展望

——以深圳市恒晖公益基金会“联爱工程”为例

深圳市恒晖公益基金会

摘　要： 社会组织在参与医疗救助时，应当从服务对象的实际需求出发，结合政策导向，加强与政府的沟通合作，科学设计项目，广泛链接社会资源，努力为服务对象建立精细化的社会支持体系。本报告以深圳市恒晖公益基金会儿童白血病医疗救助项目“联爱工程”为案例，研究和讨论社会组织参与医疗救助过程中的相关问题，分析社会组织系统性参与医疗救助的可行路径和经验方法，为提高社会资源分配效率、完善社会组织参与医疗救助项目体系提供参考。

关键词： 健康中国　健康公益　医疗救助社会组织　联爱工程

一　引言

党的十八大以来，在以习近平同志为核心的党中央坚强领导下，我国建起了世界上最大的基本医疗保障体系，以基本医疗保险为主体，医疗救助为托底，补充医疗保险、商业健康保险、慈善捐赠、医疗互助等共同发展的多层次医疗保障制度框架基本形成，更好满足了人民群众多元化医疗保障需求。我国卫生健康事业从“以治病为中心”向“以人民健康为中心”迈进，

努力全方位、全周期保障人民健康，健康中国战略稳步推进。

在国家卫生健康事业取得长足发展和巨大成就的同时，我们必须清醒地看到，我国东西部、城乡间医疗发展水平的不充分、不均衡，使得“看病难”、“看病贵”问题依然存在，因病返贫致贫也是巩固脱贫攻坚成果同乡村振兴有效衔接工作中最难啃的“硬骨头”之一。近年来，从中央到地方，各级政府无不强调“坚决守住防住因病返贫致贫底线”，不断加大医疗保险和医疗救助领域资金、资源的投入。在国家政策的引导和支持下，社会组织在支持国家卫生健康事业发展，特别是在医疗救助领域开始发挥越来越重要的作用。

本报告从社会组织参与医疗救助的整体发展情况出发，介绍深圳市恒晖公益基金会“联爱工程”项目的发起背景、探索过程、工作成效和创新意义，分享在项目开展过程中的经验和思考，展望项目未来发展，以“解剖麻雀”的形式同大家共同研究和探讨，社会组织如何更好地为有需要的群体提供有效救助和精细化支持，更好地参与医疗救助体系建设和服务国家卫生健康事业发展，助力实施健康中国战略。

二　社会组织参与医疗救助的基础与现状

我国社会组织的规模日益扩大，截至 2021 年，民政部“中国社会组织政务服务平台”统计显示我国社会组织总量已经超过 90 万个。[①] 社会组织近年来在扶贫扶弱、环境治理、疾病防治、医疗救助、教育救助等方面发挥了不可替代的作用，尤其是在医疗救助领域，社会组织在募集资金、资源配置、救助效率、救助范围、救助形式等方面具有明显的优势。2016 年，《慈善法》的颁布为我国传统慈善走向现代慈善、法治慈善提供了法律依据，有力推动了我国公益慈善事业的快速发展。《中国慈善发展报告（2021）》相关测算数据显示，2020 年全国社会公益资源总量预测为 4100 亿元，其中

① 此资料来自中国社会组织政务服务平台《中国社会组织政务服务平台全新上线》，https：//chinanpo. mca. gov. cn/xwxq？ id = 13781&newsType = 1938，最后访问日期：2023 年 2 月 28 日。

社会捐赠总量为1520亿元，较2019年增长10.14%，从捐赠样本的捐赠意向来看，医疗健康领域占比18.04%。[①] 长期以来教育救助和医疗健康两大领域都是慈善捐赠的重头戏，有很多社会组织已经在参与医疗健康领域建设中探索出新路。梳理和总结过往经验，高效发挥社会组织在多层次医疗保障体系中的优势与作用，更好地服务于健康中国战略大局，是下一阶段大家讨论和研究的方向。

（一）社会组织参与医疗救助的政策引导

医疗救助在早期探索阶段多由政府提供，政府通过为贫困病患群体提供免费参保支持、减免部分医疗费用等措施展开医疗救助。这些措施在实施的过程中存在一些问题：一是由于政策需遵循普惠、公平等原则，由政府单方面提供医疗救助不可避免地存在着医疗救助对象范围窄、救助资金压力大、救助效率低等问题；二是因为医疗救助对象所患疾病不同、家庭困难状况不同等，贫困或低收入患病群体、重特大患病群体对医疗救助往往存在个性化需求，而这种个性化医疗救助需求，政府政策很难满足。社会组织因其救助模式的灵活性、募集资金等方面的属性，有助于解决这些问题。因此，引导和鼓励社会组织等社会力量参与到医疗救助中来，构建全面多层次的医疗救助体系，发挥资源整合的优势，共同为贫困低收入群体，因病致贫、返贫的患者提供更全面的医疗救助，有利于分散疾病风险、提高资源利用率和社会医疗救助水平。[②]

在促进慈善组织参与医疗救助方面，2014年国务院颁布实施的《社会救助暂行办法》明确“国家鼓励单位和个人等社会力量通过捐赠、设立帮扶项目、创办服务机构、提供志愿服务等方式，参与社会救助”。特别是2016年《慈善法》的颁布，为依法依规开展慈善工作提供了基本遵循。近年来，国家在落实和深化医药卫生体制改革、完善社会救助体系、加强重特大疾病救助以及临时救助和慈善事业发展等方面，陆续出台了引导与支持社

---

① 朱建刚、严国威：《建设韧性的慈善共同体：2020年中国慈善事业发展报告》，见《中国慈善发展报告（2021）》，社会科学文献出版社，2021，第1~19页。

② 李晓旭：《社会组织开展医疗救助状况及对策研究》，华北理工大学硕士学位论文，2021。

会组织参与医疗救助的系列政策法规或指导意见。民政部门一直鼓励、引导慈善组织设立医疗救助方面的捐赠项目，积极探索在医疗救助领域，政府力量与以社会组织为代表的社会力量的协作和互补机制。以困难群众和重特大疾病患者需求为导向的，全面多层次的医疗救助体系正在形成。[①] 接下来以儿童白血病领域为例，介绍一些比较有代表性的案例经验。

（二）社会组织参与儿童白血病医疗救助的基本状况

1. 中国红十字基金会

中国红十字基金会于 2005 年、2006 年分别设立了救助白血病儿童的“小天使基金”、救助先心病儿童的“天使阳光基金”。“小天使基金”对全国范围内 0~18 周岁完成造血干细胞移植手术的白血病患者每人一次性资助 5 万元；对无须造血干细胞移植手术或需要移植但尚未实施移植手术的白血病患者每人一次性资助 3 万元；患者在获得 3 万元资助款后完成造血干细胞移植手术，补充一次性资助 2 万元。“天使阳光基金”针对项目定点医院的 0~14 周岁患有先心病且家庭经济困难、尚未进行手术治疗的儿童提供一次性救助，按照患者申请时的家庭自付情况给予 5000~30000 元不等的救助。[②]

2. 爱佑慈善基金会

北京爱佑慈善基金会创立于 2004 年，是在民政部登记的全国性公募基金会。爱佑慈善基金会在儿童医疗领域深耕多年，不断升级方法论，致力于系统化解决重大疾病患儿所面临的“看不起”、“治不好”和“痛苦大”等主要问题。累计与全国近百家顶尖医院开展合作，瞄准家庭困难重疾儿童“看不起”的问题，通过“爱佑童心”、“爱佑天使”、“爱佑晨星”三大患儿救助项目，截至 2021 年 12 月已为超过 75000 名家庭经济困难的大病患儿提供救助支持。2011 年北京爱佑慈善基金会发起“爱佑天使”救助项目，项目针对定点医院 0~18 周岁的儿童血液病及儿童实体瘤的孤儿或经当地政

① 李晓旭：《社会组织开展医疗救助状况及对策研究》，华北理工大学硕士学位论文，2021。

② 中国红十字基金会官网：https：//crcf. org. cn。

府认证的困难家庭，提供一次性救助。①

3. 碧心公益服务中心

广东省广州市碧心公益服务中心（简称：碧心公益）源于2012年广州爱心市民参与的“全城义剪”救助白血病女孩小碧心的公益行动，于2014年12月在广州海珠区民政局注册登记，业务主管单位是共青团海珠区委员会。碧心公益致力于大病儿童及家庭的救助和服务，通过慈善医疗救助、志愿陪伴关怀、心理支持、搭建救助平台等方式，使得困难家庭享有公平的治疗机会，改善大病儿童及照顾者与疾病的相处，提升社会认知和关注，让孩子享有生命尊严。机构荣获广州慈善榜“最具影响力慈善组织”奖、广州市学雷锋志愿服务“四个一批”最佳志愿服务组织等多项荣誉。碧心公益服务中心的儿童白血病救助项目“让爱告白”，针对在广州公立医院就医治疗、家庭经济困难、16周岁（含16岁）以下的白血病儿童提供一次性1万元的救助。②

4. 网络众筹平台

随着互联网时代的发展，轻松筹、水滴筹等网络大病众筹募捐平台逐渐成为一种新兴救助方式，众多大病患者在平台发起众筹，通过转发求助获得相应资金支持，几乎每个人的微信朋友圈都可能看到过这样的信息。但互联网筹款平台并不属于慈善组织，患者在平台发起的救助也仅限于个人向社会求助的范畴，由于求助需求量大、求助信息核查复杂、平台审核甄别力量有限等导致互联网筹款平台存在鱼龙混杂现象，从发起人资格审核到最终拨款都很难得到有效监管，且大部分互联网筹款平台是依靠患者朋友圈的力量，平台缺乏科学合理的推广机制，往往筹钱最快最多的是手握最多资源的人，真实贫困且资源匮乏的个人相反难以得到有效帮助，长此以往，会导致真正需要帮助、处于沉默状态的广大困难群众健康权益受损。

以上只是几家项目案例的简介，我国已经有不少社会组织参与医疗救助的实践，符合我国构建全面多层次医疗救助体系的要求。但也有很多待提高

① 爱佑慈善基金会官网：www. ayfoundation. org。

② 碧心公益服务中心：www. bixin. org. cn。

和改进的地方，例如救助形式总体较为单一，多为对项目救助群体采取一次性经济救助，或是提供平台依靠患者家庭自身力量向社会发起救助，往往在政策层面关注较少，在多层次、多维度、科学合理的系统性救助方面仍旧存在很多探索空间。

三　深圳市恒晖公益基金会“联爱工程”项目的创新性探索

（一）基金会简介

深圳市恒晖公益基金会（以下简称“恒晖”）成立于2017年5月，由曾荣获党中央表彰的“全国优秀县委书记”陈行甲发起。恒晖以“通过创新的公益实践，探索建立针对脆弱群体的社会支持系统，推动提升公益在社会治理体系中的价值”为使命，开展大病救助、公益卫生技术评估、乡村医生培训、青少年心理健康和教育关怀等方面的公益创新项目。

2017年8月，恒晖牵头发起“联爱工程”公益项目，通过“儿童癌症综合控制”公益实践，从慈善医保补充报销、患者服务规范、欠发达地区医生能力提升、药物政策完善四个维度创新重大疾病综合控制模式，探索社会力量系统性参与大病救助的模式。

2018年7月，恒晖牵头发起“读书，带我去山外边的海”公益夏令营活动，带领贵州省黔东南州山村儿童到深圳的大海边开展一周时间的公益游学。2020年，夏令营活动更名为“梦想行动”，希望帮助山村孩子们开阔视野，丰富心灵，点燃梦想，增强他们通过努力读书改变人生的内在动力。

2019年8月，恒晖牵头发起“知更鸟计划”公益项目，致力于构建关注青少年心理健康的社会生态系统，让青少年的心理困惑被看见、被了解、被疗愈。首期项目为试点地区河源市的教师、学生、家长提供专业心理培训和辅导，提升预防、识别、干预早期中学生心理精神困惑的能力，关爱青少年心理健康。

2020年2月，恒晖第一时间开展新冠抗疫工作，支援前线、帮助脆弱群体。3月，牵头发起“传薪计划”公益项目，致力于为抗疫一线牺牲英雄的未成年子女提供长期的陪伴关怀，探索为社会做出特殊贡献的英雄家庭建立社会支持系统。2020年9月，“传薪计划”公益项目获得2020中国公益慈善项目大赛“抗击疫情及公共卫生特别奖”。

2020年12月，恒晖被评为5A级公益基金会。

2021年1月，恒晖创始人、理事长陈行甲当选中国光彩事业促进会常务理事，在北京受到全国政协汪洋主席亲切接见。

（二）“联爱工程”项目背景

习近平总书记非常关心少年儿童的成长，强调“孩子们成长得更好，是我们最大的心愿”。[①] 党中央、国务院高度重视儿童医疗健康事业和重大疾病诊疗保障。据世界卫生组织统计，癌症已成为导致儿童死亡的第二大原因。其中儿童白血病位居儿童癌症发病率之首，每10万儿童就有约4名会患上白血病。[②] 儿童白血病并非“不治之症”，以儿童白血病中占比最高的急性淋巴细胞白血病（ALL）为例，患者5年总体生存率和无事件生存率分别为88.7%和67.3%。[③] 但是治疗费用过高带来的经济负担，以及因治疗周

① 习近平在同全国各族少年儿童代表共庆“六一”国际儿童节时强调让孩子们成长得更好。http：//cpc.people.com.cn/n/2013/0530/c64094-21680190.html，最后访问日期：2023年9月14日。

② 据中国儿童白血病诊疗登记管理系统统计，我国0~14岁儿童白血病2016~2018年平均每年新发病登记率为42.9/百万。此资料来自中国新闻网《中国儿童白血病发病及诊疗现状：急性淋巴细胞白血病占比最高》，https：//baijiahao.baidu.com/s? id=1673182697485349782&wfr=spider&for=pc，最后访问日期：2023年2月28日。

③ 据中国儿童白血病诊疗登记管理系统数据分析显示：白血病类型中急性淋巴细胞白血病比例最高，占儿童白血病的72.4%；急性髓细胞白血病占18.3%；急性早幼粒细胞白血病占4.5%；慢性粒细胞白血病占2.0%；幼年型慢性粒单核细胞白血病占0.6%，与欧美国家儿童白血病分布基本一致。通过对随访信息登记率较高的7个省（自治区、直辖市）进行生存分析，急性淋巴细胞白血病（ALL）患者5年总体生存率和无事件生存率分别为88.7%和67.3%；急性髓细胞白血病（AML）患者5年总体生存率和无事件生存率分别为74.5%和46.1%；急性早幼粒细胞白血病（APL）患者5年总体生存率和无事件生存率分别为93.4%和89.3%。此资料来自中国新闻网《中国儿童白血病发病及诊疗现状：急性淋巴细胞白血病占比最高》，https：//baijiahao.baidu.com/s? id=1673182697485349782&wfr=spider&for=pc，最后访问日期：2023年2月28日。

期过长、缺乏科学的认知和社会支持网络薄弱等多重原因带来的精神压力，就像压在患者家庭身上的两座大山，使他们不堪重负。

2017 年 4 月，恒晖工作组在广东省河源地区开展调研时了解到，河源地区户籍人口有 370 多万，14 岁以下儿童白血病患者数量逾百。[①] 导致当地白血病患者家庭治疗费用高昂的原因主要有三个：其一，当地医保报销比例整体偏低，市内三级医院报销比例为 60%。如果选择其他省市的医院治疗，报销比例仅有 35%~55%。其二，当时的河源市不具备任何儿童白血病诊治的能力，当地的主要综合医院——河源市人民医院因为缺乏儿童血液科专科医生，无法为本地白血病儿童提供诊治服务，更无法开展造血干细胞移植及相关治疗。在此情形之下，不幸患病的家庭只能被迫选择到广州、深圳、惠州、东莞甚至北京、河北等异地的医院进行诊治。对患者而言，异地就医时不仅医保报销比例更低，产生的交通食宿费用和误工损失，对患者家庭来说也是一笔不小的开支。其三，白血病治疗所使用的药物，不能报销的部分占相当大比例。输血、进口药品、营养针、进口抗生素等均不在医保报销范围，但是对于化疗过后免疫力低下、营养不良的患者来说，这些药又是急需的，每个患者治疗过程中自费药的支出少则一两万元，多则十几二十万元，无疑大大地增加了患者家庭的经济负担。

儿童白血病治疗周期平均需要 3 年左右，部分患者则需要 5 年甚至更久，大部分家庭会因为治疗脱离正常的生活轨道，加上治疗过程中随时需要面对的各种棘手问题，以及社会支持网络薄弱等，让白血病患者家庭承受着巨大的精神压力。

2017 年 8 月，“联爱工程”项目由深圳市恒晖公益基金会领衔，在河源市民政局、卫计局、社保局联合发文（河民〔2017〕98 号）支持下成立。项目首期以广东省河源市为试点地区，以儿童白血病救助为切入点，计划用 10 年的时间，探索社会组织系统性参与大病救助的模式。

---

① 本项目相关数据均出自《联爱工程项目报告 2017-2022》。

（三）“联爱工程”项目内容

1. 以基础医保、大病医保保障和政府医疗救助为基础，减轻儿童白血病患者家庭的经济负担为切入点的经济救助工作

“联爱工程”项目针对河源市儿童白血病患者医保报销比例偏低的问题，设立“慈善医保补充基金”，与河源市医保局密切配合，以患者治疗白血病相关的医保（住院/门诊）数据为准，将患者医保目录内费用整体报销比例提升至90%（2022年起，该报销比例已调整至100%），为患者家庭提供直接经济支持。

2. 减轻患者家庭精神压力，探索儿童白血病专项医务社工服务模式

项目下设立患者服务中心，通过医务社工介入，开展心理疏导、个案管理、入户探访、营养照护、疾病宣教、社会资源链接等系列服务，帮助儿童白血病患者家庭正确认识疾病，科学、理性地选择治疗方式，关注并提升患者营养状况，合理利用社会资源，最终顺利康复并恢复社会功能。

3. 减少患者异地就医比例，助力国家建立分级诊疗体系

培养提升河源地区的儿童白血病诊疗能力，需要在当地寻找一个落脚点。2017年项目开展基线调查时，曾走访调研过河源市内两家医院，最终选择与河源市人民医院开展合作，基于以下原因：（1）该院可以提供14岁以上白血病治疗，只是没有儿童血液科专科医生；（2）开展白血病治疗的治疗方案为化疗，做不了骨髓移植，但可做白血病维持治疗及康复期治疗；（3）河源市人民医院血液内科有意愿发展儿童白血病治疗，科室医生有兴趣、有动力接受白血病治疗培训。“联爱工程”项目设立优医中心，以河源市人民医院为核心合作医院，联合中山大学孙逸仙纪念医院儿童血液肿瘤科专家团队，制定当地优医计划，共同开展多项工作，培养并提高河源当地的儿童白血病诊疗能力。

医生、护士的进修培训，是优医中心的第一项重点工作。资助河源市人民医院血液科的医护人员到具有丰富的儿童白血病诊疗经验的三甲医院学习，在有关儿童白血病的诊断、治疗和护理方面的能力得到提升后，再回到河源本地开展工作，建立儿童血液组，该小组能够独立开展常见儿童白血病的诊断、治疗和护理工作，让河源地区的儿童白血病患者有机会选择留在本地治疗，减少了异地就医的奔波。

引导群众发病时首先到基层医疗卫生机构就诊，是有效减轻医疗资源挤占、促进医疗资源配置合理分配的重要途径。促进该项工作目标实现的前提是：基层医疗卫生机构具备基本常见病、多发病的处理能力和常见大病的诊断识别能力。为此，项目联合河源市人民医院血液科以及中山大学孙逸仙纪念医院儿童血液科，到河源市各县（区）基层医院开展儿童白血病诊断识别和治疗经验分享的讲座，提高基层医生对儿童白血病的识别能力，在工作中遇到疑似情况能够尽快反应，将患者转诊到市医院进行确诊，尽量减少儿童白血病患者在就医过程中常遇到的延迟诊断和错误诊断情况。

搭建河源市人民医院血液科与中山大学孙逸仙纪念医院儿童血液科之间的远程会诊系统，邀请专家团队到河源地区开展专家义诊、巡诊、查房等工作，有效促进医疗机构之间建立分工协作机制，促进优质医疗资源纵向流动。

4. 以提高患者家庭药物可及性为目标开展 HTA 工作

项目通过支持高水平卫生技术评估工作的专业团队，评估白血病治疗中常用且有效的医保外药物，并将通过评估后的推荐药纳入项目报销，直接给患者家庭提供资助。结合在项目中的试验成果及多方研究，形成专业的评估报告并提交国家医保决策部门，推动相关药物纳入医保目录。同时对医保报销政策、医院管理政策、行业重要政策进行研读评估。

（四）“联爱工程”项目工作成效

五年时间里，“联爱工程”为 155 名河源籍白血病患儿提供慈善补充报销资金救助超过 580 万元，为 162 个患者家庭提供疾病科普、防感染培训、营养照护、心理支持等医务社工服务，完成了 84 户患者家庭的探访，探访足迹遍布河源、深圳、惠州、广州、北京等地。帮助河源从无到有建立儿童血液科，河源所有儿童白血病家庭因此受益。完成培门冬酰胺酶和伊马替尼两种儿童白血病临床广泛使用新药好药的 HTA 评估并提交国家医保部门。2019 年“联爱工程”项目成功复制到青海省，在青海省救助了 108 名白血病儿童患者。项目结合自身优势，紧跟政策，坚持跨专业、跨学科合作，为探索社会组织系统化参与医疗救助提供了参考路径，取得了一定成果。

1. 儿童白血病患者家庭经济负担得到有效减轻

减轻儿童白血病患者家庭的经济负担是项目首要的目标，2017 年 12 月至 2018 年 3 月，山东大学卫生管理与政策研究中心（国家卫健委卫生经济与政策研究重点实验室）对项目启动后的实施情况和效果进行了抽样调查评估。通过现场和在线调查分析显示，参与调查的 30 户白血病患者家庭贫困发生率为 100%；患者家庭贫困距平均为 1359. 86，“联爱工程”救助后的贫困距减少至 878. 79，平均下降幅度为 35. 37%。如果不考虑项目救助的话，调查时患者家庭灾难性卫生支出率为 96. 77%。在经“联爱工程”救助后，发生灾难性卫生支出的户数由 30 户下降为 23 户，下降幅度为 23. 33%；灾难性卫生支出率由 96. 78%降为 74. 19%，下降幅度为 22. 59%。

2022 年 1 月，“联爱工程”项目下所救助的白血病患者达 140 户，经过项目组和沈阳药科大学对项目下救助的 81 户已完成维持期治疗的儿童白血病患者家庭进行抽样调查显示（调查数据采取其中 43 户），患者总患病成本包括院内总费用和院外总费用，其中院内总费用约占总患病成本的 58. 7%，患者院内费用平均支出 290103. 89 元，最高支出 753642. 26 元，最低支出 65178. 90 元，其中基本医疗保险、大病保险、其他补充医疗保险及医疗救助等报销约占总住院费用的 50. 5%，患者需自行承担 49. 5%，“联爱工程”对此部分需要患者承担的住院费用进行补充报销，报销费用约占患者自付费用的 30. 3%，占院内总费用的 15%，使患者所需承担的住院费用降低到人均 100079. 66 元，最高支出 436645. 83 元，最低支出 7901. 82 元，只占全部住院成本的 34. 5%（见表 1）。

表 1 “联爱工程”儿童白血病患者院内费用统计

项目	平均数/元	标准偏差	中位数/元	最大值/元	最小值/元
医院内总费用	290103.89	145010.08	270000.00	753642.26	65178.90
基本医保报销	112325.56	49393.45	109371.65	224989.59	25158.10
大病报销	34173.49	26953.63	33105.12	90224.25	0.00
联爱报销	43525.18	16825.90	43064.83	79006.31	9317.89
联爱报销后自付	100079.66	81085.89	79631.91	436645.83	7901.82

资料来源：《联爱工程项目报告 2017-2022》。

从针对项目不同阶段的两次调查评估可以得出结论，项目的实施对减轻白血病患者家庭的经济负担具有明显效果。

2. 以人文关怀减轻患者家庭精神压力，构建有力的社会支持网络

患者的社会支持不足除表现在资金救助的力度不够之外，还表现在心理支持欠缺、社会层面互动降低、营养照护和疾病宣教的欠缺等方面。在心理支持、社会互动方面，多数家庭主要通过亲戚、朋友、邻居寻求关心和帮助，项目组在服务过程中发现，因为儿童白血病治疗较长的周期性和疾病的特殊性问题，病友互助已经慢慢成为许多患者家庭的首选减压方式，联爱项目在服务过程中，为河源地区儿童白血病患者家庭建立了河源病友互助网络，在患者群内实时分享疾病宣教知识、社会救助资源，也让患者家庭无论是在线下还是线上、是需要心理安慰还是治疗相关的信息，都能够随时寻求同路人的支持，构建良好的社会支持网络。

以项目组工作人员为代表的社会力量，定期组织捐赠人、志愿者开展患者入户探访工作，深入与患者家庭交流，了解患者家庭需求并提供社会资源链接服务，为患者家庭构建了有力的社会支持网络。总结项目成果、项目案例与患者家庭分享，也间接帮助患者及家属舒缓了心理压力。曾有患者家属在项目组的一次家庭访谈中这样告诉社工：“很感谢你今天跟我的沟通，过去真的缺少这样的机会说出自己的压力，说完之后我感觉好多了，希望所有

家庭都有你们的陪伴。”

3. 培养并提升河源地区儿童白血病诊疗能力，助力国家分级诊疗初见成效

2018 年优医计划启动，项目推动河源市人民医院血液内科的一名副主任医师到中山大学孙逸仙纪念医院儿童血液科进行为期半年的进修学习。学成归来后该名医生积极投入自己的岗位工作中，带领科室团队共同学习儿童白血病诊疗技术和知识。随后三年间，项目又陆续资助河源市人民医院 2 名护理人员到孙逸仙纪念医院进修学习。目前，河源市人民医院不仅已经建立了基本的儿童血液组，有中山大学孙逸仙纪念医院儿童血液科专家团队的远程会诊支持和线下巡诊支持，还得到了广东省人民医院儿童血液方面的主任专家驻扎支援。截至 2021 年 12 月，已成功救治 7 名儿童白血病患者，有 2 名已停药并复学，其余 5 名也进入维持期。

河源地区儿童白血病诊疗能力的提升，除了让留在本地化疗的患者家庭直接受益外，也为推动分级诊疗体系中的“急慢分治”和“上下联动”打下了扎实的基础。过往到异地就医的患者家庭，无论化疗期还是休疗期和维持期，均需要在异地医院完成就诊，当河源地区具备治疗能力后，很多休疗期和维持期的患者家庭，会选择回到河源当地就诊，极大地减轻了患者家庭长期异地就医带来的经济负担和精神压力。在 2020~2021 年疫情蔓延的时候，河源地区已选择异地就医的患者家庭数次无法返回原医院继续化疗或进行维持，此时，河源市人民医院很好地承担起了服务患者家庭的任务，甚至连河源周边地区，如梅州市的患者都曾到河源市人民医院就医。

4. HTA 工作成果显著，惠及全国儿童白血病患者家庭

2018 年，项目通过与北京大学公共卫生学院和复旦大学公共卫生学院合作，分别开展对于儿童白血病治疗中常用药“培门冬酰胺酶”和针对儿童白血病费城染色体阳性适应症的“伊马替尼”的卫生技术评估工作，两种药物的卫生技术评估报告上交国家医保部门后，分别于 2018 年和 2019 年被纳入国家医保目录，造福了全国范围内的儿童白血病患者家庭。

未来，项目会继续开展 HTA 评估工作，推动临床已广泛使用的好药、

贵药纳入医保目录；搭建 HTA 数据平台，为真实世界研究应用、诊疗辅助决策支持、卫生技术评估、医保管理等提供数据支撑。

（五）“联爱工程”项目的创新性探索价值

创新点一：主动链接政府、企业与其他公益伙伴，推动政社合作的深度与广度，唤起各界对救助群体的关注。由河源市医保局为项目提供数据和政策指引，由中国人寿河源分公司为项目运作提供技术支持，加强项目开展过程合规性建设，同时提升了项目在当地的影响力。

创新点二：欲推动政策完善，从与政府医疗保障政策有效互补开始。2017 年项目落地时河源市为广东省贫困地区，市内三级医院报销比例仅 60%，项目实施后，将 0~18 周岁河源籍白血病患者的医保报销比例提高至 90%，经医保报销政府救助后不足 90% 的部分由项目进行补充（此报销比例自 2022 年起已修改为 100%）。

创新点三：突破传统公益中单一提供资金救助的模式，项目通过调研发现，引起儿童白血病家庭陷入困境的原因除了医疗费用负担巨大，还有社会支持网络欠完善、社会资源利用率不高、欠发达地区医疗卫生技术落后、医保目录外药物待评估纳入医保等问题。针对上述问题，项目从单一提供资金模式，提升为资金救助、患者家庭关怀、医疗能力建设、药物评估等多方面的医疗救助模式（见图 1）。

创新点四：注重社会救助成本及社会效益分析，融入数据循证方法，促进公益慈善事业向专业与科学方向发展。项目在开展过程中注重数据的收集和应用，多次邀请山东大学卫生管理与政策研究中心开展项目政策与阶段性评估。

四 展望

综合梳理项目五年来的探索过程，初步形成了包含经济救助、患者服务、优医支持和卫生技术评估等内容的较为全面的项目框架体系，逐步探索出了涵盖需求方、供给方和管理政策的系统性救助模式。项目开展不只是凭

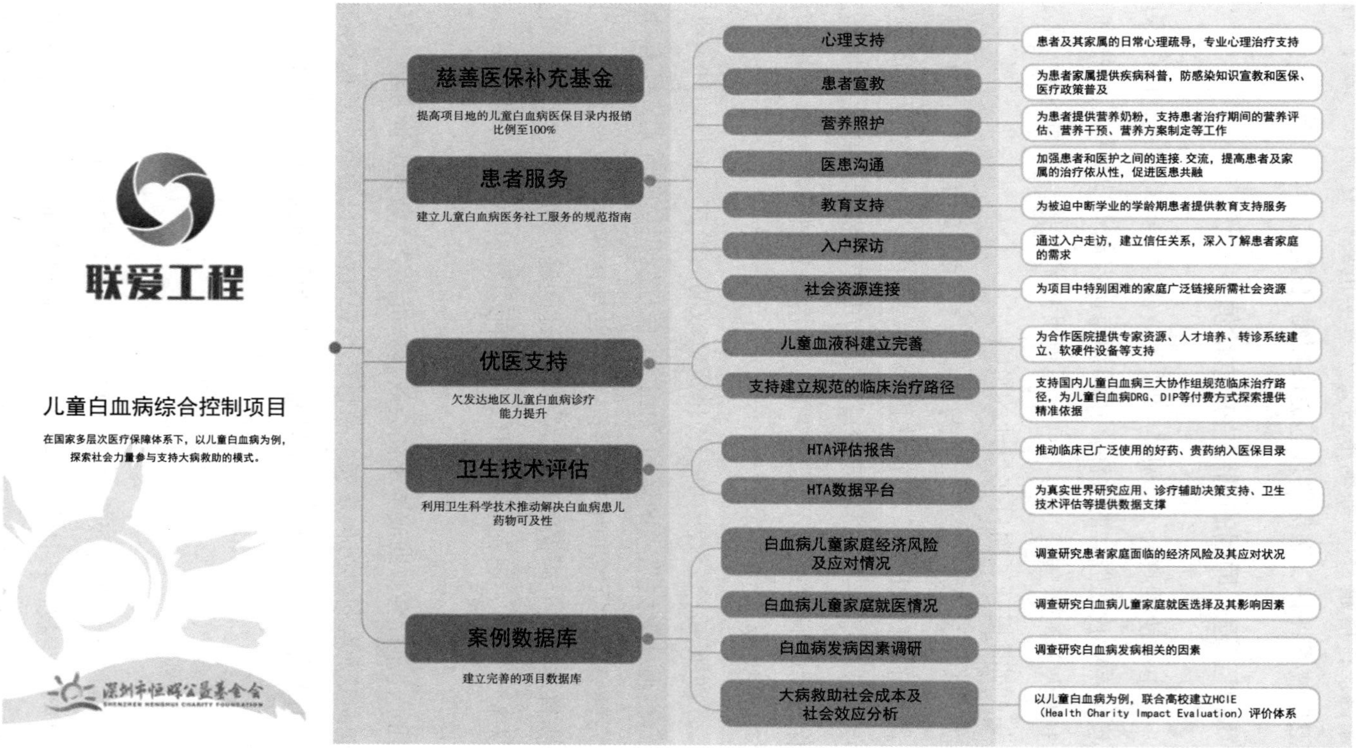

联爱工程
儿童白血病综合控制项目
在国家多层次医疗保障体系下，以儿童白血病为例，
探索社会力量参与支持大病救助的模式。
深圳市恒晖公益基金会
SHENZHEN HENGHUI CHARITY FOUNDATION
慈善医保补充基金
提高项目地的儿童白血病医保目录内报销比例至100%
患者服务
建立儿童白血病医务社工服务的规范指南
优医支持
欠发达地区儿童白血病诊疗能力提升
卫生技术评估
利用卫生科学技术推动解决白血病患儿药物可及性
案例数据库
建立完善的项目数据库
心理支持
患者宣教
营养照护
医患沟通
教育支持
入户探访
社会资源连接
儿童血液科建立完善
支持建立规范的临床治疗路径
HTA评估报告
HTA数据平台
白血病儿童家庭经济风险及应对情况
白血病儿童家庭就医情况
白血病发病因素调研
大病救助社会成本及社会效应分析
患者及其家属的日常心理疏导，专业心理治疗支持
为患者家属提供疾病科普，防感染知识宣教和医保、医疗政策普及
为患者提供营养奶粉，支持患者治疗期间的营养评估、营养干预、营养方案制定等工作
加强患者和医护之间的连接.交流，提高患者及家属的治疗依从性，促进医患共融
为被迫中断学业的学龄期患者提供教育支持服务
通过入户走访，建立信任关系，深入了解患者家庭的需求
为项目中特别困难的家庭广泛链接所需社会资源
为合作医院提供专家资源、人才培养、转诊系统建立、软硬件设备等支持
支持国内儿童白血病三大协作组规范临床治疗路径，为儿童白血病DRG、DIP等付费方式探索提供精准依据
推动临床已广泛使用的好药、贵药纳入医保目录
为真实世界研究应用、诊疗辅助决策支持、卫生技术评估等提供数据支撑
调查研究患者家庭面临的经济风险及其应对状况
调查研究白血病儿童家庭就医选择及其影响因素
调查研究白血病发病相关的因素
以儿童白血病为例，联合高校建立HCIE（Health Charity Impact Evaluation）评价体系

图1 “联爱工程”框架

借基金会的力量“单打独斗”，而是联合了政府、企业、高校和社会各方资源共同参与，这也是项目名“联爱”的寓意：联合爱，推动因病致贫在现代中国消失。下一阶段，项目将在总结过往经验、提升和完善工作内容的基础上，选择合适的合作伙伴，连接更多社会资源，共同拓展新的项目地区，为更多白血病患儿家庭带去高质量的服务和支持。我们也期待有更多伙伴愿意关注、支持和监督“联爱工程”项目开展，关注儿童白血病等大病群体，共同研究和探讨社会组织有效参与医疗救助工作。

我国社会组织参与医疗救助工作还处于探索阶段，需要保持耐心和决心。社会组织与政府共同作为公共利益的代表，发展目标具有相似性和互补性，探索政社合作的不同形式，有利于为社会组织参与医疗救助指明方向，也能够不断推动政策完善。社会组织参与医疗救助工作要坚持合理配置医疗救助资源，针对经济或医疗欠发达地区，优先开展地方性救助项目，结合救助资源（如资金、物资、技术、软硬件等）直接、及时供给的救助形式，补足经济、医疗欠发达地区医疗卫生资源匮乏、医疗卫生服务能力不足和社会救助力量薄弱的问题，并应对不同地区、人群对救助资源的差异化需求，辅以除医疗救助外的其他救助，从而促进社会组织参与医疗救助的充分性和平衡性。在工作开展过程中注意案例数据的收集整理，重视社会组织参与大病救助的社会成本和社会效益分析，把可持续发展作为项目评估指标，才能更好发挥社会组织的作用，助力健康中国战略目标的实现。

社会组织该如何有效开展医疗救助工作是没有固定答案的，人民群众对于医疗救助的需求既有基本共性，也有其个性之处，社会组织需要发挥自身优势，联动多方资源，深入挖掘救助对象的真实需求并做出有效回应，才能逐步探索出一条合适的路径。路虽远，行则将至。

参考文献

［1］徐娜、田固：《医疗救助在健康扶贫中的作用及思考》，《中国医疗保险》2016

年第 11 期，第 34~36 页。
[2] 王东进：《建立重特大疾病保障和救助机制是健全全民医保体系的重大课题——学习党的十八大报告体会与思考之二》，《中国医疗保险》2013 年第 4 期，第 5~8 页。
[3] 王晟昱：《慈善组织参与医疗救助的路径与模式》，天津大学硕士学位论文，2019。
[4] 付晓光：《健康扶贫兜底医疗保障的主要模式及思考》，《中国农村卫生事业管理》2017 年第 10 期，第 1153~1155 页。
[5] 蒋祎、田尧、李红平等：《中国健康扶贫政策的沿革、现状与完善》，《中国卫生事业管理》2019 年第 9 期，第 668~671 页。
[6] 李晓旭：《社会组织开展医疗救助状况及对策研究》，华北理工大学硕士学位论文，2021。
[7] 刘尚：《我国慈善组织参与医疗救助问题研究》，西北大学硕士学位论文，2015。
[8] 朱健刚、严国威：《建设韧性的慈善共同体：2020 年中国慈善事业发展报告》，见《中国慈善发展报告（2021）》，社会科学文献出版社，2021，第 1~19 页。

B.10

突发公共卫生事件应急与健康公益

——疫情防控视角下的健康公益实践及思考

孙志伟　段军超　李田宇　孙梦琪*

摘　要： 新型冠状病毒肺炎疫情是人类历史上传播速度最快、感染范围最广、防控难度最大的重大传染病疫情和重大突发公共卫生事件。新冠疫情期间，健康公益相关社会组织、慈善组织、爱心企业和爱心人士等积极参与疫情防控，做出了应有的贡献，解决了当地政府和医疗卫生机构抗疫初期所需防护用品和医疗设备不足的燃眉之急，取得了较好的社会效益。但应该看到，健康公益组织运营多以常态化管理的公益项目为主，卫生应急公益项目尚有待加强，健康公益组织参与卫生应急的体制机制有待完善。本报告以新冠肺炎疫情防控为例，阐述了健康公益组织在突发公共卫生事件应急处置中的地位、作用和公益实践，分析了新冠疫情期间健康公益组织面临的问题和挑战，探讨了后疫情时代健康公益的应对策略。

关键词： 新型冠状病毒肺炎疫情　健康公益　突发公共卫生事件　应急管理

* 孙志伟，首都医科大学公共卫生学院教授，主要研究方向：公共卫生；段军超，首都医科大学公共卫生学院教授，主要研究方向：公共卫生；李田宇，首都医科大学公共卫生学院博士研究生，主要研究方向：公共卫生；孙梦琪，首都医科大学公共卫生学院博士研究生，主要研究方向：公共卫生。

一 引言

席卷全球的新型冠状病毒肺炎（Corona Virus Disease－2019，COVID－19）疫情是人类历史上传播速度最快、感染范围最广、防控难度最大的重大传染病疫情和重大突发公共卫生事件，截至2022年11月初，全球新冠肺炎确诊病例超6.28亿例，造成逾657万人死亡。① 随着疫情的迅速发展，新冠病毒经历了从阿尔法株、贝塔株、伽马株、德尔塔株，到奥密克戎株的变异，传播速度加快，波及的范围也越来越广。

新冠疫情期间，健康公益相关社会组织积极参与疫情防控，做出了应有的贡献。公益大数据显示，2020年度整个健康公益组织与新冠疫情相关的总支出约为222.81亿元，其中直接参与新冠疫情防控工作的支出约为212.89亿元。② 在疫情期间，境内外健康公益组织、慈善组织、爱心企业和爱心人士等慷慨解囊，仅向湖北捐赠的资金就高达151亿元，物资2.32亿件，解决了当地政府和医疗卫生机构抗疫初期所需防护用品和医疗设备不足的燃眉之急，取得了较好的社会效益。③ 但应该看到，健康公益组织运营多以常态化管理的公益领域和公益项目为主，卫生应急公益项目尚有待加强，健康公益组织参与卫生应急的体制机制有待完善。本报告结合我国新冠疫情防控实际，系统分析现阶段我国健康公益组织的卫生应急能力及存在问题，为提高我国健康公益组织应急管理能力提供参考。

二 突发公共卫生事件应急

突发公共卫生事件指“突然发生、造成或者可能造成社会公众健康严

① WHO，“Weekly epidemiological update on COVID－19，” 2022. Available from：https：//www.who.int/publications/m/item/weekly-epidemiological-update-on-covid-19---13-july-2022.

② 易善数据：《健康公益-基金会新冠疫情应急数据集》，2022。

③ 张晓玥：《我国突发公共卫生事件中社会救助作用机制研究》，吉林大学硕士学位论文，2021；《疫情发生后，湖北收到捐赠资金151亿元》，《潇湘晨报》2021年9月9日。

重损害的重大传染病疫情、群体性不明原因疾病、重大食物和职业中毒以及其他严重影响公众健康的事件”①。突发公共卫生事件具有突发性、危害的严重性、广泛性、衍生性、频发性、综合性和系统性等特征，② 严重威胁社会经济发展和人民群众生命健康。因此，突发性公共卫生事件的应急反应对国家的政治和经济以及公众的工作和生活都可能产生重大影响。

新冠疫情发生以来，我国迅速启动重大突发公共卫生事件一级响应，根据疫情变化不断调整疫情防控措施，经历了从最初“内防扩散、外防输出”的突发疫情应急围堵阶段，到“外防输入、内防反弹”的常态化疫情防控探索阶段，再到全方位综合防控“科学精准、动态清零”阶段，已形成一套针对性强、科学有效的防控举措体系。

（一）应急预案

《中华人民共和国突发事件应对法》和《突发公共卫生事件应急条例》规定，国务院负责制定国家突发事件及重大突发公共卫生事件总体应急预案，组织制定国家突发事件专项应急预案；国务院有关部门根据各自的职责和国务院相关应急预案，制定部门应急预案；地方各级人民政府根据有关法律、法规、上级人民政府及其有关部门的应急预案以及本地区的实际情况制定突发事件应急预案，具体规定突发事件应急管理工作的组织指挥体系与职责和突发事件的预防与预警机制、处置程序、应急保障措施以及恢复与重建措施等内容。③

新冠疫情暴发后，国务院及各级政府结合疫情实际情况，制定新冠疫情联防联控工作应急预案，指导和规范抗击新冠疫情过程中的应急处理工

---

① 中华人民共和国国务院：《突发公共卫生事件应急条例》，2003。

② 第十届全国人民代表大会常务委员会：《中华人民共和国突发事件应对法》，2007。

③ WHO，“Weekly epidemiological update on COVID-19，” 2022. Available from：https：//www.who.int/publications/m/item/weekly-epidemiological-update-on-covid-19---13-july-2022；中华人民共和国国务院：《突发公共卫生事件应急条例》，2003。

作。[①] 为做好全国新冠疫情防控工作，国家卫健委办公厅发布了十版《新型冠状病毒防控方案》，从病原学和流行病学特征、疫情监测、流行病学调查、接触者管理、疫情处置、标本采集和实验室检测、境外疫情输入防控、重点环节防控、社会健康管理与服务和保障措施等方面对新冠疫情防控工作进行指导。[②]

（二）应急指挥

我国已经建立了国家与地方联动的重大突发公共卫生事件应急指挥体系框架和联防联控工作机制。[③] 新冠疫情发生以后，国务院及时启动联防联控工作机制。该工作机制由国务院牵头，国家卫健委具体负责，32 个部委分工协作，内设机构如图 1 所示。同时，党中央根据全国新冠疫情防控紧迫形势，迅速成立决策指挥机构"中央应对新型冠状病毒感染肺炎疫情工作领导小组"，加强对全国疫情防控的统一领导和统一指挥。[④]

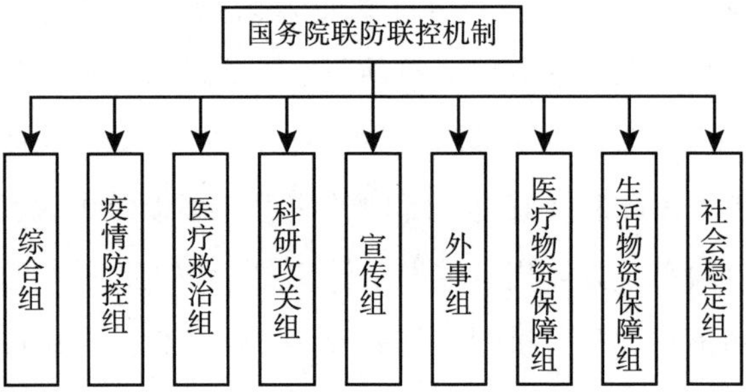

图 1　2020 年应对新型冠状病毒肺炎国务院联防联控机制

① 《中华人民共和国传染病防治法》，《中华人民共和国全国人民代表大会常务委员会公报》2013 年第 4 期，第 619~630 页。

② 中华人民共和国国家卫生健康委员会：《新型冠状病毒肺炎防控方案（第九版）》，2022。

③ 王禅、刘志强：《中国卫生应急指挥体系的组织架构与运行机制研究》，《高原科学研究》2021 年第 4 期，第 118~124 页。

④ 薛澜、彭宗超、钟开斌、吕孝礼、黄严忠、胡颖廉等：《中国公共卫生应急指挥体系探析》，《中国工程科学》2021 年第 5 期，第 1~8 页。

（三）应急反应

新冠疫情突然暴发后，我国各级政府根据《国家突发公共卫生事件应急预案》要求，先后启动重大突发公共卫生事件一级响应，并采取多种防控措施，动员全社会加入疫情防控中来，有效控制传染源，切断传播途径，保护易感人群，最大程度降低人民群众的生命健康损失。党中央多次听取新冠疫情防控工作汇报，对疫情防控工作进行研究和部署；并迅速成立中央应对疫情工作领导小组，加强对全国疫情防控工作的指挥领导。疫情期间国家向湖北等多个疫情严重地区派出指导组，推动地方全面加强防控一线工作，做到应收尽收、应治尽治。得益于各级政府的科学决策和快速反应，我国新冠疫情防控工作得以科学有序进行，并取得重大胜利。

（四）应急保障

新冠疫情发生后，党中央强调要健全统一的应急物资保障体系，把应急物资保障作为国家应急管理体系建设的重要内容。为保障应急物资的稳定供应，国家层面快速搭建了国家重点医疗物资保障调度平台，按照集中管理、统一调拨、平时服务、灾时应急、采储结合、节约高效的原则，建立集中生产调度机制，确保应急物资和生活必需品保障有序有力，组织企业多措并举，快速扩大产量，实现了防疫物资从供给不足到有效满足需求的转变，进一步提高了我国应对新冠疫情的能力。在保证防疫物资供应的同时，加大民生保障力度，确保生活物资供应充足，着力解决群众实际困难。严厉打击哄抬物价、囤积居奇、趁火打劫等扰乱市场秩序的行为和恶意传播虚假消息、扰乱公共秩序等的违法犯罪行为。①

（五）法律依据

新冠疫情发生后，我国结合疫情防控实际，认真贯彻《中华人民共和国传

① 刘杰：《全方位健全应急保障体系》，《学习时报》2020 年 4 月 27 日第 A5 版。

染病防治法》、《中华人民共和国突发事件应对法》和《突发公共卫生事件应急条例》等相关法律法规，各级政府落实四方责任，对新冠疫情的应对和防控等进行严格监督，加大执法力度和市场监管力度，使得社会更加安定，确保物资能够全部投入到重点地区。同时，各地区还对影响疫情防控的危险因素进行有效的控制，对于故意散播谣言或者哄抬物价的行为等进行严厉打击，从而改善了新冠疫情防控的法律环境，进一步增强新冠疫情的应对和处理能力。

（六）决策支持

新冠疫情有效防控的前提是基于决策体系对疫情形势做出科学精准的研判与决策。重大突发公共卫生事件应急决策体系由领导决策系统、决策支持系统构成。决策支持系统则包括信息支持系统、专家咨询系统、协商系统和监察修正系统。信息支持系统是以管理学、信息经济学、运筹学、控制论和行为科学为基础，建立以大数据、信息技术和人工智能为支撑的开放式重大突发公共卫生事件决策支持体系，将已有公共卫生事件相关数据（库）和重大突发公共卫生事件相关的多源异构大数据结合起来，利用循证医学、数据挖掘、建模预测、人工智能、信息科学和管理科学手段，全面且专业地分析重大突发公共卫生事件风险，并依据风险等级进行科学决策，适时启动应急反应进行有效应对。

（七）效果评估

突发公共卫生事件应急处置工作结束后，应当立即组织对突发事件的应急工作和防控效果等进行综合评估，制订重建计划，组织受影响地区尽快恢复生产、生活和社会秩序。突发公共卫生事件应急能力的评估包括应急准备、监测预警、应急处置和脆弱性评价等方面，评估结果不仅可以帮助分析应对突发公共卫生事件的应急处置能力，还能有针对性地给出具体的改进建议，有利于全面提升卫生应急管理能力。[①] 突发公共卫生事件应急系统的脆

---

① 黄晓燕、陈颖、何智纯：《城市突发公共卫生事件应急处置核心能力快速评估方法的研究和应用》，《中国卫生资源》2019 年第 3 期，第 236~241 页。

弱性评估应当包括制度体系、组织保障、物资储备、居民意识、实时监测、资金储备、人力资源、信息系统等多个方面，全面分析应急系统的脆弱性、易感性以及阻碍恢复的主要原因有助于卫生应急体系的不断完善。[①] 中国国家卫健委提出，应从以下四个维度评价新冠疫情防控成本和效果：一是防控成本和防控效果；二是成本效率，即控制和扑灭疫情的速度；三是成本效用，即通过动态清零、精准防控，能否保证绝大多数地区、绝大多数民众正常的生产生活；四是成本效益，即防控成本所带来的经济收益。

二　健康公益在卫生应急中发挥的作用及其公益实践

（一）健康公益在卫生应急中发挥的作用

健康公益组织在卫生应急中的定位是公益平台和多元利益主体间的桥梁，健康公益组织的定位使其可以协助政府、动员资源、联动社区、助力抗疫行动和帮扶弱势人群。同时，健康公益组织是应急资源的提供方，可以精准对接社会资源和卫生应急需求，是卫生应急保障的必要补充。[②] 健康公益组织不以营利为目的，具备民间性、志愿性、公共性、专业性和实用性的基本特征，凭借公益行业的特殊优势，在社会治理中发挥着补充和促进作用，为国家公益事业、疾病控制、卫生应急、救灾救援、教育进步、环境保护、经济发展及社会和谐做出了重要贡献。总而言之，健康公益组织参与国家治理体系和卫生应急体系有助于形成我国多元共治的常态管理和危机管理框架。[③]

在抗击新冠疫情的行动中，公益组织充分发挥自身优势，为疫情防控做

---

① 武春燕、赵李洋、胡善菊等：《基于疫情防控的农村突发公共卫生事件应急系统脆弱性分析》，《卫生经济研究》2021 年第 3 期，第 3~5 页。

② 基金会救灾协调会、上海爱德公益研究中心：《民间公益组织参与新冠疫情抗击案例集》第一篇“社会服务机构行动篇”，2020。

③ 梁美英：《慈善组织参与突发公共卫生事件应急治理能力提升研究》，《特区经济》2021 年第 12 期，第 114~118 页。

出了重要贡献。企业型基金会在抗疫行动中充分发挥了企业的技术和资源优势，找到了企业和社会的“共振点”，为抗疫提供了最为宝贵和稀缺的技术和平台资源；资助型基金会作为资源的供给者，在抗击新冠疫情的行动中更准确地表现出基金会的本质属性，建立起“基金会→社区组织”的资助链条；联合发起成立“社会组织抗击新冠疫情协作网络”，形成了“基金会资助→区域协调机构管理→枢纽机构→当地社会组织”的公益行动链条，在应对突发公共卫生事件过程中发挥了重要作用。

（二）健康公益参与卫生应急的公益实践

1. 制定社会组织疫情应对指南

新冠疫情的暴发不仅是一场对政府治理能力和应急能力的大考，同时也考验着包括健康公益组织等在内的社会组织在抗疫过程中的协同能力和危机处理能力。新冠疫情期间，恩派公益基金会经过实践探索，结合社会组织和公益行业的特点，制定并发布了《社会组织疫情危机应对指南》。该指南结合社会公益组织自身优势与抗疫防疫工作实际需求，规范了社会组织的各项抗疫工作，使社会组织能够协调高效地参与抗疫过程。疫情后期，随着疫情发展变化，抗疫工作重心转入社区，为此恩派公益基金会推出“社区疫后重建计划”和《韧性社区评估框架》①，提出后疫情时代将围绕组织制度韧性、环境设施韧性、社会资本韧性、自由资源韧性和经济发展韧性五个维度开展“韧性社区”建设，以全面提升社区应对风险能力。②

2. 发挥公益枢纽作用

在抗击新冠疫情的“战斗”中，各级慈善总会和大型公募基金会等枢纽型社会组织发挥了行业协调作用，与政府联防联控、协调联动，在公益行业内部建立有效的协调机制，积极参与疫情防控工作，成为政府主导下的疫

---

① 恩派公益：《韧性社区评估框架》，2020。

② 基金会救灾协调会、上海爱德公益研究中心：《民间公益组织参与新冠疫情抗击案例集》第一篇“社会服务机构行动”，2020。恩派公益知行社区发展研究院：《社会组织疫情危机应对指南》，2020。

情防控体系的有益补充。恩派公益基金会、字节跳动基金会、复星公益基金会和 NCP（新冠）生命支援网络等公益组织积极与政府部门和社区合作，创建包括协调组、筹资组、物资保障组、宣传组在内的行动网络，共同筹措社会资源，定向募集资金物资，通过传播拓展新的捐助方，在字节公益、腾讯公益、微博微公益平台发起互联网募集资金，合作采购抗疫物资、食品及生活物资等，总计配送上千单，覆盖 466 个社区、医院、学校和养老院。①

疫情期间，枢纽型社会公益组织充分发挥协调作用，提供需求信息，根据各个组织的专长和优势，进行统筹协调与分工合作，及时开展募捐和救助活动，组织了一系列多元且专业的应急救援行动。新冠疫情暴发后，浙江省成立了社会资源服务中心，把社会力量及社会资源有效整合，很好地发挥社会力量在应对疫情中的作用。浙江省慈善联合总会携手卓明培育社区应急安防网络信息员，与中防安护、菜鸟国际、饿了么、中商超市、医药连锁、母婴用品、物业联盟等伙伴共建专业应急志愿防疫队伍，做好后勤保障服务；主动与政府应急、卫健、文明办、民政等相关部门协作，一起保障一线社区，发挥了枢纽型社会公益组织的作用。② 中华慈善总会联合蓝天救援队，成立“疫情防控应急物资中心”，统筹指挥驰援武汉疫区物资的接收、登记、运输和发放工作，使防控一线救急物资的运送更高效快捷，为打赢这场没有硝烟的防控阻击战贡献了力量。广东省千禾社区基金会与 20 多家公益组织和媒体组成“珠三角社区防疫公益行动网络”，搭建资源需求信息共享和对接平台。③ 恩派公益基金会在上海疫情防控过程中为民众提供物资支持、心理援助、人员排查、防护宣传等服务，打造互帮互助的社区共同体。④

3. 疫情应急响应迅速

疫情期间，社会公益组织成为国家应急管理体系的有机组成部分。为应

---

① 北京基业长青社会组织服务中心：“疫情下枢纽型社会组织的行动与探索”系列主题沙龙，2022。

② 陈媚：《慈善组织协同参与公共危机治理研究》，浙江工商大学硕士学位论文，2021。

③ 易善数据：《健康公益-基金会新冠疫情应急数据集》，2022。

④ 恩派公益知行社区发展研究院：《社会组织疫情危机应对指南》，2020。

对武汉暴发的新冠疫情，健康公益组织迅速协调各方力量，第一时间进行应急响应。2020 年 1 月 22 日，湖北省刚启动突发公共事件应急响应，壹基金随即与湖北省慈善总会、武汉云豹救援队、湖北伙伴孝感义工联密切合作，共同协助一线抗击疫情。[①] 北京博能志愿公益基金会于 2020 年 1 月 23 日迅速启动应急反应机制，动员和组织专家及专业志愿者，借鉴“北京抗击非典”经验，立足首都，支援武汉，启动了“京鄂 iWill 志愿者联合行动”，瞄准疫区开展专业支持与救援，为疫区前线志愿服务组织提供专业培训与管理体系保障、组织运营技术支持。[②] 北京白求恩公益基金会自 2020 年 1 月 26 日起连续多次进行线上会议沟通，迅速发布《关于成立防控新型冠状病毒肺炎应急小组的决定》，有序开展疫情防控工作。同日，帮助云南省昭通市卫健委通过香港采购渠道购买医用外科口罩和 N95 口罩，解决抗疫一线医护人员燃眉之急。[③] 在 2022 年 3 月上海疫情初期，上海联劝公益基金会基于支援武汉抗疫的经验，迅速启动“守护上海抗疫济困专项行动”，在短短 80 天内组织动员社会各界捐款捐物 6000 余万元，应急反应迅速，工作流程顺畅，保证了专项行动的快节奏运转，充分发挥了健康公益力量在卫生应急工作中重要作用。[④]

4. 高效资源动员与配置

疫情暴发以来，大批社会公益组织投身于疫情防控工作，无论是疫情期间链接社会资源，进行物资募集、组织志愿服务、提供心理援助、开展困难人群帮扶等，还是疫情后期的疫情防控、社区重建和卫生应急体系建设，都可以看到公益组织的身影。自 2020 年 2 月起，韩红爱心慈善基金会调研了湖北省各级医疗机构的规模与接诊患者人数并拟定了详细方案，重点关注市、县级医疗机构，其主要目标是增强湖北基层市、县级医疗力量，缓解基

---

① 基金会救灾协调会、上海爱德公益研究中心：《民间公益组织参与新冠疫情抗击案例集》第一篇“社会服务机构行动”，2020；恩派公益知行社区发展研究院：《社会组织疫情危机应对指南》，2020。

② 易善数据：《健康公益-基金会新冠疫情应急数据集》，2022。

③ 《北京白求恩公益基金会抗疫纪念册》，2020。

④ 联劝公益：《联劝公益守护上海抗疫济困专项行动（第 9 期）》，2022。

层医疗压力。[①] 北京白求恩公益基金会共链接了14家合作伙伴和13家爱心企业，动员了湖北当地7个志愿者团队，共同接力完成了所有抗疫物资的驰援。[②] 广东省长江公益基金会携手广东秋鹿实业有限公司为武汉方舱医院一线医生捐赠的总价值245万元的防寒保暖衣物，在武汉当地志愿者高效配合下，物资实现了高效、透明和精准发放。[③]

在新冠疫情肆虐、上海全域进入静态管理期间，上海复星公益基金会先后启动“社区驰援”、“老吾老”、“幼吾幼”三个项目，充分利用企业基金会在技术、人才、物资、仓储、物流方面的优势，联合18家公益机构及企业分别针对社区、长者、妇幼等群体进行精准驰援，累计筹集资金3600余万元和各类物资293.8万件，覆盖上海16个区。[④] 同期，健康公益组织全面参与上海的疫情防控、资源动员、物流保供等工作，截至2022年5月初，上海市共收到社会捐赠9.88亿元。在社会各界的共同努力下，上海疫情防控取得了重大阶段性成果。[⑤]

社区作为应急管理系统中不可或缺的功能单元，无论在疫情防控还是疫后恢复阶段，都发挥着举足轻重的作用。韧性社区建设是提升基层社区治理能力的重要环节。恩派基金会疫情后期推出“社区疫后重建计划”，旨在持续提升社区应对风险能力，建成以社区共同行动为基础、链接内外资源、有效抵御灾害与风险，并能从灾害中迅速恢复，保持可持续发展的韧性社区。[⑥]

5. 依法规范捐赠行为

《中华人民共和国公益事业捐赠法》和《中华人民共和国慈善法》（以

---

① 基金会救灾协调会、上海爱德公益研究中心：《民间公益组织参与新冠疫情抗击案例集》第二篇“基金会行动”，2020。

② 《北京白求恩公益基金会落实疫情防控救援工作情况》，2020。

③ 基金会救灾协调会、上海爱德公益研究中心：《民间公益组织参与新冠疫情抗击案例集》第二篇“基金会行动”，2020。

④ 上海市工商联：《【同舟共济携手抗疫】再快一点，多做一点——上海复星公益基金会40天守“沪”纪实》，2022。

⑤ 《9.88亿元！上海市新冠疫情共收到社会捐赠收入》，2022。

⑥ 基金会救灾协调会、上海爱德公益研究中心：《民间公益组织参与新冠疫情抗击案例集》第一篇“社会服务机构行动”，2020；恩派公益：《韧性社区评估框架》，2020。

下简称《慈善法》）对救助灾害、扶贫济困、医疗卫生等方面的捐赠进行了相应规范。[①]《慈善法》的实施对促进慈善事业专业化、法治化发挥了重要的作用。在新冠疫情防控过程中，各级慈善组织为抗疫做了大量工作，受到社会各界的广泛肯定。但随着大量的社会公益力量加入国家抗疫防疫工作中，新的管理及法律问题也不断出现。2020 年 9 月，“社会参与《慈善法》首次执法检查研讨会”在京举行，会议从进一步释放互联网募捐能量、慈善服务基础设施投入、严格慈善规制与监管等方面给全国人大常委会慈善法执法检查组提出建议。[②] 2021 年 8 月，广州基金会夏季论坛暨“推动珠三角慈善事业高质量发展”系列沙龙启动仪式通过线上直播的形式举行。来自多家社会公益组织的代表结合自身参与新冠疫情抗击工作的实践经验，在对《慈善法》的整体修订工作提出建议的同时，也从慈善募捐、慈善捐赠、慈善信托、慈善服务、监督管理等方面展开深入探讨交流，为慈善事业法制化和规范化提供了新思路。[③]

6. 为抗疫提供决策支持

面对新型冠状病毒疫情的严峻形势，科技类企业积极承担社会责任，通过科技产品协助政府科学有序地开展疫情防控工作。软通智慧科技有限公司设计推出了“新冠疫情防控指挥平台（公益版）”，并在疫情期间免费为各级政府部门和各级医疗机构提供远程服务。该平台以政府疫情防控体系和公共卫生服务体系实际需求为着力点，构建了医疗救治、基层防控、物资保障、指挥决策等子平台，通过整合医疗卫生资源，优化防控物资保障，帮助各个城市提高指挥决策水平，提升基层防控能力，合力打赢疫情阻击战。[④]

---

① 《中华人民共和国公益事业捐赠法》，《中华人民共和国最高人民法院公报》1999 年第 4 期，第 112~114 页；中华人民共和国第十二届全国人民代表大会：《中华人民共和国慈善法》，2016，第 3~16 页。

② 《业界强烈呼吁修改〈慈善法〉，当前修法尚未有时间表》，《中国慈善家》2020 年 10 月 25 日，https://baijiahao.baidu.com/s?id=1681482199226631949&wfr=spider&for=pc。

③ 《慈善组织代表“线上”为〈慈善法〉修订建言献策》，《广州日报》2021 年 8 月 11 日，https://baijiahao.baidu.com/s?id=1707789370511810882&wfr=spider&for=pc。

④ 人民论坛网：《公益前行丨软通智慧“新冠疫情防控指挥平台”助力疫情狙击战》，2020，http://www.rmlt.com.cn/2020/0206/568025.shtml。

安徽小马创意科技股份有限公司紧急上线“抗疫防疫公益平台”，48 小时之内公益平台与全国 23 个省份的 173 个地区进行了对接，在战“疫”中形成一股强劲的科技力量和健康公益力量。①

7. 科学评估抗疫效果

公益项目评估指借助一定的科学方法，通过科学的调研和分析，对公益项目的设计、执行和效果进行定量与定性评估，以分析公益项目绩效，帮助公益组织确定未来公益项目发展方向。健康公益组织在应对新冠疫情过程中充分展现了公益组织应急能力与行动力，探索了公益组织有效应对突发公共卫生事件的应急管理模式。为对公益组织参与疫情防控的效果进行科学评估，2021 年 5 月北京师范大学中国公益研究院发布《湖北省慈善总会新冠肺炎疫情防控专项行动评估报告》，总结了湖北省新冠疫情防控中慈善募捐的鲜明特点：一是注重构建有序高效的政社协作体制；二是注重建立社会化的动员组织机制；三是注重组织职业化的工作团队；四是注重实行专业化的项目运营；五是注重健全制度化的工作规范；六是注重建立流程化的操作标准；七是注重运用信息化的技术手段；八是注重弘扬军事化的过硬作风。这为我国公益行业科学有效应对突发公共卫生事件积累了宝贵的经验。②

三　后疫情时代的公共卫生应急与健康公益

（一）新冠疫情期间健康公益组织面临的问题和挑战

1. 公益行业在公共卫生应急体系中定位不清

随着我国新冠疫情防控不断取得进展，突发公共卫生事件应急体系建设日趋完善。但是，公益行业和健康公益组织在国家公共卫生应急体系中的定

① 新浪新闻：《助力疫情防控“抗疫防疫公益平台”紧急上线》，2020，http://k.sina.com.cn/article_6456450127_180d59c4f02000v1ye.html。

② 《〈湖北省慈善总会新冠肺炎疫情防控专项行动评估报告〉在京发布》，《慈善公益报》2021 年 5 月 31 日，https://www.csgyb.com.cn/news/redian/20210531/29488.html。

位仍不够清晰。对于多数公益组织而言，参与公共卫生应急属于自发的、爱心驱动的社会责任和自主行为，而非有组织的系统行为。公益组织的优势在于社会资源动员，但这部分社会资源未能与政府主导的公共卫生应急体系进行有效协同并使之效益最大化。公益组织如何与政府部门联动从而扮演好“辅佐”角色，在突发公共卫生事件应急处置中发挥更大作用，是接下来政府和公益行业需要思考的问题。

2. 公益行业的公共卫生应急能力有待提高

公益行业应急能力建设不足是本次新冠疫情防控暴露出的共性问题。从常态管理和应急管理的角度看，大部分公益组织日常的主要公益方向属于常态管理而不是应急管理，疫情期间开展的项目也多为“应急”项目，公益行业对公共卫生应急所需社会资源的动员和有效配置缺乏常态化机制。因此，加强公益行业和健康公益组织应急能力建设，做到公益项目“平战结合”和“平战转换”，成为公益行业在未来公益实践和公共卫生应急中面临的挑战。

3. 公益行业应急资源动员及配置能力有待加强

公益行业和健康公益组织承担着使社会资源“流动”并满足社会公益需求的责任。但目前健康公益组织在公共卫生应急中的社会资源动员和配置在一定程度上还处于自发和无序状态。由于可有效整合社会资源的行业基础设施和服务平台相对供给不足，健康公益组织的资源整合及有效配置能力有待提升，这会影响到公共卫生应急的效果和成本效益。因此，在未来公共卫生危机应对过程中，提高全行业需求导向的资源动员和整合能力，使有限的社会资源快速转化为有效的公益服务，是公益行业和健康公益组织未来的努力方向。

4. 公益行业一体化信息平台有待提升

为有效动员和整合公共卫生应急资源，参与应急的公益组织不仅需要建立内部管理体系，更要构建基于一体化信息平台的外部联动和协作机制。目前，公益行业基础设施建设相对不足，已有的行业信息平台缺乏在更大范围内的对接与协同，公益平台和公益组织共享信息和资源匹配的能力参差不齐。除了若干公益网络与平台之外，许多公益组织的疫情防控仍处于各自为战的状态，缺乏公益组织间的协同互动机制，不利于在公共卫生应急中产生有效的协同效应，一定程度上影响了公共卫生应急效果和成本效益。

5. 公共卫生应急体系体制机制有待完善

公益组织是应对重大突发公共卫生事件的重要力量，但公益行业和健康公益组织在政府主导的公共卫生应急体系中的定位不清。应进一步做好公益行业和健康公益组织参与卫生应急的制度设计，完善应急管理的体制机制，逐步建立政府—社会组织、社会组织—社会组织以及社会组织—社区的联动机制，以充分发挥大型枢纽型公益组织和健康公益组织的作用，有效整合公共卫生应急相关的社会资源。

6. 兼顾健康公益实践中的健康公平

疫情影响公众健康，更影响脆弱人群。在疫情期间严格的防控条件下，对老年人、残疾人和慢病患者（如肿瘤和透析患者）等特殊人群的照护和医疗服务无法正常开展，这使得上述脆弱人群面临甚至比疫情影响更大的健康威胁。各级政府部门和公益行业及健康公益组织既要针对疫情防控和公共卫生应急，同时，也要兼顾疫情中自然人群和脆弱人群的健康权益和健康公平。政府部门和公益行业都有义务在保障疫情防控的基础上，保障全人群尤其是脆弱人群的健康权利，以实现健康公平。

（二）后疫情时代健康公益组织公共卫生应急能力提升的策略

后疫情时代，我国公共卫生体系和公共卫生应急体系将进一步改革和完善，公共卫生应急体制机制会更加顺畅，健康公益组织在公共卫生应急中将会发挥更大的作用。为此，公益行业未来发展和行业应急能力建设应注重以下几个方面。

1. 抓住战略机遇期加速健康公益组织的发展

党的二十大报告指出，要始终把人民健康放在优先发展的战略位置，加强我国公共卫生体系和重大疫情应急能力建设。我国正处在实现两个一百年奋斗目标的关键时期，国家积极推进健康中国战略和乡村振兴战略。此外，国家也提出了“第三次分配”，即以募集、捐赠和资助等慈善公益方式对社会资源和社会财富进行合理分配。这些国家战略的实施和相关政策措施的出台将给公益行业和健康公益组织更多的发展机会和政策空间，公益行业和健康公益组织要抓住宝贵的机遇期，加强自身建设，服务国家战略，促进行业发展，为中国式现代化国家建设做出贡献。

2. 统筹兼顾常规公益项目和应急公益项目

现阶段，公益行业和健康公益组织在我国公共卫生应急体系中的定位和功能并不十分明确，而且少有公益组织把公共卫生应急作为主导方向。未来健康公益组织应进一步提高常态管理与危机管理能力，统筹兼顾常规公益项目和应急公益项目，坚持“平战结合”，拓展应急公益项目。平时开展以疾病防治和健康促进为主的公益实践，面对突发公共卫生事件时，能够展现公益行业和健康公益组织应有的危机管理能力和卫生应急能力。

3. 加强健康公益基础设施建设

大力推动健康公益基础设施建设，包括枢纽型公益组织、社会资源整合平台和一体化信息平台，全面加强公益行业社会资源动员和配置能力，促进公益组织健康发展和社会和谐稳定。重视公益行业建设、合作交流和信息共享，丰富公益组织的内涵和外延，加强公益组织的资源整合和资源协调能力，提高公益组织的公益实践能力和行业公信力，完善行业联动和协调机制，使健康公益组织在常态管理和危机管理中都能发挥更大的作用。

4. 提升资源动员、整合与配置能力

加强公益行业和健康公益组织的资源动员和整合能力，提升常态管理和危机管理水平。逐步加强公益行业应急体系建设和应急能力提升，结合突发公共卫生事件应急处置需要，发挥公益组织的优势，进行健康公益资源动员、资源整合和资源配置，建立对外物资资金对接渠道和信息平台，以需求为导向发布资源需求信息，对捐赠的物资资金依法依规进行管理，利用多种资源动员及管理方式保障公共卫生应急资源需求与合理配置，确保公共卫生应急中公益服务的合理性和有效性。

5. 完善公共卫生应急体制机制

进一步加强我国公共卫生应急体系建设，完善政府与公益行业现有合作机制及公共卫生应急联动机制，提升社会整体抗风险能力，这是我国后疫情时代社会治理体系和公共卫生体系改革以及公共卫生应急能力建设的新要求。政府在公共卫生应急协同机制的制度创新方面应发挥主导作用，政府部门与公益组织应共同构建政府—社会组织协同路径，完善政府—社会组织、社会组织—社会组织以及社会组织—社区联动的体制机制，协调动员全社会资源投入到政府主导的公共卫生应急中去。[①]

6. 创新公益数据共享与应用机制

基于大数据、政务云、人工智能、信息技术和数字孪生技术的智慧城市建设是提升社会治理水平的重要途径。[②] 2022 年国务院印发了《关于加强数字政府建设的指导意见》[③]。后疫情时代，智慧城市建设和数字政府建设一定会带动公共服务体系和公共卫生体系建设以及公共卫生应急能力的提升，智能集约的数字化平台和政务云平台对公共卫生应急将会发挥重要支撑作用。在此背景下，公益行业应该加强自身建设，构建开放共享的公益数据平台，创新公益数据管理机制，全面提高全社会和公益行业应对重大突发公共卫生事件的能力。[④]

7. 重视社区及基层公共卫生

社区是我国公共卫生体系的“网底”，是健康管理和公共卫生应急的前沿阵地。后疫情时代的“韧性社区”功能将从单一社区管理转化为兼顾社区常态化管理和应急管理的多维度管理。2022 年初，民政部等多部门共同印发《关于加强村（居）民委员会公共卫生委员会建设的指导意见》[⑤]，提出要力争用两年左右的时间，实现社区公共卫生委员会机制全覆盖，组织动员社会组织、社会资源和社会工作者、社区志愿者参与疫情防控，初步建立

---

① 陈媚：《慈善组织协同参与公共危机治理研究》，浙江工商大学硕士学位论文，2021。

② 明星：《从疫情防控到社会治理，数据智能“显身手”》，《中关村》2020 年第 3 期，第 70~73 页。

③ 《国务院关于加强数字政府建设的指导意见（国发〔2022〕14 号）》，2022。

④ 朱玉、张亚超：《依托大数据打好战“疫”主动仗》，《中国国情国力》2020 年第 4 期，第 4~5 页；吕瑞瑞：《AI 筑牢疫情防线，铜陵“城市超脑”显成效》，《中国建设信息化》2020 年第 5 期，第 69~71 页。

⑤ 民政部、国家卫生健康委、国家中医药局、国家疾控局：《关于加强村（居）民委员会公共卫生委员会建设的指导意见》，2022。

起常态化管理和应急管理动态衔接的基层公共卫生管理机制。

重大突发公共卫生事件严重影响国家社会经济发展和公众健康，此次新冠疫情作为重大突发公共卫生事件便是典型例证。公益行业和健康公益组织作为社会组织的重要主体积极参与了本次新冠疫情防控并做出了积极贡献，推动了公益行业和健康公益组织的发展和公共卫生应急能力提升。同时，我们应该清醒地看到疫情防控过程中暴露出一些“短板”，在政府、社会和公益行业不同层面还存在体制机制、政策环境、基础设施和技术能力等一些亟待解决的问题，这给后疫情时代我国的社会治理、公共卫生体系、公共卫生应急体系的改革带来了新的挑战与机遇。抓住机遇，勇毅前行，我国公益行业和健康公益组织将进一步实现高质量发展，从而为健康中国战略目标的实现和中华民族复兴做出更大的贡献。

B.11

社会组织走出去：健康公益国际化的实践

黄浩明*

摘　要： 通过研究过去10年健康公益类中国社会组织走出去参与国际合作的实践发现，健康公益类中国社会组织走出去的专业化程度有所提升，健康公益类社会组织与社会各界的联合行动和合作卓有成效，地方区域社会组织已经成为社会组织走出去的新生力量，健康公益类社会组织走出去开展的公益项目国际影响力也彰显端倪，党和政府以及社会各界重视社会组织走出去，健康公益类社会组织走出去获得了利好的机会。同时对如何推动未来5年中国社会组织全方位走出去提出了政策建议。

关键词： 健康公益　社会组织走出去　国际化政策建议

一　健康公益国际化基本概况和主要特点

（一）健康公益国际化的基本概况

健康公益国际化是指中国的公益慈善组织在国际社会以健康领域为主的公益慈善活动。因此，本报告涉及的健康公益包括中国大陆公益慈善组织在海外以健康为主体的各项公益慈善项目，并不涵盖香港特别行政区、澳门特别行政区和台湾的公益慈善组织所开展的国际合作项目。为了真实和客观描

* 黄浩明，海南亚洲公益研究院执行院长，教授，中国国际民间组织合作促进会名誉理事长。

述中国内地社会组织走出去，将从以下两个维度展开：第一，以服务对象为主体的健康公益项目，包括儿童、妇女、残障人士、受灾人群和弱势群体为主的公益慈善活动；第二，以公益慈善组织为主体的健康公益项目，包括健康项目的资金筹集和资金管理，健康项目的设计、执行和评估，健康领域的政策倡导和传播等。

从中国社会组织走出去的10年观察来看，目前中国社会组织还处于一个初级阶段，因此健康领域的公益国际化也处于一个初级阶段，而初级阶段的中国健康公益国际化也取得了很多成绩，有了一定的国际影响力。总结起来有以下几个方面内容：中国健康公益国际化已经有了一定的规模、从事健康公益的社会组织已经部分地融入国际社会、部分社会组织海外布局已显成效、中国健康公益国际化的公益项目执行模式已经形成、中国健康公益国际化的公益项目的影响力已经在逐步提升、健康公益项目的有效性有了明显的提升并得到受助国家的受益人的认可。

在看到健康公益国际化的成绩的同时，我们也不应忽略方方面面的挑战与困难，健康公益国际化的社会组织存在着六个“缺乏”，包括社会组织缺乏走出去的意愿和价值观、缺乏机构国际化的整体战略、缺乏长期和运作的海外工作机构、缺乏在海外具有良好信誉的合作伙伴、缺乏专业人才国际化的实战经验、缺乏稳定的资金和资源供给。

微观层面的六个缺乏与宏观层面存在的六个障碍有着密不可分的关系。从宏观层面分析有六个方面的障碍，包括：总体认识的障碍，即各级党委和政府对社会组织走出去的认识不到位；国内外的法律障碍，即缺乏法律方面的支撑和法律依据；国内外援助政策的障碍，即缺乏政府有效统一协同的对外援助政策；对境外非政府组织的合作障碍，这也使政府业务主管部门对社会组织走出去缺乏足够信心和信任；国内外资金障碍，即国家国际发展合作署对社会组织参与援外工作还没有形成系列的资金支持的政策指南；民心和民意的舆论障碍，即社会层面缺乏舆论支持与公民国际化的认识。

无论是微观层面的六个缺乏还是宏观层面的六个障碍都构成了健康公益国际化和中国社会组织走出去的巨大挑战。通过对健康公益类社会组织走出去的战略分析，在此提出一些具体的解决方案，即从宏观上需要考虑以下六个方面内容：提高政治站位，发挥党的统一领导作用；提高规则意识，依靠法制建设和规范；提高协同效应，建立部际协调机构；提高研究能力，精准实施战略部署；提高筹资能力，扩大海外资金供给；提升专业能力，发挥高层人才作用。

从微观上需要考虑以下六个方面内容：发挥属地国合作伙伴的作用，拓展“属地伙伴”型机制制度化；挖掘优先合作领域，建立“民办官助”型机制国际化；建立互信合作机制，形成“借船出海”型机制现代化；鼓励青年组织参与，打造“社媒合作”型机制年轻化；组建健康公益国际化行业协会，统筹社会组织走出去的分工和合作。

总之，健康公益国际化和中国社会组织走出去有着重要的关系，一方面需要发挥社会组织的优势，另一方面也需要改善中国社会组织走出去的整体法律和政策环境，以确保健康公益国际化能够行稳致远。

（二）健康公益国际化的主要特点

中国社会组织走出去尤其是健康公益国际化过去 10 年的实践取得了不少成绩，主要呈现出以下五个方面的特点。

第一，健康公益领域是中国社会组织走出去选择的重要内容。过去 10 年中，中国社会组织走出去选择的领域包括扶贫济困、儿童扶持、教育支持、紧急救灾、人道援助和健康公益等领域，其中健康公益领域已经成为社会组织在项目设计和选择中的重要部分。非常值得关注的是健康公益越来越受到受援国地方政府和当地老百姓的认可和支持。我们的研究发现，除去健康公益项目本身以外，扶贫济困、教育支持、紧急救灾、儿童救助、人道援助等领域已经将医疗救助、健康教育、卫生科普等内容嵌入其项目设计之中，形成了综合的健康公益项目。我们从中国扶贫基金会、爱德基金会、中国红十字基金会、北京同心圆慈善基金会等案例中深刻感受到这种项目的融合已经成为中国社会组织走出去的一个重要社会价值的体现。

第二，中国参与健康公益国际化的社会组织已经有了一定的规模。根据课题组的调研，到目前为止，健康公益类社会组织在海外设立独立办公室的机构已超过10个，这些健康公益类社会组织的项目执行，标志着中国社会组织在健康领域的国际合作进入了一个新阶段，项目遍布亚洲、非洲和南美等地区，健康公益项目辐射全球至少50个国家，在国际上产生了一定影响力（见表1）。

表1　典型健康公益类社会组织海外运作统计

序号	机构名称	健康领域	典型的健康公益项目	国家(地区)分布
1	中国扶贫基金会	医疗卫生、健康福祉	苏中阿布欧舍友谊医院	苏丹、尼泊尔、缅甸等
2	爱德基金会	农村社区、卫生健康、饮水项目	埃塞俄比亚饮水项目	埃塞俄比亚、瑞士、肯尼亚、中国香港
3	云南昆明云迪行为与健康研究中心	卫生健康	柬埔寨"爱心行"项目	柬埔寨
4	中国和平发展基金会	健康卫生	蒙古癌症预防和早期筛查中心项目	柬埔寨代表处
5	云南省国际民间组织合作促进会	健康卫生	缅甸木姐农村地区健康促进项目	缅甸代表处
6	上海复星公益基金会	卫生健康	抗击新冠疫情项目	中国香港、美国单独注册
7	招商局慈善基金会	儿童健康	在吉布提、多哥、坦桑尼亚、肯尼亚等普及预防性疫苗	中国香港单独注册
8	广州市映诺公益服务促进会	健康卫生	东盟五国和印度疾病防治歧视救助网络	印度、泰国独立注册
9	北京同心圆慈善基金会	儿童健康	一带一路儿童救助项目	叙利亚
10	云南瑞丽市妇女儿童发展中心	儿童、妇女健康	缅甸校园安全饮水项目	缅甸办公室

资料来源：此表通过各个机构负责人访谈、网络和文献调研，由作者整理而成。

第三，结合受援国的实际需要，成立独立的医疗机构开展公益救助活动。以中国扶贫基金会[①]为例，从 2009 至 2012 年，在苏丹杰济拉州建成了苏中阿布欧舍友谊医院，医院占地面积 2000 平方米，建筑面积 1700 平方米，是一家以妇幼保健为主，兼顾内科、外科、儿科、牙科、眼科，耳鼻喉科，并配备剖宫产房、分娩室、门诊手术室、X 光射线室、B 超室、化验室、麻醉室、血库等科室的综合性医院，新医院增设病床 40 张，使医院病床总数达到 220 张，阿布欧舍医院周边近 10 万人口，2012~2015 年平均每年就诊 50452 人次。[②]

第四，健康公益的多元合作模式和协同有效率。由于健康公益的项目需求多元，因此，健康公益的项目设计也充分体现了多元合作模式。企业基金会与创始企业的合作成为健康公益的重要模式。例如，上海复星公益基金会在非洲的健康公益项目已经成为公益与企业共赢的合作模式。[③] 再比如，猛犸基金会是中国首家致力于推动基因科技造福民生的公益基金会，以“向善同行，让基因科技惠及人人”为使命，以倡导和发展民生为本、平等普惠、便捷可及的基因科技为原则，以恤病助医、科普教育、跨界交流等为主要业务。在支援国际抗疫方面，截至 2020 年底，猛犸基金会已陆续向近 40 个国家和组织捐赠了合计超过 40000 人份的新冠病毒核酸检测试剂盒，并帮助塞尔维亚等 6 个国家升级新冠病毒核酸检测实验室，有效提升了这些国家的核酸检测能力。猛犸基金会的国际救援行动获得了世界卫生组织（WHO）、外交部、国家卫健委、国家国际发展合作署等组织和单位的肯定。[④]

第五，从事健康公益的社会组织已经部分地融入国际社会，部分社会组织海外布局已经彰显价值，取得了成效。中国健康公益国际化的公益项目执行模式已经形成，中国健康公益国际化的公益项目的影响力已经在逐步提

---

① 中国扶贫基金会已经于 2022 年 6 月更名为中国乡村发展基金会，考虑到历史的真实性，本报告依然沿用中国扶贫基金会，在此特别说明。

② 此资料来自中国乡村发展基金会国际部伍鹏主任的访谈。

③ 此资料来源于上海复星基金会网站。

④ 此资料来自深圳市猛犸慈善基金会蒋玮城副秘书长的访谈。

升，健康公益项目的有效性有了明显的提升，并得到受助国家受益人的认可。例如：针对阿富汗难民危机及地震灾害，北京平澜公益基金会于2022年6月21日启动阿富汗人道援助行动，平澜阿富汗人道援助物资交接仪式在阿富汗首都喀布尔举行，向阿富汗贫困母婴、社区医疗服务人员发放价值500余万元的人道援助物资，其中包括奶粉7199罐、衣物2939件，惠及5000余人。①

二 健康公益国际化的主要实践

（一）健康公益国际化的主要实践

在健康公益国际化的进程中，中国社会组织始终坚持以受援国需求为导向的原则，结合不同国家当地老百姓在健康事业方面的实际需要，提出比较契合的解决方案。本报告收集了部分社会组织在国际社会的主要实践，包括中国扶贫基金会、爱德基金会、中国红十字基金会、云南省国际民间组织合作促进会（以下简称云南民促会）等机构的实践，充分证明了中国社会组织在国际化进程中迈出了坚实的一步。

第一，发挥民间社会力量，助力抗击新冠疫情。自2020年3月起，中国扶贫基金会参加中国民间组织国际交流促进会（以下简称中促会）发起的“丝路一家亲”民间抗疫共同行动，截至2021年底，累计募集和投入善款6242万元。先后实施了国际爱心包裹升级包项目（添加了个人卫生防护用品），国际微笑儿童（粮食发放）项目，尼泊尔社区抗疫洗手站项目，尼泊尔社区抗疫氧气站项目，缅甸抗疫大型和小型氧气机捐赠项目，纳米比亚、南苏丹、菲律宾制氧机捐赠项目，捐赠多国医疗物资项目，主办或参与抗疫经验分享会等活动。中国扶贫基金会的海外抗疫项目获得了中外各界的

---

① 此资料来自北京平澜公益基金会王珂理事长的访谈。

广泛肯定和赞扬。[①]

2020年4月27日，尼泊尔总统班达里在与习近平主席通电话中提及：中国扶贫基金会尼泊尔便民洗手站等项目进一步促进了中尼友好关系。[②] 尼泊尔国会议员，社会福利、妇女和儿童部前部长邦巴布莎女士在中国扶贫基金会尼泊尔办公室成立5周年活动上发来视频表示，“感谢中国扶贫基金会对尼泊尔的帮助，你们所在的项目得到了尼泊尔各界的关注和称赞，尤其在疫情期间，微笑儿童项目非常及时、有效。”《人民日报》的报道中说：“在埃塞俄比亚、尼泊尔和缅甸，中国扶贫基金会拨出700万元人民币，疫情期间每月为贫困儿童免费发放‘粮食包’，预计到今年7月，将惠及当地共1.5万人……”[③]

第二，积极调配援助资金，关注当地居民健康。爱德基金会关注到埃塞俄比亚索马里州的灾情后，第一时间与埃塞合作伙伴一起前往当地调研受灾情况。爱德基金会发现，索马里州Fafan地区受灾尤为严重，许多村庄的储水基础设施缺乏，卫生状况堪忧。持续的干旱，让急性水样腹泻（AWD）在当地暴发并蔓延。在自然水源减少甚至断绝的情况下，防止AWD和其他水性疾病扩散的最好办法就是使用清洁饮水，以阻断传染源。但这对于久旱的地区来说却是难以实现的奢望。而且在该地区，家庭取水工作主要由妇女儿童承担，一般单程取水时间是3~6小时。长途取水工作为妇女儿童带来沉重的劳动负担、影响了儿童正常的学业，且在独自取水途中还面临着遭受袭击的风险。[④]

爱德基金会筹集资金近400万元人民币，从2017年8月至2017年12月29日，为索马里州Fafan地区的9个村落提供了大型储水箱，开辟专门的取水场地；为项目点安排专人管理洁净水的消毒、运输和分发，辅以用水安

① 此资料来自中国扶贫基金会国际部伍鹏主任的访谈。

② 参见《人民日报》2020年5月19日第3版《中国民间力量助力全球抗疫合作（患难见真情 共同抗疫情）》。

③ 参见《人民日报》2020年5月19日第3版《中国民间力量助力全球抗疫合作（患难见真情共同抗疫情）》。

④ 此资料来自爱德基金会凌春香秘书长的访谈。

全教育、清洁护理用品和家用净水丸的分发。该项目实施期间，项目区的7409户近49000人从中受益，足够的洁净水保证了他们的基本生存和安全；通过提供卫生、消毒用品和水安全培训，在项目实施期间，项目区未再发生AWD等传染疾病的新增案例。而更靠近村落的取水点，也让妇女和儿童节约了取水的时间，减轻他们的劳动负担，增加了他们取水途中的安全性。

第三，天使之旅人道行动，民心相通彰显价值。中国红十字基金会针对"一带一路"沿线国家先心病儿童迫切人道需求，发起天使之旅"一带一路"大病患儿人道救助计划，投入2400余万元，派遣中国红十字援外医疗队多次深入阿富汗、蒙古国开展先心病患儿筛查救助工作，将符合手术指征的患儿接至中国进行免费手术治疗，为无数患儿和家庭带来生机与希望。自2017年8月起，先后4次组织中国红十字援外医疗队前往阿富汗，对当地429名先天性心脏病患儿进行筛查，共为184名阿富汗患儿提供免费手术治疗。根据中阿两国红会合作备忘录，还将继续为阿富汗先心病患儿提供筛查救治机会。

采取阿富汗先心病患儿救治的成功模式，自2017年9月起，先后3次组织中国红十字援外医疗队前往蒙古国乌兰巴托，对当地近300名患儿进行筛查，已成功为125名蒙古国患儿提供免费手术治疗。此外，天使之旅——"一带一路"人道救助计划还为310名蒙古国白内障患者提供了免费手术治疗。在阿筛查期间，阿富汗第一夫人鲁拉·加尼主动接见了中国红十字援外医疗队，感谢中国红十字医疗队不远万里、不畏艰险来阿救治患儿，并对先心病救助项目表示支持与赞扬。①

2019年9月23日，国务委员兼外长王毅在纽约联合国总部出席《日内瓦公约》签署70周年纪念活动时，讲述了"一带一路"大病患儿人道救助计划阿富汗行动，并指出正是这种大爱无疆，让战乱中的孩子们有机会迎接国家恢复和平安宁的未来。②

① 上述资料来自中国红十字基金会贝晓超理事长的访谈。

② 《人道公益这十年，我们一直在路上》，搜狐网，https://news.sohu.com/a/594080896_115864，最后访问日期：2022年11月20日。

第四，发挥边疆互助优势，推动民间健康合作。云南民促会向缅甸木姐农村地区援助一批价值 159.11 万元人民币的医疗设备，促进中缅两国民间交往。云南民促会为密切云南与缅甸的民间交流合作，帮助缅甸木姐地区改善医疗卫生条件，促进当地妇女儿童健康发展。由云南民促会提供资金，并与缅甸木姐卫生局及云南德宏州瑞丽市妇女儿童发展中心合作，开展缅甸木姐农村地区健康促进项目。①

该项目已开展了 4 期缅甸木姐医务人员培训，2 期中缅医疗人才交流活动，为缅甸木姐第一高中 800 余名少年儿童提供为期 1 年的营养膳食。此次援助，云南民促会共向缅甸木姐地区捐赠了 33 台价值 159.11 万元人民币的医疗设备，涉及妇科检查、外科手术、婴幼儿护理、数字 X 光射线摄影系统等。缅甸木姐农村地区健康促进项目实施，在一定程度上改善了木姐地区的医疗条件，为提高当地民众健康做出了贡献，在当地产生了良好社会反响。同时，也促进了中国与缅甸的民间交往。

第五，社会各界共同协作，帮助盲人重见光明。2020 年 11 月，由中国民主促进会、全国防盲技术指导组、中国民间组织国际交流促进会、北京同仁医院、安徽省外经建设公司和海航集团共同组织“非洲光明行”活动，20 多名经验丰富的中国眼科专家和护理人员，携带最先进的设备，为南部非洲的津巴布韦和马拉维两国近千名盲人免费施行复明手术。这是中国医疗队首次专门赴非洲为非洲盲人提供免费复明医疗援助。据了解，马拉维大约有 6 万盲人，限于当地经济状况，很多盲人，特别是农村的盲人根本没有条件到医院就医。因此中国医疗队把手术地点选在马拉维首都利隆圭的中心医院。全国患者纷纷从各地赶到首都，在医院连夜排队等待接受中国医生施行免费复明手术。②

---

① 《云南民促会援助缅甸木姐医疗设备 促进中缅交往》，新浪网，https://news.sina.com.cn/o/2017-03-17/doc-ifycnpvh4747592.shtml，最后访问日期：2022 年 11 月 20 日，作者部分改写。

② 《中国“非洲光明行”医疗队为非洲盲人施行复明手术》，中国政府网，https://www.gov.cn/govweb/jrzg/2010-11/20/content_1749382，htm，最后访问日期：2022 年 11 月 21 日，作者部分改写。

（二）健康公益国际化的途径分析

中国社会组织在走出去的过程中，如何找到合适的当地合作伙伴，实现公益项目的有效实施，真正实现捐赠人的意愿，确保公益慈善资金的专款专用，不出现资金挪用和受益人利益受到影响等因素？目前搜集到的中国社会组织案例充分表明，健康公益国际化的途径探索还处于一个初级阶段。我们的研究发现中国社会组织在合作途径方面是多元的，除了传统的与政府组织、联合国组织合作之外，还包括国际网络组织、国际民间组织、当地国的民间组织、跨国企业、华侨组织等模式。当然这样的探索对于我们研究社会组织走出去的不同途径有着重要的现实意义和战略意义。

第一，利用国际组织渠道，建立在地服务机构。例如：中国红十字基金会利用中国红十字总会的国际渠道，为服务“一带一路”经济建设，累计投入1600余万元在沿线国家提供医疗设施援助。2017年5月7日，首个急救单元——中巴博爱医疗急救中心在巴基斯坦瓜达尔港落成。2017年9月以来，中国红十字会与国家卫健委先后派驻4批援外医疗队入驻该中心。医疗队由红十字基金会、华山医院、北京999三方派人组成，先后为巴基斯坦居民、港区中资机构工作人员等提供医疗和急救服务，累计接诊5956人次，其中巴基斯坦患者4207人次。第4批医疗队因在2020年援外医疗工作中表现突出，获国家卫生健康委通报表扬。2020年9月23日，中巴博爱医疗急救中心移交至巴基斯坦红新月会管理，中方负责1年的运营培训费用。①

借鉴中巴急救走廊项目模式，红十字基金会为孟加拉国红新月会援建1所中孟博爱血液透析中心，捐赠8台血液透析机，服务当地有需求的肾病患者，提升当地医疗和急救水平。中孟博爱血液透析中心已于2017年9月落成。同时派出一支6人组成的医疗工作组赴孟加拉国首都达卡对当地医生进行培训，并对中孟博爱血液透析中心的运作情况进行考察。此外，2017年以来，红十字基金会先后为印度尼西亚援建红十字血站、中印尼博爱医疗急

① 此资料来自中国红十字基金会贝晓超理事长的访谈改写。

救中心，为缅甸援建中缅博爱医疗急救中心，为柬埔寨、老挝援助救护车。

第二，加强国际民间合作，确保项目落地社区。例如：中国扶贫基金会在尼泊尔执行尼泊尔乙肝筛查项目，此项目由国际民间组织赠予亚洲捐赠资金 102 万元人民币，项目取得了明显的效果。项目首次为尼泊尔博卡拉 Kaski 地区提供了乙肝筛查服务。根据尼泊尔社会福利委员会的评估，在抽查的人员中，100%都是第一次进行乙肝筛查。项目为该地区 5 万人进行了乙肝筛查，共发现 134 名病毒携带者，阳性感染率为 0.268%，这一比例大大低于尼泊尔的平均感染率 0.9%。项目印制了 60000 份乙肝预防知识的宣传材料，在 Kaski 各个社区广泛散发，覆盖人群 20 万人。项目共为 48 个卫生站的 109 名卫护人员提供了培训，一些医护人员表示，以前只是在书本上了解乙肝知识，通过项目实施，提升了实际操作技能。项目为 4 个卫生站各捐赠了 1 台 B 超机，使这 4 个卫生站从以前的简单看病，提升到可以为病人开展更复杂的医疗检查。在尼泊尔，乙型肝炎一直是一个被忽视的问题，没有得到政府和民间组织应有的重视。该项目不仅检测出 134 名乙肝病毒携带者，帮助当地公共卫生部门生成了一份相对完整的乙肝感染者统计信息还尝试从地方和中央推动政府，给予患者更多的关注和免费治疗，积极开展政策倡导，为弱势人群或边缘群体服务。①

此项目受到了尼泊尔卫生部、社会福利委员会的赞扬，也是在此期间尼泊尔政府批准的卫生筛查项目中唯一得到批准支持执行的国际机构项目。2019 年世界卫生组织表扬了 5 个发展中国家对世界乙肝防治方面的贡献，其中就有尼泊尔。

尼泊尔社会福利委员会在评估报告的结论部分写道："通过分析结果和迄今为止的评估，可以认为，该项目的总体进展是令人满意的。项目能够及时交付和达成目标，并对直接受益的个人产生了影响。这是一个可以称之为先锋性的项目，为社区和相关组织提供了学习经验。"

第三，利用网络技术优势，建立综合服务体系。例如：广州市映诺公益

① 此项目信息来自中国扶贫基金会国际部伍鹏主任的访谈。

服务促进会（以下简称广州映诺）自2018年以来，在亚洲7个国家——泰国（注册地）、印度（注册地）、缅甸、柬埔寨、越南、马来西亚和印尼建立了分部。广州映诺通过项目的本地化和赋能，把中国非营利行业的精益模式嵌入有相同议题的国家，讲好中国故事，做好本地项目。与广州市社区卫生学会专业机构合作，成立了东盟及中印肝炎反歧视支持网络（Supporting Network of Fighting Discrimination against Hepatitis in ASEAN，India and China），利用网络技术的优势，建立了一个综合服务体系，通过建立一个加密的简易嵌入式服务界面（SaaS）轻松接入任何一个授权的网站、Whatsapp、Facebook以及其他部分支持SaaS的界面，让肝炎病毒携带者能够第一时间和广州映诺的专业团队对话，通过界面的一对一对话模式，倾诉自己被歧视的困扰以及获取肝炎的基础认知。

当对话深入到工作场所歧视、教育歧视和其他制度性肝炎歧视的情况下，广州映诺会把投诉立案并且交给已经建立好的本地帮扶网络。由肝炎病毒携带者意见领袖、律师、社工、心理咨询师和记者组成的本地帮扶网络会帮助被歧视者争取自己应有的权益。同时，通过网络专业记录被歧视的方方面面，集结成案例集和数据，希望当地政府学习中国模式，为其他网络国家的数千万肝炎病毒携带者做好立法和执法的工作。此项目直接受益人达到15万人，间接受益人达到1.5亿肝炎病毒携带者。项目刚刚启动不久，还处在建立工作网络阶段，国际同行就有了很多的反响和合作意向需求。广州映诺的救助网络在2022年的世界肝炎高峰会（World Hepatitis Summit）、亚太肝脏研究协会年会（APASL）和ILCM（世界肝癌联盟运动）3个国际会议上被列入主题报告或主题分享。①

第四，发挥华侨组织作用，参与全球抗疫行动。例如：温州高温青年联合会“驰援海外”行动，是驰援温州行动的延续，是温州接受海外援助后的反哺行动。2020年2月24日，倪考梦先生发布驰援海外倡议，呼吁全世界温州人行动起来，全力参与援助海外工作，为海外华人华侨以及当地医疗

① 此项目信息来自广州市映诺公益服务促进会项目总监李镝先生的访谈。

机构提供物资援助、医疗援助和心理援助。在信息不明、渠道不清的情况下，摸索出物物置换模式、人肉带货模式、包机运输模式、使馆交接模式、商会托运模式等诸多物资援助方式，并积极拓展心理咨询、中医诊疗和义卖出海等多种形式，取得明显成效。截至 2020 年 10 月 13 日，高温青年共成功援助意大利、美国、伊朗、韩国、智利、肯尼亚、塞尔维亚、俄罗斯等 29 个国家，共捐赠物资 420 万件，价值 1247 万元。此外，协助落地物资捐赠 211 万件，价值 576 万元。高温青年被授予 2020 向光奖组委会奖。①

第五，利用企业网络优势，拓宽民间合作渠道。例如：2017 年 6 月 29 日下午，招商局慈善基金会与全球疫苗免疫联盟（GAVI）在北京举行了《全球免疫普及项目捐赠协议》签约仪式。招商局慈善基金会副董事长，招商局集团总经理李晓鹏与 GAVI 首席执行官塞斯·伯克利博士分别作为双方代表签署了捐赠协议，该协议的签订，标志着招商局正式成为 GAVI 在亚太地区的第一个企业战略合作伙伴。招商局集团通过招商局慈善基金会向 GAVI 捐赠 50 万美元，主要用于 2017 年在吉布提、多哥、坦桑尼亚、肯尼亚等贫困国家推广和普及预防性疫苗的使用，主要面向低收入家庭 5 岁及以下的幼童提供免费疫苗接种，保护儿童免受高危致命的传染病感染，降低出生死亡率。招商局慈善基金会与 GAVI 就长期合作初步达成意向，结合比尔和梅琳达·盖茨基金会额外提供的公益配捐，持续关注和推动疫苗免疫规划的扩大和发展。②

第六，发挥其他组织作用，开展抗疫物资援助。河北进德公益基金会在 2020 年全球抗击新冠疫情期间为韩国等 7 个国家提供价值 1720 万元的抗疫物资援助。③ 在中国天主教“一会一团”的带领和支持下，进德公益基金会受托积极投身海外抗疫工作，向韩国疫情重灾区大邱加特利医院捐赠了价值约 200 万元人民币的防护物资（5 万只 N95-I 口罩、1 万只 FFP3 口罩、

---

① 此项目信息来自浙江省高温青年联合会林维维执行会长的访谈。

② 此项目信息来自招商局慈善基金会黄奕常务副秘书长的访谈。

③ 河北进德公益基金会网站：http：//www.jinde.org/Uploads/Picture/2021/0823/6123455d1274b.pdf，最后访问日期：2022 年 11 月 23 日。

5000 只 FFP1 口罩、3000 套医用防护服)。物资送达后，该院院长宋载俊携全体职员专门写来感谢信，表达了诚挚的谢意：“今天我们蒙受了上天的祝福，感谢亲爱的中国社会各界爱心人士和各地神长教友。在大家的关爱下，那些正在抗击新冠肺炎疫情的感染者和医护人员得到了极大的力量和勇气。我们会努力在最短的时间内战胜困难，过上正常的生活。”该院也代表韩国及大邱市民向中国各级政府，向为这批医疗物资办理出口和运输手续而提供帮助的各级政府有关部门、红十字会和首都机场以及爱心支持的“一会一团”表示衷心的感谢。2020 年 3 月下旬，意大利成为全球疫情最严重的国家。海内外神长教友及基督徒团体捐款捐物，通过进德公益于 3 月 23 日至 4 月 8 日分四批向意大利提供价值 1220 多万元的防疫物资（119570 只 N95 口罩、30523 件医用防护服、2126700 只外科和其他口罩、195600 只医用乳胶手套、9892 只护目镜、40 台呼吸机等)。这些物资运抵后，被发往罗马、米兰、拉齐奥大区以及利玛窦的家乡马尔凯大区玛切拉塔等地的医院、难民营和慈善机构。此外，进德公益回应合作伙伴的需要，向德国、西班牙、美国、菲律宾、孟加拉国发放了价值共计 300 多万元的紧急防疫物资。

三　社会组织参与健康公益国际化的障碍

（一）社会组织参与健康公益国际化的外部挑战

从宏观层面分析，社会组织参与健康公益国际化的“障碍”来自以下五个方面。

第一，地方领导的总体认识障碍，即对健康公益类社会组织走出去的认识不到位。社会组织走出去是新的国际政治局势下的一个新的战略选择，中国政府在国际地位不断提升的同时，也需要中国的社会组织走出去发挥政府和企业不可及的独特作用。当然，中国社会组织参与国际事务的国际环境也发生了巨大的变化。国际环境的变化主要体现在中外民间交流遇到了障碍，包括国家之间的关系对社会组织参与国际交流和合作的影响，加之 2020 年的新冠疫情和2022年发生的俄乌冲突带来的新的不确定性等因素。简单讲国际环境变得复杂、多变和不可预测。

第二，国内外法律环境的障碍，即对健康公益类社会组织走出去还缺乏法律方面的支撑和法律依据。中国社会组织参与国际事务的国际法律环境发生变化，由于美国、欧盟及日本等联合紧密，原来国际社会奉行的国际法律规则遇到了巨大的挑战。国内的法律环境同样面临挑战，对健康公益类社会组织走出去缺乏法律根据。

第三，国内外援助政策的障碍，政府缺乏有效统一协同的政策。由于国际环境、法律环境和经济环境三个维度的变化，社会组织参与国际事务的政策环境发生了重大变化，社会组织与美国、欧盟、澳大利亚、日本等民间组织的合作需要调整政策，由于上述国家等对华整体政策发生变化，非政府组织之间的合作、民间交往和合作也会发生变化，因此国内的协同政策也有待改善，目前社会组织涉外政策涉及党和政府的各个部门，包括中共中央对外联络部、民政部、外交部、商务部、国家卫生健康委、国家发展和改革委、国家国际发展合作署、财政部等，缺乏统一的行动计划，各部门的政策缺乏协商和协同。

第四，国内外的资金障碍，即国家国际发展合作署对社会组织参与援外工作还没有形成系列的资金支持的政策指南。因此，必须转变观念，中国社会组织走出去需要的资金支持，需要从国际社会逐步转向国内筹资。对此，涉外社会组织的领导人必须提前准备，提出行之有效的国内筹资的方案。

第五，民心和民意的舆论障碍，即社会层面缺乏舆论支持和公民国际化的认识。涉外社会组织参与国际事务的人文环境本身就难以驾驭，因为各个国家的宗教信仰和文化差异等，加之新冠疫情带来的民族之间的人文方面的认知更为错综复杂，意识形态方面的影响，中外人文环境遇到新的挑战。

上述五个方面的障碍，构成了中国社会组织参与健康公益国际化的巨大挑战。

（二）社会组织参与健康公益国际化的内部不足

微观层面分析，中国健康公益类社会组织“走出去”存在着六个方面的“缺乏”。

第一，缺乏走出去的意愿。健康公益类社会组织参与国际事务的意愿还是比较低，对如何走出去、弘扬什么内容的价值观还缺乏清晰的认识，这与中国社会组织总体发展状况有着重要的密切的关联。到目前为止中国大陆的涉外社会组织总数应该在1500~1700个之间（包括科技类社会团体899个，行业协会商会403个，国际性社会团体37个，外国商会19个，涉外基金会9个，涉外民非15个等，尚未统计的约150~300个之间，[①] 尤其是地方社会组织参与国际事务的数据目前得到准确数据的难度较大），占全国社会组织总数90.1万家的千分之1.7~1.9之间，总体规模偏小。涉及健康公益类的社会组织参与国际事务的，按照5%的比例推算约100家。

第二，缺乏机构国际化战略。健康公益类社会组织缺乏国际化的战略，其主要原因有四个方面：首先，与其组织成立时的愿景和使命有着重要的关系，例如，其组织的重点工作就是解决国内面临的社会问题；其次，与此类社会组织的理事会成员的国际视野有着密切的关系，尤其是理事会主要领导参与国际事务的经历、与国际民间组织的合作经验和在国际组织的工作历程等；再次，健康公益项目的专业性也对机构国际化提出了更高的技术要求，例如：2020年全球暴发的新冠疫情给社会组织参与国际事务带来了前所未有的挑战；最后，到海外从事公益慈善项目的困难远远高于国内的项目，如果理事会治理层面缺乏战略布局，那么社会组织的执行团队也难以顺利开展工作。

第三，缺乏海外工作机构。健康公益类的社会组织在海外开展公益慈善项目，如果没有独立的海外工作机构或者海外项目办公室，其社会影响力和可持续性的目标是难以实现的。当然，一个社会组织在海外设立海外工作机构不是一件容易的事情，主要原因有三方面：首先，国家政策的许可，目前政府对社会组织在海外设立工作机构，没有明确的法律和政策文件支持；其次，设立独立的工作机构，与当地国家的法律和政策有着重要的关系；最后，设立独立的

① 资料来自海南亚洲公益组织走出去课题组2022年研究成果。

工作机构还涉及社会组织本身的经济能力、资金状态、人员专业化、工作人员的安全、工作人员家属的就业、孩子教育、税务等具体问题。

第四，缺乏具有良好信誉的合作伙伴。健康公益类社会组织在海外能否实现其战略目标，项目能否落地，这与社会组织能否拥有一个或者数个具有良好信誉的合作伙伴有着重要的关系。从目前看，健康公益类社会组织在全球缺乏一批具有长期合作意愿的战略伙伴，包括联合国系统的各个国际组织、具有国际网络渠道的国际民间组织、具有信誉良好的当地国的民间社会组织。合作伙伴战略一方面需要长时间的实践，在实践中，寻找到一批对我国友好，合作可靠的合作伙伴；另一方面，需要借力使力，与受益国家的政府机构、医疗机构、医学院校和民间组织建立项目合作关系。

第五，缺乏专业人才国际化的实战经验。客观来讲，影响和制约健康公益类社会组织的海外行动的，关键是专业人才问题。这里涉及的专业能力主要指以下四个方面：首先，专业人才的综合能力。这里包括专业人才的国际视野、国际经历、政治素养和文化底蕴方面的能力。其次，专业人才的专业能力。包括医疗技能方面的能力、健康卫生方面的专业能力、心理学方面专业能力等。再次，专业人才的协调和风险管控能力。健康公益项目在海外实施，人员的协调能力尤为重要，当然风险管控能力也是海外工作者必不可少的基本能力。最后，学习能力。包括不同语言的学习、不同文化的融合、不同法律知识的学习等。

第六，缺乏稳定的资金和资源供给。健康公益类社会组织缺乏稳定的资金和资源供给，是社会组织走出去遇到的普遍问题。社会组织缺乏稳定的资金和资源供给，其主要原因包括社会组织缺乏社会资源动员能力、社会资金筹措能力，另外，政府资金购买服务的能力、政府政策的倡导能力和国际资源的筹措能力也是重要因素。例如：部分地方注册的基金会，就健康公益项目众筹或者网络筹资，地方政府限制其开展公开募捐工作，一方面需要基金会倡导地方政府改变政策，另一方面地方政府需要提升对基金会的信任程度。

四 社会组织参与健康公益国际化的机会

（一）社会组织参与健康公益国际化的外部机遇

健康公益类的中国社会组织走出去得到了党和政府以及社会各界的重视和支持，社会组织参与健康公益国际化的外部机遇主要体现在以下六个方面。

第一，党中央和国务院高度重视引导社会组织有序开展对外交流。2016年8月21日，中办、国办印发《关于改革社会组织管理制度促进社会组织健康有序发展的意见》，明确提出“引导社会组织有序开展对外交流，参加非政府间国际组织，参与国际标准和规则制定，发挥社会组织在对外经济、文化、科技、体育、环保等交流中的辅助配合作用，在民间对外交往中的重要平台作用。完善相应登记管理制度，积极参与新建国际性社会组织，支持成立国际性社会组织，服务构建开放型经济新体制”。[①]

第二，法律层面规范社会组织开展国际合作。2016年以来，随着《中华人民共和国慈善法》[②] 和《中华人民共和国境外非政府组织境内活动管理法》[③]（2017年11月4日修订版）的通过和先后实施，中国的慈善事业正式迈入法制化轨道，社会组织与境外非政府组织的合作有法可依，并有明确的法律程序和规范要求。

第三，政府主管部门高度重视涉外社会组织走出去。民政部颁布的“十四五规划”中提出“稳妥实施社会组织‘走出去’”。2021年9月30

---

① 全国人大网站：http：//www. npc. gov. cn/npc/c30280/201609/5a8325a3b75443a489c982cb62e560a5. shtml，最后访问日期：2022年10月23日。

② 全国人大网站：http：//www. npc. gov. cn/zgrdw/npc/dbdhhy/12_ 4/2016-03/21/content_ 1985714. htm，最后访问日期：2022年10月23日。

③ 公安部网站：https：//ngo. mps. gov. cn/ngo/portal/view. do? p_ articleId = 270012&p_ topmenu=2&p_ leftmenu=4，最后访问日期：2022年10月23日。

日，民政部公布《“十四五”社会组织发展规划》,[①] 明确提出了“稳妥实施社会组织‘走出去’，有序开展境外合作，增强我国社会组织参与全球治理能力，提高中华文化影响力和中国‘软实力’”。这是政府业务主管部门明确提出社会组织“走出去”的重要举措，有意愿走出去的社会组织参与国际事务获得了有力的依据。

第四，国际合作管理机构促进民间社会参与对外援助工作。相关业务部门支持社会组织参与国家对外援助工作。2021 年 8 月 27 日，国家国际发展合作署、外交部、商务部审议通过《对外援助管理办法》[②] （以下简称《办法》）。该办法已于 2021 年 10 月 1 日正式施行。这一办法将揭开中国社会组织参与对外援助历史新的一页，具有重要的历史意义，社会组织首次具有了参与中国对外援助体系的制度空间。根据《办法》有关条款，中国对外援助体系鼓励并支持国内外的社会组织参与其中。《办法》第十九条提出，对外援助项目类型中包括南南合作援助基金，支持国际组织、社会组织、智库等实施的项目。该条规定明确了国内具有合法身份的社会组织（社会团体、社会服务机构、基金会）以及智库机构等社会力量都可以参与中国政府的对外援助工作。这为社会组织走出去获得国家资金支持提供了依据。

第五，全国政协委员积极支持涉外社会组织走出去。2017 年两会期间，全国政协委员蔡国斌建议,[③] 在国务院“一带一路”领导小组办公室下，设立社会组织专门工作机构，牵头组织、协调和动员社会组织力量参与“一带一路”建设。要有计划、有选择地吸纳一批精通社会组织管理业务的优秀党员干部进入该工作机构，党委、政府对其要足够信任和重视，通过交任务、压担子，将社会组织纳入“一带一路”建设中。同时，通过成立“一带一路”非政府贸易合作组织等，与沿线各国民间组织、半官方机构、国

---

① 民政部网站：http：//xxgk. mca. gov. cn：8011/gdnps/pc/content. jsp? id = 15126&mtype =，最后访问日期：2022 年 10 月 23 日。

② 国家国际发展合作署网站：http：//www. cidca. gov. cn/2021-08/31/c_ 1211351312. htm，最后访问日期：2022 年 10 月 23 日。

③ 人民政协网站：http：//www. rmzxb. com. cn/c/2017-03-06/1389863. shtml。

家智库、国际组织开展合作，定期举办“一带一路”国际大会，为各国民间组织、国际组织及相关学术团体提供一个共商经贸、生态、人文可持续发展的高端对话平台，建立起国际经贸合作交流的常态化沟通机制。

第六，全国人大代表为涉外社会组织走出去提出议案。全国人大代表提出，发挥好社会组织作用，参与“一带一路”建设。2021 年，全国人大代表吕建中在两会期间提出建议：[①] 首先，加强政策引导，统筹各方资源，构建我国社会组织参与“一带一路”建设的合作机制。由推进“一带一路”建设工作领导小组办公室协调社会组织更好推动“一带一路”民心相通，形成政府主导、企业参与、社会组织促进的立体格局，全方位加强同各国各界人士的交流交往。其次，支持我国社会组织积极参与改革完善全球经济治理体系。最后，加强专业人才队伍建设。

（二）社会组织参与健康公益国际化的能力建设

能力建设体系是支持社会组织走出去的重要平台或者枢纽性平台，中国民间组织国际交流促进会（以下简称中促会），中国国际民间组织合作促进会（以下简称民促会），中国红十字总会，深圳国际交流基金会等开展了一系列支持中国社会组织走出去的能力建设工作。

第一，中促会统领和协调能力建设。中促会成立于 2005 年 10 月，是具有独立法人资格的全国性非营利社会团体，自 2008 年获得联合国经社理事会全面咨商地位以来，中促会协调国内大批民间组织参加了联合国气候变化大会、人权理事会、新闻部非政府组织年会、可持续发展大会等联合国系统重要活动，向国际社会传递中国民间组织声音，与联合国系统各机构以及国际非政府组织建立广泛联系。2016 年 7 月 5~6 日，中促会在山东青岛举办二十国集团民间社会（C20）会议，习近平主席致贺信，来自 54 个国家和地区的 210 多名民间社会代表与会，作为 G20 杭州峰会的重要配套活动。《C20 公报》中民间社会的部分意见建议被《二十国集团领导人杭州峰会公

① 经济参考报网站：http：//www. jjckb. cn/2021-03/07/c_ 139792485. htm。

报》吸纳。中促会积极响应习近平主席在“一带一路”国际合作高峰论坛上的倡议，牵头推动成立了“丝绸之路沿线民间组织合作网络”，已有72个国家的352家组织加入。① 2019年10月23~25日，中促会在山东济南成功举办地方社会组织“走出去”能力建设培训班。中促会顾问、中联部王亚军副部长阐释了“百年未有之大变局”的深刻内涵，分析了民间外交对推动国家关系发展的重要作用，并对社会组织如何更好地推进民间对外交往和民心相通提出了希望和要求。②

第二，民促会倡导和培育国际化专业人才。2015至2016年民促会在国家民间组织管理局的大力支持下，承担了中央财政支持社会组织参与国际事务培训示范项目，中国民促会分别在重庆、西安、广州（举办2期）、杭州和北京举办了6期有571家社会组织763名代表参加的“社会组织参与国际事务”专业示范培训，这也是迄今为止全国范围内首次大规模、系统的有关社会组织参与国际事务的培训。参加培训的学员中，社会组织中高层负责人526人，占比68.9%，社会组织专职人员164人，占比21.5%，政府管理机关、企业和媒体代表73人，占比9.6%，六次培训学员满意度达到了90%以上。③ 同时民促会在全国各地选拔了25名来自基层的社会组织走出去，到日本、韩国、新加坡和我国香港进行考察和研讨，将学习得到的经验应用到实践中去。④

第三，红十字国际学院是国际人道的新力量。国际上首个真正意义上的红十字国际学院于2019年9月在江苏苏州挂牌成立，由中国红十字会和苏州大学联合创办，这也标志着中国人道主义救援从经验积累向知识体系建构的转变。学院设立红十字运动、国际人道法、“一带一路”国际交流合作、

---

① 中国民间组织国际交流促进会网站：http：//www.cnie.org.cn/www/Column.asp？ColumnId=8&IsHide=0，最后访问日期：2022年10月23日。

② 中国民间组织国际交流促进会网站：http：//www.cnie.org.cn/www/NewsInfo.asp？NewsId=1319，最后访问日期：2022年10月23日。

③ 此资料来自中国国际民间组织合作促进会原副秘书长张曼莉女士的访谈。

④ 中国民促会培训部向民政部提供的《中央财政支持公益组织参与国际事务项目报告书》节选。

南丁格尔救护、人道资源动员与文化传播、应急管理与备灾救灾等六个研究中心。[①] 红十字国际学院的成立，不仅为中国红十字事业发展注入了新的动力，还将为全球人道事业发展提供平台、智慧和方案。

第四，深圳已经成为能力建设的新平台。在深圳市政府外事办公室的支持下，一个连接国际与国内社会组织参与联合国可持续发展目标的平台在深圳建成。深圳市国际交流合作基金会积极服务国家总体外交和深圳国际化建设，于 2018 年开启“深系澜湄”项目集群，通过“太阳村”、“光明行”等项目促进与东南亚地区的民心相通；并于 2019 年底启动“中国（深圳）社会组织‘走出去’能力建设与交流合作平台”，旨在通过政策建议、能力建设和资源链接三大板块助力中国社会组织推动可持续发展目标，截至 2021 年底，已举办 12 期线上线下能力建设活动，全国 400 余家社会组织等机构参与。[②]

第五，能力建设共同体初出端倪。2017~2018 年民促会组织了北京七悦社会公益服务中心专家组编写了“中国社会组织参与国际项目合作自律行为守则”,[③] 也是中国社会组织参与国际事务的第一份准则，为中国社会组织走出去提供了一个重要的技术支持。2019 年 10 月，为推动中国社会力量更有效地参与国际紧急援助等人道主义危机解决，提升自身能力，开展领域内的国际交流和合作，更好地“走出去”，推动共建“一带一路”高质量发展，构建人类命运共同体服务体系，六家参与国际人道主义救援的公益组织——中国国际民间组织合作促进会、爱德基金会、深圳壹基金公益基金会、北师大风险治理创新研究中心、北京平澜公益基金会等联合倡议，筹建“中国国际人道主义援助社会力量行动网络”。[④]

另外，民政部主管的明德公益研究中心在 2018 年举办的 3 期社会组织

① 人民网：http：//paper. people. com. cn/rmrbhwb/html/2019-09/03/content_ 1944477. htm，最后访问日期：2022 年 10 月 25 日。

② 此资料来自深圳市国际交流基金会李曼书副秘书长的访谈。

③ 范娟娟等：《社会组织走出去：优势与挑战》，社会科学文献出版社，2022，第 211~221 页。

④ 中国国际民间组织合作促进会网站：http：//www. cango. org/showInfo. aspx？ id=922，最后访问日期：2022 年 10 月 25 日。

国际化培训班，[①] 江苏省外办在 2021 年 6 月 17～18 日举办的社会组织走出去培训班[②]和甘肃省民间组织国际交流促进会在 2022 年 5 月 11 日举办的社会组织走出去座谈会[③]等，这些研究型、枢纽型和行业协会型的社会组织也为社会组织走出去提供了重要支持。

五　社会组织参与健康公益国际化的对策

（一）促进社会组织参与健康国际化的政策建议

2017 年 11 月 21 日，首届丝绸之路沿线民间组织合作网络论坛在北京召开，国家主席习近平致信祝贺，习近平主席在贺信中指出："民间组织是推动经济社会发展、参与国际合作和全球治理的重要力量。"[④] 尤其是在国家"一带一路"的建设中需要实现的"五通"目标，即政策沟通、设施联通、贸易畅通、资金融通和民心相通，民间组织大有可为。为实现民心相通，健康公益类社会组织应优先走出国门；在参与国际人道主义救援、开展扶贫济困和社区公益事业中嵌入健康公益的概念，也可发挥中国中医药为主的传统文化在全球传播中的作用。在此提出健康公益类中国社会组织走出去的未来 5 年政策建议。

第一，提高各级党委和政府对健康公益类社会组织走出去的重要地位的总体认识。各级党委需要从国家战略发展要求的高度，认识到社会组织是国家治理现代化的重要组成部分，尤其是在配合中国政府应对全球变化多端的国际格局中有着重要的补充作用，要发挥其独特的优势。

---

① 明德公益研究中心网站：http：//www. mindpnsc. com/index. php？ case = archive&act = show&aid = 70，最后访问日期：2022 年 10 月 25 日。

② 江苏省走出去综合服务平台：http：//swt. jiangsu. gov. cn/zcq/newsinfo. html？ id = 16776&p = newsinfo，最后访问日期：2022 年 10 月 25 日。

③ 中国甘肃网：https：//view. inews. qq. com/a/20220512A0DUX700，最后访问日期：2022 年 10 月 25 日。

④ 人民网：http：//opinion. people. com. cn/n1/2017/1227/c1003 - 29730461. html，最后访问日期：2022 年 10 月 22 日。

第二，立法先行，补齐政策和制度的短板。在推进中国社会组织走出去和国际化的进程中，法律的导向特别重要，至今为止，还没有一部法律涉及中国社会组织走出去和国际化的条文，建议在制定对外援助法规中明确提出支持中国社会组织参与国家对外援助工作，做到有法可依。

第三，建立部际协调机构，做好健康公益类社会组织走出去的协同和配合工作。由于健康公益类社会组织走出去涉及中共中央对外联络部、国家卫生健康委员会、民政部、国家国际发展合作署、外交部、商务部、发展和改革委员会及财政部等党中央和国务院的重要部门，需要明确一个类似中联部或中促会的机构担当起部际协调工作，统筹安排，以确保健康公益类中国社会组织走出去有序和有效发展。

第四，加强国家层面的健康公益类社会组织走出去的顶层设计。包括：政策研究、理论研究和国别研究，提供全方位的智力支撑；社会组织走出去的国家顶层设计是支持社会组织有效治理的重要内容，而社会组织的顶层设计需要从组织建设、战略设计、资金筹集、专业人员管理和安全要素等方面全面综合考虑；鼓励学界的社会组织研究和国别研究等，对中国社会组织走出去起指导和引领作用。

第五，政府购买社会组织对外援助服务，全方位给予资金支持。中国社会组织走出去，资金不足是一个普遍现象，就目前来讲，重要的是中央政府完善现有的政府购买机制，建立健康公益类中国社会组织走出去专项资金，重点支持有条件的健康公益类社会组织优先走出去，通过不断实践，提升中国社会组织走出去的实施和执行能力。

第六，加强中国社会组织走出去机构能力建设。除了民政部的中央财政专项支持以外，建议国家国际发展合作署在对外援助资金中，例如在南南合作基金中建立一个健康公益类中国社会组织走出去的能力建设制度体系，以推动中国社会组织走出去专业人员培训、青年志愿者训练、社会组织走出去经验共享机制和开放公募资格等。

（二）推动社会组织参与健康国际化的能力建设建议

如何实现我国社会组织走出去，需要从社会组织的战略层面提出切实可用的发展方案，具体建议考虑以下五种路径和合作模式。①

第一，拓展“属地伙伴”型机制制度化。即社会组织在国际化过程中，与属地国的社会组织建立长期合作伙伴关系，利用他们的专业人力资源，共同执行双方合作的公益项目，为我国社会组织实施国际化战略提供必要的支持，尤其培养一批属地国对我国友好的专业管理人才参与社会组织的管理事务，包括公益项目的立项、项目执行和监测评估等。

第二，建立“民办官助”型机制国际化。即社会组织当先运作，政府给予资金支持。政府继续在援外资金中，拨出一定比例的民间专项资金，通过有条件的社会组织执行政府的援外资金国际化机制，开展民生支持、社区发展、环境保护、气候变化、教育等方面的项目。

第三，构建“社办联企”型机制网络化。即社会组织当先运营，联合率先走出去的企业，发挥区域社会组织与国际社会、所在国社会组织、社区联络的优势，形成与企业联合的双赢格局机制，尤其是利用企业的海外网络和产品生产基地，公益优先行动，推动社会价值引领社会文明。

第四，形成“借船出海”型机制现代化。即社会组织与现有国际民间组织合作，尤其是目前在华开展活动和项目合作的600余家境外非政府组织，以目前的合作模式为基础达到合作机制的现代化，借用国际民间组织和联合国体系的渠道、经验、技术、网络和人脉，为我所用，开展现代化意义的全面合作。

第五，打造“社媒合作”型机制年轻化，即社会组织在国际化路径选择过程中，通过媒体介入和支持，促进社会组织形成更开放的国际化视野，利用自媒体优势，与青年人合作，了解年轻人的意愿，发挥年轻人的创新作用，促进社会组织“走出去”战略的实现。

第六，组建健康公益国际化行业协会，统筹健康公益类社会组织走出去的分工和合作，招募健康公益相关的社会组织、高等院校、医疗机构等，促

① 黄浩明：《社会组织走出去：国际化发展战略与路径研究》，对外经济贸易大学出版社，2015，第131~135页。

进健康公益类的社会组织走向国际，发挥作用，包括制定行业的发展规划、战略目标、行业发展标准、培训专业人才、筹集各方健康公益资金、动员社会各方的社会资源，同时协调政府对外援助部门与健康公益类社会组织之间的关系，承上启下，为社会组织走出去提供专业服务。

总之，健康公益类中国社会组织走出去才刚刚开始。过去十年，在党中央和国务院的统一领导下，各个健康公益类社会组织积极实践和响应国家战略，对推动中国社会组织走出去起到了重要作用。展望未来的五至十年，在国家“一带一路”建设和发展进程中，中国健康公益类社会组织走出去空间和潜力巨大，我们坚信在党中央以及地方各级党委和政府的领导、重视及引领下，在社会各界支持、行业协会协作、社会组织自身努力下，健康公益类社会组织走出去将拥有一个美好的明天，为建立一个新型的人类命运共同体贡献中国的力量。

案 例 篇

Case Studies

B.12
我国基金会参与健康公益实践的探索
——以北京白求恩公益基金会为例

孙志伟　樊燕荣　刘　静　陈小青*

摘　要： 目前，我国参与健康公益领域的基金会数量呈现快速增长态势。如何在新形势下最大限度发挥基金会在国家治理和健康中国建设过程中的作用，已经成为摆在政府、基金会和全社会面前的新命题。本报告全面分析了现阶段我国健康公益领域的现状和存在的问题，并结合北京白求恩公益基金会的公益实践，对新形势下基金会内部治理、外部合作和资源动员、公益实践、党建和文化建设等方面进行深入剖析，对未来健康公益的发展做出展望。希望通过基金会的健康公益实践与探索助力健康中国建设，推动我国公益慈善事业的发展。

* 孙志伟，首都医科大学公共卫生学院教授，北京白求恩公益基金会理事长，主要研究方向：公共卫生；樊燕荣，北京白求恩公益基金会秘书长，主要研究方向：医疗健康公益；刘静，北京白求恩公益基金会副秘书长，主要研究方向：非营利组织战略管理；陈小青，北京白求恩公益基金会宣传部部长，主要研究方向：低收入人群就业转移、公益传播。

关键词： 健康中国 北京白求恩公益基金会 健康公益

一 我国基金会参与健康公益的基本概况

基金会是一种具有法人治理结构的现代慈善组织，是社会民间力量主动采取专业化方式提供公共服务的组织载体。基金会通过募集资金、物资、人员和信息等资源，通过有效链接和整合配置，实现社会资源共享，在改善民生福祉、解决社会问题和促进社会和谐等方面发挥着重要作用。

我国基金会发展历史并不长，自1981年第一家基金会——中国儿童少年基金会成立，也只有41年的发展历程，且近90%的基金会成立于2004年《基金会管理条例》颁布之后。根据基金会中心网2022年4月统计的全国基金会数据显示，截至2022年4月22日，我国基金会数量近9000家，自2004年以来，基金会数量年均增长率达到15.49%，呈整体数量稳步增长态势（见图1）；近年来，基金会的资产规模保持持续增长状态，2020年，全国已公布基金会年报的6737家基金会净资产总额约为2186亿元人民币，较上一年增长18.61%。①

（一）我国健康公益领域基金会的发展情况

北京易善信用管理有限公司（以下统称为“易善”）的统计数据②显示，截至2020年底，全国公示年报的基金会数量为6237家。其中，主要以医疗救助、卫生保健等健康公益为主要业务的基金会有2141家，占全国基金会总量的34%，实际介入健康公益领域的基金会数量和比例可能远超出这一规模和比例。比如，清华大学教育基金会、阿里巴巴公益基金会等，虽不以健康公益为特色和主营业务范围，但也实施了医疗救助、公共卫生及医

① 基金会中心网：《中国基金会概况2021》，2022年5月10日。

② 北京易善信用管理有限公司：《健康医疗数据集2020》，2022年7月1日。

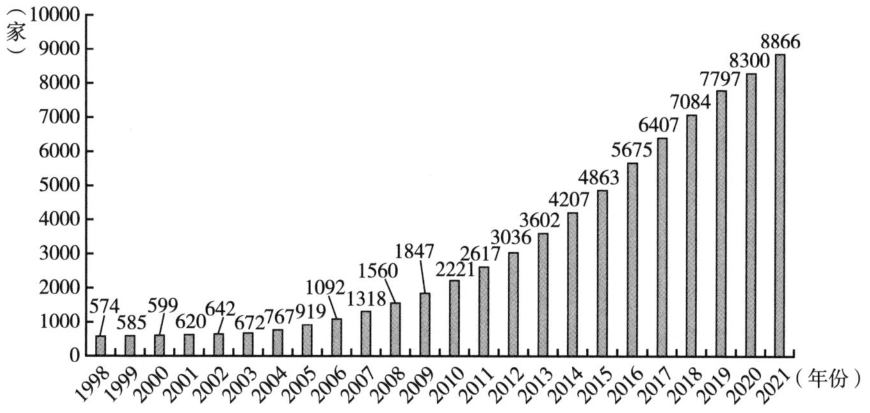

图 1　1998~2021 年我国基金会注册数量变化情况

学研究等方面的公益项目。在 2016~2020 年的 5 年间，医疗健康领域基金会数量呈逐年增长趋势，除 2020 年受新冠疫情影响增速有所放缓外，每年增长率均超过 20%（见图 2）。

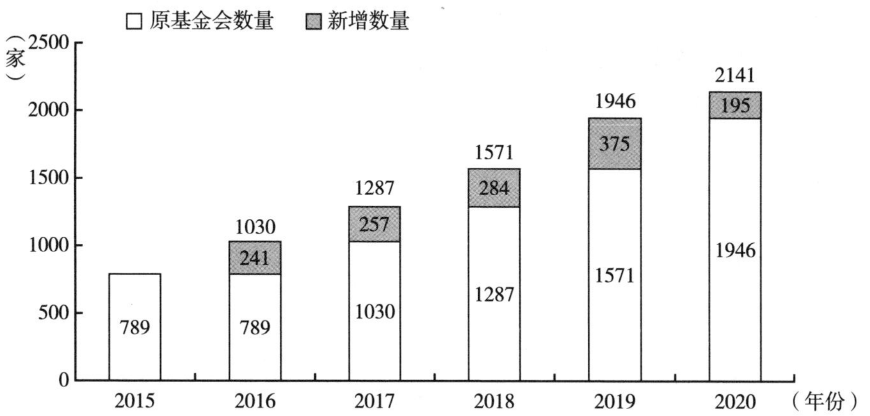

图 2　2015~2020 年我国健康公益领域基金会发展趋势

随着我国社会经济发展，医疗健康领域的基金会不断发展壮大，健康公益取得了显著成绩。截至 2020 年底，2141 家医疗健康领域基金会在 2016~2020 年期间公益捐赠收入规模总计 1311.4 亿元人民币、捐赠支出规模总计 1095.6 亿元人民币。同期，全国基金会公益捐赠收入规模总计 4170.9 亿元人民币、捐赠支出规模总计 3214.8 亿元人民币，健康公益领域基金会同期总捐赠收、支占全国基金会总捐赠收、支分别为 31%左右和 34%左右（见图 3）。

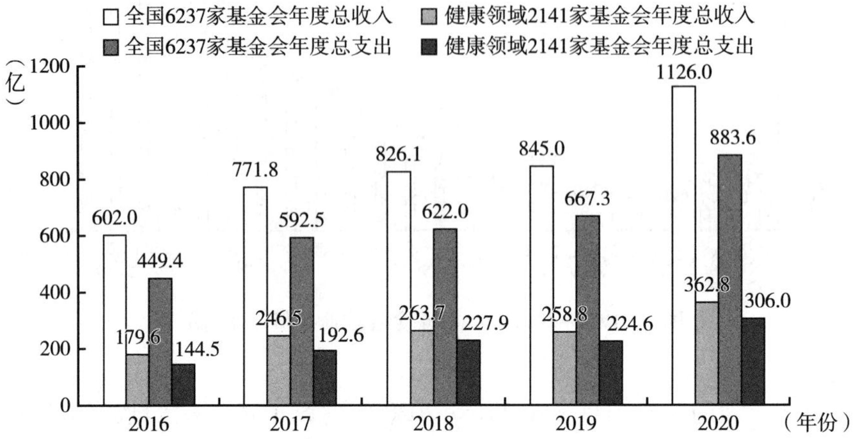

图 3　2016~2020 年健康公益领域基金会年度收支与全国基金会数据对比

截至 2020 年底，在 2141 家医疗健康领域相关的基金会中，公募基金会为 213 家，非公募基金会为 1928 家，非公募基金会数量约为公募基金会数量的 9 倍（见图 4）。

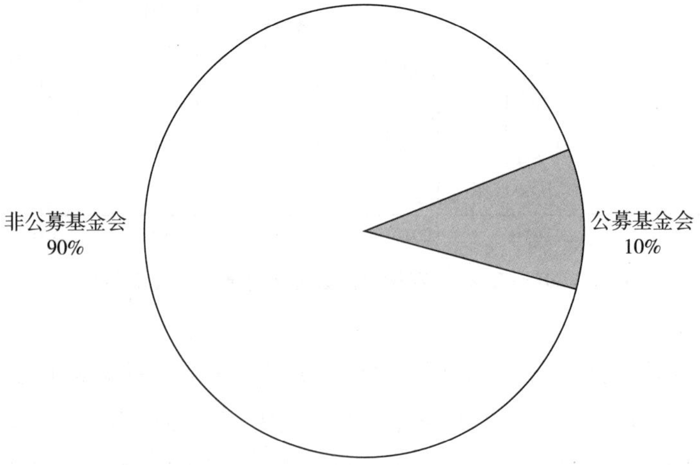

图 4　医疗健康公益领域基金会数量公募/非公募占比

以2020年公益捐赠收入为例，213家公募基金会年捐赠收入为166.4亿，1928家非公募基金会年捐赠收入为196.4亿元人民币（见图5），两类捐赠总体规模差异不大。

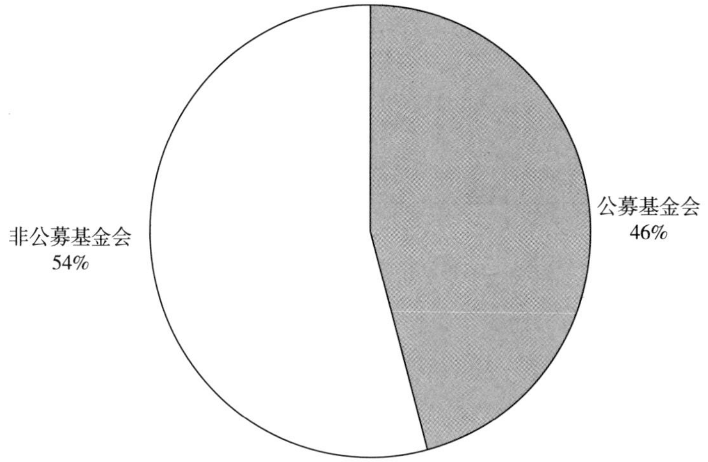

图5　健康公益领域2020年捐赠收入占比

在2016~2020年间，全国基金会共开展约151542个公益项目，其中在年报公示中，明确涉及医疗健康领域的相关公益项目为19797个，占同期公益项目总量的13%，呈逐年增长趋势（见图6）。公益项目主要覆盖大病救助、疾病筛查、心理健康干预、中医药发展、医学研究、医生培训、资助各医学院和卫生院设施及医学院校奖学金等方面。

医疗健康领域的公益项目合计捐赠收入为804.04亿元人民币、捐赠支出为801.04亿元人民币（见图7）。在2020年新冠疫情暴发高峰年，捐赠总收入与支出均有明显增加，分别为234.91亿元人民币和237.43亿元人民币。

（二）我国基金会参与健康公益的现实意义

1. 健康公益是社会救助体系的重要部分

2008~2017年，基金会超过六成的资金流入教育、扶贫助困和医疗救助三个领域。2016~2020年我国基金会开展的医疗健康类公益项目中，约有

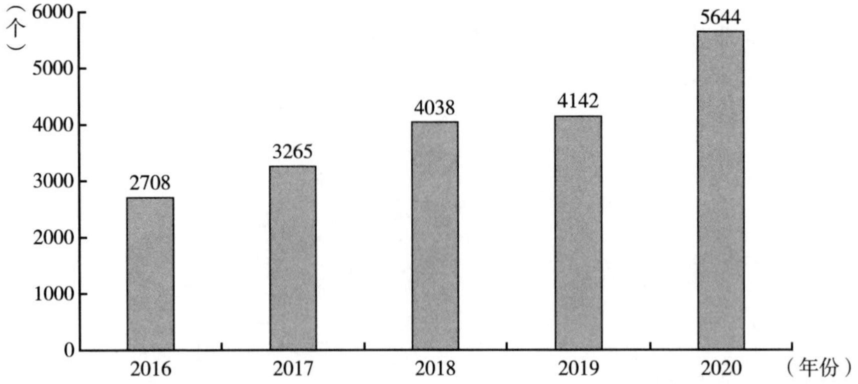

图 6　2016~2020 年我国健康公益领域项目数量分布

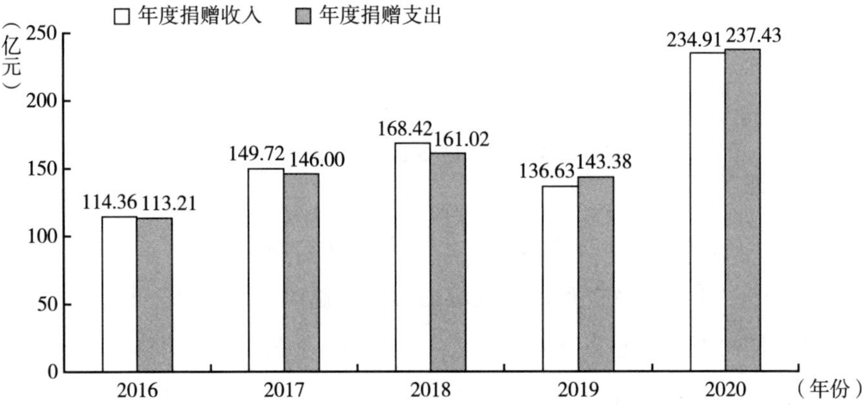

图 7　2016~2020 年我国健康领域公益项目的收支情况

40%的项目是直接救助帮扶某种特定疾病患者，救助范围涉及罹患各类肿瘤、白血病、心脏病、尿毒症、脑损伤及唇腭裂、白内障、出生缺陷、失聪、癫痫、罕见病等多种疾病的贫困家庭患者，基金会为其提供资金、药品及器械等援助。健康领域基金会通过开展救助项目发挥公益救助角色优势，在防止“支出型贫困”方面发挥了重要作用。

2. 健康公益有助于解决结构性医疗难题

医疗机构改革、医疗服务付费方式改革和医药流通体制改革是我国医疗卫生体制改革的三项系统工程，是我国社会转型与经济转轨的必然要求。基金会作为民间慈善组织，具有民间性、志愿性、公共性、专业性和灵活性的特点，通过整合资源开展疾病预防与科普、基层医生培训、学术交流、医学科研及基础医院设备设施改善等多类项目，助力解决“看病难、看病贵”的问题。2016~2020年间，在基金会开展的健康类公益项目中，约20%的项目用于资助医院医、教、研的能力提升，约11%的项目聚焦在大病筛查、肿瘤预防、心理干预、健康保险，约5%的项目用于基层卫生院设施水平的改善。

3. 医疗健康领域基金会是践行国家战略方针的有生力量

无论是在脱贫攻坚行动中，还是国家正在大力推进的健康中国行动、乡村振兴战略，社会组织作为一支重要力量正在如火如荼地参与其中。2018~2020年间，全国各类社会组织参与实施脱贫攻坚项目超过9.2万个，投入资金超过1245亿元人民币。① 其中，以大病救助为主体的健康扶贫是打赢脱贫攻坚战的重要力量，基金会作为非营利组织，在健康扶贫助力脱贫攻坚方面开展了诸多工作。例如，中国扶贫基金会发起了“顶梁柱健康扶贫公益保险”项目，以建档立卡贫困户家庭主要劳动力为受益主体，精准救助救治，覆盖了全国10%的贫困县，为789.15万人次的建档立卡贫困户提供健康保障，项目公益规模达到2.3亿元人民币。为响应健康中国专项行动，中国人口福利基金会现有的30余支专项基金中，约2/3的基金与健康相关，业务涉及生殖健康援助、两癌筛查防治、贫困患儿救治、出生缺陷干预、乡村医生培训、基层医卫机构设备捐赠、大病救助等，未来也计划继续把更多资源向健康中国倡导的15项专项行动倾斜。基于巩固拓展脱贫攻坚成果同乡村振兴有效衔接的需要，友成企业家扶贫基金会发起“千院万医”健康公益项目，致力于提升中西部地区基层医疗机构医护人员管理和专科水平，项目不仅包括针对学科能力建设和医务人员能力提升的“中西部县域医疗

① 唐承沛：《民政部：脱贫攻坚以来全国社会组织实施项目超9万个，投入资金1245亿元》，http：//smzt. gd. gov. cn/zwzt/jzjstpgj/jdxw/content/post_ 3260816. html，《公益时报》，最后访问日期：2022年12月22日。

人才培训计划（百万好医生培训工程）”，还包括面向基层女性、中西部地区中小学生、老年人、留守儿童、弱势人群等组织实施“千万关爱”义诊。

二　北京白求恩公益基金会参与健康公益的实践

（一）基金会的历史沿革与基本情况

北京白求恩公益基金会是由白求恩学子、战友及后代共同发起创建，以伟大的国际主义战士亨利·诺尔曼·白求恩的名字命名的非公募基金会，2015 年 7 月 14 日经北京市民政局批准正式成立。基金会以“人道、健康、责任、传承”为宗旨，聚焦医疗健康领域，构建公益慈善平台，主要开展社会公益、公益捐助、健康促进、医生教育、医学研究、学术交流等方面的公益活动（见表 1）。

表 1　北京白求恩公益基金会战略要素图

战略要素	内容
使命	弘扬白求恩精神，构建医疗健康公益平台
愿景	建设健康中国，卫戍公众健康
宗旨	人道、健康、责任、传承
价值观	崇尚公益　尊重生命　和谐共生　精益求精
公益类型	社会公益　公益捐助　健康促进　医生教育　医学研究　学术交流

截至 2022 年底，基金会实施公益项目近 400 个，累计公益规模超过 22.8 亿元人民币，受益人超过 1000 万人次，长期战略合作伙伴近 200 家。[①]

（二）基金会参与健康公益实践的业务布局

北京白求恩公益基金会公益项目主要涉及社会公益、公益捐助、健康促

① 本报告未作特别说明，数据资料来源均为北京白求恩公益基金会内部统计资料。

进、医生教育、医学研究和学术交流六大类。

1. 社会公益

开展符合宗旨与使命的慈善活动和项目，对当前社会的一些急难性社会需求，基金会用自主管理费作为种子资金探索开展公益项目。截至2022年底，社会公益类项目投入资金近0.46亿元人民币，受益人达到10.1万人次。比较典型的项目是基金会和ITP家园-血小板病友之家联合医学界于2019年共同倡议发起的“3·20中国血小板日”和“中华血液公益行”系列活动。该项目通过科普、义诊、医患互动等多种形式，向社会大众宣传和普及血小板疾病相关知识，项目已覆盖全国20座城市，已有5000多名血小板减少症患者受益。在人才培养方面，设立“白求恩医学奖学金”和“国华英才奖学金”，对品德优良、学习成绩突出、家庭经济困难的学生给予资助，鼓励学生抱有“医者梦”，奖学金相关项目资金规模现已超过200万元。

2. 公益捐助

公益捐助主要是为患者提供药品、器械及资金等方面的直接援助，旨在提高我国患者的用药水平和患者对创新药品的可及性。比如基金会在成立初设立的“白求恩·生命达康尿毒症救助项目”，主要针对慢性肾衰竭患者补助长期透析治疗费用及基本生活补助，防止患者因病致贫因病返贫。截至2022年底，公益捐助类项目为经济困难或因病致贫、因病返贫的罹患血液肿瘤、风湿免疫、血小板减少症、肺纤维化等疾病患者提供了价值14亿元人民币的药品援助，受益患者达19.8万人次。

患者接受公益捐助项目流程如下：

表2 患者接受公益捐助项目的流程

流程内容	具体执行	涉及人员	需要填写的表格
就诊	1. 患者至项目医院；2. 项目医院医生做出专业医学判断；3. 确诊为适用本次捐助药品的适应症	项目医生	无

续表

流程内容	具体执行	涉及人员	需要填写的表格
医生推荐	1. 项目医生告知患者本项目;2. 项目志愿者对项目细节进行告知;3. 患者同意后进行下一步流程	项目医生、项目志愿者	无
签署文件	1. 医学评估表;2. 项目告知书;3. 患者知情同意书;4. 经济状况填报表;5. 提交资料:身份证、户口本、项目专用处方、用药证明、照片等	项目医生	《医学评估表》《项目告知书》《患者知情同意书》《经济状况填报表》
审核	1. 患者整理患者资料与表格;2. 将资料提交至项目办(网络+邮寄);3. 项目办在5个工作日内回复	患者、项目办	无
信息反馈	1. 审核合格患者,获得领药资格;2. 项目办给合格患者发送领药通知;3. 项目办通过邮件方式发送患者领药名单给项目药店	项目办、项目药店	《捐助药品领取单》
领药接受治疗	1. 患者凭医生开具的项目专用处方及相关身份资料至项目药店领药;2. 项目药店根据药品领取单内容及项目办发送的邮件,审核患者领药信息;3. 审核无误后患者、项目药店负责人在《捐助药品领取单》上签字确认	项目药店	《捐助药品领取单》《产品保存知情同意书》
治疗结束	1. 患者需使用捐助药品治疗完毕;2. 项目医生通知项目志愿者;3. 在项目志愿者的协同下,签署援助结束声明	项目医生、项目志愿者	《援助结束声明》

3. 健康促进

基金会利用自身的专家资源优势，通过期刊、杂志、新媒体向公众及患者传播和普及医疗健康知识，推动提升全民健康素养。截至2022年底，健康促进板块项目已募集资金1.63亿元人民币，通过开展线上线下普及医药卫生、健康管理知识，受益人达到861万人次。自中共中央、国务院印发《“健康中国2030”规划纲要》以来，越来越多的捐赠方开始重视提高全民健康素养，例如基金会和《人民日报》健康客户端共同发起女性公益讲坛“看见她力量”，联合妇科肿瘤领域的权威专家、肿瘤患者、社区及民间抗癌力量，提升了公众对妇科肿瘤的了解，指导患者和家属正确抗癌。该项目直播活动全网总播放超过 142.1 万次，获得了良好的社会反响。2021 年基金会携手上海广播电视台纪录片中心《人间世》团队，精心打造的中国首部微创手术主题公益纪录片《小孔之光——致敬中国腔镜微创手术发展三十周年》，成为国家卫生健康委“健康中国行动”宣传活动中的重要组成部分，在上海电视台播放观看量超过 5400 万人次。

4. 医生教育

截至 2022 年底，基金会通过公益项目对多个学科医生进行专业培训和技术指导，医生教育类项目资金达 2.95 亿元人民币，受益医生达 111.9 万人次。例如，基金会联合多个省市医学会糖尿病分会等机构发起的“白求恩·内分泌专家基层行”项目，开展 6 年来，组织超 2000 人次专家分批次前往县医院开展示范门诊、查房、专家讲座等帮扶活动 6000 场，项目覆盖 100 多个贫困县医院，培训基层医院医生超过 160000 人。基金会联合国家眼部疾病临床医学研究中心开展“光明中心”项目，推动“早发现、早诊断、早治疗”，实施规范诊疗一体化建设。截至 2022 年 6 月底，全国已有 968 家医院的眼科正式加入光明中心项目，实施诊疗规范一体化运营管理，并开展了 54 期“光明中心眼底学院云课堂”讲座培训，全国有 9564 名医生、793 名技师、1832 名护士加入眼底病“早筛早诊早治”的队伍中，线上累计管理眼底病患者 272384 名。

5. 医学研究

截至 2022 年底，基金会与爱心企业合作资助医学相关的临床及其基础学科科研项目资金达 1.89 亿元人民币，共计支持 1.1 万多名医疗人员在肿瘤放疗、慢阻肺、眼科、泌尿肿瘤、结直肠癌等多个学科中开展科研项目，持续助力中青年医生成长，并取得了一定的科研成果。如“白求恩·朗沐中青年眼科科研基金”项目开展 6 年来，共支持了 56 项基础研究和临床研究，科研基金达 400 多万元，获得了 5 项各类科技奖励、7 项国家及省部级基金资助。

6. 学术交流

截至 2022 年底，基金会资助科研人员和临床医生参加国内外重要学术交流活动，共组织并支持国内 0.86 万多名医务人员参加国内外大型学术会议，项目资金累计达 1.79 亿元人民币，帮助我国研究人员、临床医生、全科医生和专职卫生专业人员在多个学科领域开展学术交流与合作，促进了我国医学相关学科学术水平的提高。

（三）基金会参与健康公益实践的合作伙伴

北京白求恩公益基金会作为医疗健康领域的公益慈善平台，通过与政府、企业、执行方、媒体、专家医生和志愿者等建立紧密合作关系，实现了资源整合和合理配置，形成了完善的资源共建共享体系。

1. 政府支持是基金会参与健康公益的坚强后盾

北京白求恩公益基金会从成立之初发展至今，一直得到主管单位北京市民政局的大力支持，民政局相关管理处领导不仅列席基金会理事会，为基金会换届选举、年度工作做好监督，而且就基金会发展方向提供业务指导和协调资源支持，指导基金会在党的领导、业务活动和内部治理等方面逐步迈向规范化、科学化。同时，基金会在卫生健康委等相关部门的指导与支持下，组织开展了多种类型的公益项目，极大地帮助了欠发达地区医疗健康公益事业发展，拓宽了基金会业务领域，提高了公益服务的质量。

2. 医疗企业是基金会的核心战略伙伴

北京白求恩公益基金会成立七年来，涉及的捐赠模式主要是药品援助和资金捐赠两种，其中，95%以上来自医疗企业的捐赠。药品援助项目 100%都是来自国内医疗企业的捐赠；在资金捐赠方面，外资医疗企业占比 60%，国内医疗企业占比 40%。在基金会合作伙伴中，如阿斯利康、罗氏、强生医疗、西安杨森、诺华、三生集团、君实、康弘、正大天晴、先声集团等爱心企业，合作双方均是通过共享需求信息、共创方式方法和共担风险责任等实现了共同成长，通过合作双方的可持续发展造福更多患者。

3. 专家在健康公益领域中的重要作用

（1）参与策划挖掘项目，对接临床项目需求。相较于传统救助、救灾扶贫类等项目，健康公益类的项目往往在需求确认和项目论证阶段就需要专业医务人员的介入与把关。公益项目需要结合临床实践和疾病防治最急迫的需求，由医学各学科专家对基金会公益项目提出专业意见，将医生临床中发现的待研究论证的问题转化为公益实践。

（2）科学诊断精准用药，惠及患者弱势群体。药品援助能让更多的患者享受到公平可及的先进治疗手段，提高其生活质量并改善其生存状况。北京白求恩公益基金会组织实施的药品捐助项目，所有被捐助患者都需要通过医生专业的医学诊断，确定患者的病情是否适合使用援助药品，使弱势患者群体得到及时的救助和治疗。

（3）专家主导项目评审，促进学科建设发展。在科研基金类项目中，每个公益项目必须始终坚持科学性、专业性、公正性和公平性的评审原则，邀请相关领域的医学专家组成专家委员会，负责项目评审，筛选更有价值的科研项目进行资助，不断提高相关学科的学术水平。

（4）科学普及健康知识，提高国民健康素养。基金会重视开展各类医学科普教育，科普作品和活动策划均由行业内顶级专家负责审定和指导，以确保健康传播的科学性、专业性和有效性。通过多种形式的科学普及和健康教育，逐渐增加患者和公众的防病知识，提高国民健康素养。

4. 合作共赢主动构建健康公益的良好生态

健康公益项目的专业性强，所以基金会在公益实践中始终把如何建立高效应用的资源体系作为重要考量，以期利用周边资源保障受益人实现最佳效益。基金会通过公益实践，逐步构建出项目开发、专业论证、项目执行、平台建设和健康传播“五位一体”的资源体系。项目开发方面，邀请医生、企业合作伙伴、专业策划公司以及受益方代表会同基金会共同设计项目；专业论证方面邀请医疗专业机构和医疗领域知名专家，为基金会项目提供专业指导；项目执行方面通过遴选、招标等方式建立了强大且专业的各类健康公益项目服务商资源库；平台建设方面，基金会利用已有成熟技术平台提升项目效率与影响力，使更多患者群体受益；健康传播方面，聚焦百姓健康问题和国家重大需求，整合政府部门、爱心企业、医疗机构和媒体资源，创新多方合作共赢新机制，开展引领性的健康公益研究与实践。

（四）基金会的党建工作及文化建设

北京白求恩公益基金会利用自身优势，开展了“党建+白求恩精神+团建”三位一体的特色文化建设，加强党建对业务的引领促进作用，大力弘扬白求恩精神，加大团队建设和人才培养力度，树立了基金会特有的文化品牌。

1. 强化党建引领促进业务发展

北京白求恩公益基金会2017年11月成立流动党员党支部，于2018年8月理事会一致通过决议，将“本基金会根据中国共产党章程的规定，设立中国共产党的组织，开展党的活动，为党组织的活动提供必要条件”写入基金会章程；基金会始终坚持“党建引领促业务”，制定了《北京白求恩公益基金会流动党员党支部工作制度》；通过建立党员先锋岗、党员责任区、党员公开承诺等内容，充分发挥党员在基金会的先锋模范作用；加强阵地建设，建立党建活动室，设立“党建园地”宣传橱窗，展现党建最新成果，购置党建、公益组织政策法规和“学习白求恩”等方面的书籍；定期组织开展党建活动，营造浓厚的学习氛围，积极引导员工进行日常学习，提高思想水平和业务水平。

2. 以白求恩精神引领的团队文化

白求恩精神是基金会最为宝贵的精神财富和基金会特色文化，也是基金会事业发展的基石。白求恩同志毫不利己专门利人的精神，表现在他对工作的极端负责，对同志对人民的极端热忱，对技术精益求精，基金会把白求恩精神作为基金会事业发展的驱动力，采取多种举措打造高素质的公益队伍。定期组织员工参加形式多样的教育实践活动：重走白求恩路，赴河北唐县白求恩纪念馆、晋察冀烈士陵园等地瞻仰学习，在河北顺平白银坨创建“北京白求恩公益基金会教育实践基地”；将白求恩志愿精神体现在公益项目和活动中，倡导理事及全体员工积极参与志愿服务，员工与基金会共成长已成为基金会的重要文化；建立学习弘扬白求恩精益求精的敬业精神常态化机制，2016年起开始实行绩效考核，对员工的工作态度、专业能力、工作业绩、学习培训、素质修养、道德操守等多方面进行综合评定，考核结果作为奖惩、晋升、晋级的参考依据，鼓励和支持发挥员工积极性和创造性，提高基金会的整体水平。

（五）基金会参与健康公益实践的制约因素

自成立以来，基金会在参与健康公益实践方面取得了一定成绩，发展过程中也面临着不少现实约束。除外部的宏观环境因素外，也有源自组织自身发展的现实因素。

1. 捐赠企业行业属性单一

目前，基金会的捐赠方95%为医药行业企业，其发展特别依赖医药领域行业及政策的影响，捐赠企业行业的单一结构，不利于基金会专业化和规模化及影响力的可持续发展。

2. 专业医学背景从业人员缺乏

基金会从业人员专业结构不均衡，因薪酬和职业发展空间等原因，对优秀医学人才缺乏吸引力，无法充分满足项目专业性、谈判和策划能力的需要，成为影响基金会高质量发展的制约条件。

3. 基金会运行模式偏运作型

相较于国内外的资助型基金会，北京白求恩公益基金会的运作模式因生存压力以运作型为主，未来需要加强专业队伍建设，从生存转向发展，努力打造健康公益领域的主动型和资助型基金会，从而促进我国健康公益组织的发展。

三　我国健康公益发展面临的机遇与挑战

（一）我国健康公益发展面临的历史机遇

1. 国家发展战略为健康公益发展提供了广阔的舞台

党的二十大报告提出，坚持以人民为中心，推进健康中国建设。《国务院关于实施健康中国行动的意见》指出："健康中国行动需要动员各方广泛参与。凝聚全社会力量，形成健康促进的强大合力。”推动政府、市场、社会协同发力，构建健康公益生态，通过公益力量撬动更多社会资源，已成为国家健康中国战略的共识。国家乡村振兴战略的重要任务之一是防止因病致贫和因病返贫，增加农村公共服务和医疗卫生服务供给，这与健康中国战略互为支撑。公益慈善作为第三次分配的主要方式，在未来国家实现健康公平和社会公平的过程中必将发挥重要作用。因此，国家发展战略和配套政策给了公益行业和健康公益组织更大的政策空间和发展空间，是公益行业发展前所未有的战略机遇期。

2. 医疗健康服务需求增加对健康公益发展提出了新的要求

中国目前在教育、医疗健康、养老、留守儿童和残障群体等各个领域均存在不同程度的亟待解决的医疗健康问题。我国进入高度老龄化社会，2021年，中国60岁及以上人口26736万人，占全国总人口的18.9%，比上年提高了0.7个百分点。① 同时，慢性非传染性疾病的患病率不断上升，这将对公共卫生体系构成严峻挑战。如何满足社会日益增长的多元化医疗健康服务需求，对政府、医疗机构和公益行业既是挑战也是机遇，也预示着未来我国健康公益必将大有可为。

3. 社会组织的躬身实践为健康公益发展奠定了坚实基础

虽然我国社会组织在参与健康公益方面还处于初级阶段，但纵观近年基金会参与健康公益的情况，不难看出，无论从健康公益类基金会的组织数量，还是公益项目数量及公益规模体量都发展极为迅速，健康公益相关社会组织已经积累了大量的实践经验，国家战略、制度建设、配套政策和健康公益良好的发展势头都为推动我国健康公益事业深入发展打下了坚实的基础。

（二）我国健康公益发展面临的重大挑战

我国医疗健康领域的基金会发展日趋向好，推动我国健康公益事业蓬勃

① 新华社：《全力守护2.67亿多老年人健康养老——2021年度国家老龄事业发展公报》，2022年10月27日。

发展。但是，基金会在功能定位、行业生态和专业能力等方面仍面临着诸多挑战。

1. 健康公益功能定位不清

尽管在健康中国及乡村振兴等国家战略中，国家均从顶层设计上明确了维护和促进人民健康的重要意义，并倡导社会组织应成为其中重要的参与力量。然而，对于健康公益的功能定位及参与路径等并没有明确界定。国家应进一步完善社会保障体系和公益行业生态，充分发挥健康公益在我国公共卫生体系和卫生应急体系中的辅助作用，这对于未来我国健康公益事业的发展至关重要。

2. 健康公益的生态建设亟待加强

人才匮乏、专业服务能力不强、信息不对称、资源分配不合理等都是制约我国健康公益事业发展的因素。在人才发展方面，医学人才对于医疗健康类社会组织发展至关重要，但却因待遇等原因很难进入，进来了也留不住；专业服务能力方面，目前大多数医疗健康领域的公益项目主要停留在物资援助和资金支持方面；在创新医学发展、疾病防控和协助政府处理突发公共卫生事件方面的专业能力不足；信息化建设方面，目前公益行业没有统一的募捐信息对接平台，无法进行信息化管理与动态跟踪，数字化建设更是雏形难见，整个行业信息也缺少互动与交流，没有形成互相合作与成长的生态；资源动员与分配方面，资源分配存在严重供需不匹配问题，特别是面对新冠这类公共卫生突发事件，大量捐赠物资无序导致局部地区出现挤兑或过剩等现象，公益行业的信息共享和资源整合还面临巨大挑战。

3. 健康公益组织与政府的联动机制有待完善

随着国家新发展格局建立和政府职能转变，政企、政社逐步分开，但管理体制和运行机制仍需完善。政府如何完善社会治理结构，建立起常态化的政社联动机制，社会组织和健康公益组织如何与政府部门及企业开展有效合作，共同服务于国家战略和人民福祉，还需要政府及社会各界的共同努力和探索。

四　我国健康公益的发展愿景与展望

党的十八大以来，我国经济社会从新常态转向高质量发展，慈善事业已成为我国基本经济制度、民生保障制度和社会治理制度的有机组成部分。2021 年，民政部印发的《“十四五”社会组织发展规划》的通知中，明确提出“以优化社会组织结构布局为主线，以满足人民日益增长的美好生活需要为根本目的，从注重数量增长、规模扩张向能力提升、作用发挥转型，推动社会组织在全面建设社会主义现代化国家新征程中发挥积极作用”。[①]多年来，健康公益类基金会作为慈善组织中的重要力量在民生方面发挥了重要的作用。当前，国际形势更加严峻复杂，经济社会发展面临诸多风险与挑战，健康公益组织如何面向国家重大需求、在国家治理体系中发挥更大作用值得期待。

（一）健康公益应面向国家重大战略需求

未来，我国健康公益应进一步面向国家重大战略需求，面向人民生命健康，践行“江山就是人民，人民就是江山”和“人民至上、生命至上”价值理念，服务国家社会经济发展，服务公众健康，服务弱势群体，为民族复兴和百姓福祉贡献公益力量。

（二）明确健康公益的功能定位至关重要

聚焦国家战略，深入进行健康公益实践的探索，深化后疫情时代国家治理结构和医疗卫生体制改革，推动行业和各级政府部门进一步出台健康公益发展的相关政策。此外，应加强健康公益理论研究和政策研究，开展符合中国国情的公益实践，提高健康公益的经济和社会效益，解决社会健康服务能力不足的问题。

---

① 民政部：《“十四五”社会组织发展规划》，2021 年 10 月 8 日。

（三）加强健康公益基础设施与生态建设

加强健康公益基础设施建设，提升行业人才专业能力，推动支持型、枢纽型健康公益组织的建设与发展，加强健康公益组织的公信力和透明度，建设良好公益生态，满足社会对健康公益的多元化需求。

（四）加快健康公益信息一体化平台建设

目前，社会治理已进入“智慧化”全新赋能时代，健康公益也正置身于新一代信息技术改革创新的发展浪潮中，应加快自身的信息一体化平台建设，形成需求匹配、渠道畅通、信息对称、能力互补和资源流动的行业网络平台，为健康公益发展和价值发挥提供智能支持。

（五）健全健康公益组织管理的体制机制

国家应进一步完善对社会组织和公益行业的管理体制，处理好政府部门与社会组织的政社关系，健康公益组织也要理顺外部合作的体制机制，同时，加强内部治理，保障公益事业的健康发展。

（六）加强健康公益的科学研究与国际交流合作

健康公益的发展需要在政策、知识、技术、理念、方法方面不断进行创新，要不断加强健康公益的科学研究，推进健康公益实践。同时，要对标国际先进水平，学习发达国家的经验，加强国际交流与合作，为促进全人类健康和生命共同体建设做出贡献。

（七）处理好健康公益与健康公平之间的关系

公益关乎生命安全、公共安全，甚至国家安全问题。健康和生命权利是人权最为重要的体现，作为健康公益组织，在汇聚社会资源开展公益服务的过程中一定要兼顾健康公平，要保护弱势群体，注重公益资源使用的有效性和公平性。

（八）以健康公益提升国民健康素养

“共建共享、全民健康”是建设健康中国的战略主题。提升国民健康素养、推进全民健康生活方式和塑造自主自律的健康行为对实现这一战略目标尤为重要。健康公益组织应以人为本，以健康为中心，推行健康生活方式，普及健康知识，营造健康公益生态，助力健康中国建设。

B.13

“生命消防：像救火一样救人”

——深圳公益推广公共 AED 项目的努力

吴 建*

摘 要： 院外猝死是重大的公共卫生问题，其救治需要全社会落实公共AED项目。公益推广公共AED项目的努力可促成政府进行相关行政推广。2015年深圳市星火心肺复苏急救知识推广协会成立并开始相关公益推广，倡议共建“深圳——心肺复苏之城”。协会成立了急救培训中心，积极开展社会急救普及讲座和急救资格认证培训（学员救活两人），设计的“社区心肺复苏急救推广和公共场所AED项目”得到政府支持，在40多个社区落地实施；参与了“深圳公共AED的优化设置”课题，为政府提供了相关决策依据。通过树立标杆、强化宣传、建言献策、创意推广等形式广泛传播“生命消防：像救火一样救人”的理念，助力深圳市政府自2017年起行政推广公共AED项目，至今深圳AED密度和救人成功例数跃居全国第一。协会进一步试点同步推广“生命消防2.0：像防火一样健康管理”，希望为尽快扭转中国心血管病患病率持续上升的趋势也作出贡献。

关键词： 院外猝死 公共AED 社会急救 健康公益

* 吴建，深圳市职业病防治院心内科/急诊科医师，深圳市星火心肺复苏急救知识推广协会发起人，清华大学公共管理硕士，主要研究方向：社会急救、健康管理。

一 心脏性猝死和公共 AED 项目背景

（一）心脏性猝死概况

心脏骤停（Sudden Cardiac Arrest，SCA）是指意外的突发的心脏机械活动的停止，临床表现为突发意识丧失和呼吸停止/不规则，多由心室颤动（Ventricular Fibrillation，VF）导致，必须马上进行心肺复苏（Cardiopulmonary Resuscitation，CPR）和电击除颤，否则不可逆转，导致心脏性猝死（Sudden Cardiac Death，SCD）。SCD 的定义为由于心脏疾患而导致的意外猝死，在症状出现后一小时内死亡。SCD 严重影响了医疗保健系统和许多家庭的生活。它是西方国家居民的主要死亡原因（15%~20%），是一个重大的全球公共卫生问题。①

美国 2015 年 SCD 发生率为 110.8/10 万，估测每年导致约 35.6 万人死亡。②

据我国 2005 年 7 月至 2006 年 6 月对 678718 人随访 1 年的流行病学调查，SCD 发生率为 41.8/10 万，估测中国每年导致约 54.4 万人死亡。③

（二）生命链和公共 AED 项目

SCD 多发生在医院外，由院外心脏骤停（Out of Hospital Cardiac Arrest，OHCA）导致，其救治的成功率有明显的时间依赖性：如果 4 分钟内进行有

① Wong, C. X., Brown, A., Lau, D. H., Chugh, S. S., Albert, C. M., Kalman, J. M., et al., "Epidemiology of Sudden Cardiac Death: Global and Regional Perspectives," *Heart, Lung & Circulation*, 2019, 28: 6-14.

② Virani, S. S., Alonso, A., Benjamin, E. J., Bittencourt, M. S., Callaway, C. W., Carson, A. P., et al., "Heart Disease and Stroke Statistics-2020 Update: a Report from the American Heart Association," *Circulation*, 2020, 141: 1.

③ Hua W., Zhang L. F., Wu Y. F., et al., "Incidence of Sudden Cardiac Death in China: Analysis of 4 Regional Populations," *Journal of the American College of Cardiology*, 2009, 54: 1110-1118.

效的心肺复苏和用电击除颤，50%~70% SCA 患者可得以生存，每推迟除颤1分钟生存率下降7%~10%，救护车到场往往超过10分钟，只靠救护车施救则患者生存率极低，需要现场目击者和急救志愿者及社区响应者报警后在救护车到来之前即开始施救。

1992年起美国心脏协会（American Heart Association，AHA）建议所有社区加强“生存链”中的四个环节：第一，早期介入：加强紧急调度，为所有紧急医疗调度员提供认证培训。制定社区范围的教育和宣传计划，让市民对OHCA早发现早反应。第二，早期心肺复苏：实施和支持社区心肺复苏培训项目，强调早期识别、与急救系统的早期电话联系以及早期除颤；通过培训增加市民开始心肺复苏的可能性；实施调度员辅助心肺复苏计划。第三，早期除颤：培训所有市民、社区响应者和急救人员操作自动体外除颤仪（Automated External Defibrillator，AED）；第四，早期高级生命支持。四环紧密结合，可使目击的OHCA的长期存活率高达30%。AHA估计，在社区中全面实施“生存链”可能会在美国每年挽救10000~100000人的生命。①

AHA同时推介公共AED项目/公共场所AED/公共AED/公共除颤计划（Public Access Defibrillator，PAD），把AED放在人流密集场所，为有关人员进行心肺复苏和AED使用的培训。1990年，美国明尼苏达州罗彻斯特市在社区培训警察和有关公共服务人员在抢救现场使用AED。1995年，该地区抢救SCA成活率已上升至49%。在拉斯维加斯每个赌场都装有AED，一旦赌场摄像头发现有赌客倒地，由赌场保安进行心肺复苏及使用AED除颤，3分钟之内除颤SCA患者生存率达到74%，3分钟外除颤生存率为49%，是目前已报道的生存率最高的AED项目。②

2000年5月时任美国总统的克林顿发表全美广播讲话推广AED：“一台

---

① Cummins, R. O., "Emergency Medical Services and Sudden Cardiac Arrest: the 'Chain of Survival' Concept," *Annu Rev Public Health*, 1993, 14: 313-33.

② Part 1: "Introduction to the International Guidelines 2000 for CPR and ECC: a Consensus on Science," *Circulation*, 2000 Aug 22; 102 (8 Suppl): I1-11.

AED，大小和价格相当于一台好的笔记本电脑，设备的语音可提示操作者每个步骤，只在患者急需除颤时进行电击。如果全国人民共同努力将AED装备到飞机、办公楼以及其他主要的场所，仅一年我们将能够挽救2万多人的生命。我们可以赋予普通市民使心脏复苏、让生命再生的权力。”其后美国50个州均先后立法普及公共AED，至2015年，美国院外SCA抢救成功率达10%，当年救活了3万人。

2002年47岁的日本皇室成员心脏骤停救治不及震动全日本，主流媒体大讨论达成推广公共AED的共识，2004年日本政府立法允许在公共场所安装AED并培训公众学习使用，至2019年全日本AED设置数量达到60万台，以日本人口1.2亿计算，其AED密度为500台/10万人，居世界第一。

2013年中国台湾推动在八大公共场所普及AED（交通要冲，长距离交通工具，观光旅游地区，学校、大型集会场所或特殊机构，大型休闲场所，大型购物场所，旅宿场所，大型公共浴场或温泉区）。对开展了公共AED项目的公共场所经考评通过后颁匾认证其为“安心场所（本场所设有AED；本场所70%人员接受了急救培训）”——中国台湾推广公共AED仅半年即救活9人。

（三）我国院前急救面临的挑战

单爱军等根据深圳市急救中心数据，发现2009年9月至2012年8月3日共发生4762例SCD，目击者心肺复苏为3.7%，救护车平均到达时间为12分钟，全市整体现场CPR成功率3.0%，仅出院生存3例。深圳市SCD院前急救存活率与国内其他地区报道一致，与西方发达国家相比存在较大差距。2009~2012年深圳较高的人口素质并未能提高目击者CPR率，普及公众CPR技能和增强及时出手实施的信心仍然是当前的重要任务；AED设置存在严重缺陷，院外SCD几乎没有及时正确的除颤实施。[①]

① 单爱军、柳勋法、王进等：《深圳市心源性猝死院前急救的调查分析》，《中国急救医学》2014年第z1期，第79~83页。

北京市区 2013 年 1 月至 2017 年 12 月有 5016 名 OHCA 患者接受了急救系统的复苏尝试。在接受复苏的患者中，74.9%在家、15.8%在公共场所晕倒。救护车到达现场平均间隔为 15 分钟。68.8%的 OHCA 病例由旁观者（3077 例）或急救医生（373 例）目击，而 1566 名患者在没有目击者的情况下晕倒。急救人员到达前进行的旁观者心肺复苏的平均比率为 15.3%，所有北京经急救系统治疗的 OHCA 患者的出院生存率持续低于 2%，与近年来其他国家相比，包括美国（9.6%）、韩国（8.5%）和英国（7.9%），仍然有很大差距。①

二　深圳公益推广公共 AED 项目的努力

（一）缘起：深圳“梁娅事件”

2014 年 2 月 17 日上午 10 点 29 分，35 岁的女白领梁娅倒在深圳地铁出口，开始经过的几位路人未予援手，地铁工作人员 5 分钟后赶到现场，又过 13 分钟后拨打 120 急救电话，其间未对梁娅采取急救措施，11 点 16 分急救人员赶到后发现梁娅已死亡。② 梁娅当时很可能是心脏性猝死，如果像先进地区一样，在地铁等公共场所有 AED，3 分钟之内除颤，抢救成功率可高达 70%。

“梁娅事件”受到全国媒体广泛关注，清华大学医院管理研究院（以下简称清华医管，挂靠在清华大学深圳研究生院）师生发现当时媒体关注焦点在于“扶不扶？扶不起?”，罕见提及心脏性猝死和心肺复苏普及，更未涉及公共 AED 项目，结合 120 救护车到达前很少有现场目击者实施社会急救的现状，师生们认为进行相关公益推广迫在眉睫，义不容辞。

① Shao F.，Li H. B.，Ma S. K.，Li D.，Li C. S.，“Outcomes of out-of-Hospital Cardiac Arrest in Beijing：a 5-Year Cross-sectional Study，” *BMJ Open*，2021，11（4）：e041917. doi：10.1136/bmjopen-2020-041917.

② https：//www.cn-healthcare.com/article/20140225/content-432764.html? appfrom=jkj&from=timeline&isappinstalled=0［accessed on 2023-7-24］.

（二）深圳市星火心肺复苏急救知识推广协会成立及深圳首个公共AED项目

2015年1月，深圳市星火心肺复苏急救知识推广协会（以下简称协会）由清华医管师生和热心人士发起成立，于2015年5月在清华大学深圳研究生院召开协会成立大会，并落实深圳首个公共AED项目：在学生宿舍和办公楼各设置一台AED，为师生、员工、物业管理人员进行心肺复苏普及讲座和急救资格认证培训，携手共建“生命消防：像救火一样救人”的急救联动机制。①

（三）社会组织进行公益推广公共AED的战略设计

1. 师出有名——社会组织的公益性是公共AED项目推广成功的前提条件

清华医管师生根据组织战略管理理论，设计了协会愿景和使命。分别是：让每起急症得到有效的社会救治；推广社会急救，尽快促成政府行政推广公共AED项目。据此愿景和使命，结合先进国家和地区推广公共AED项目的成功经验，在协会成立时发布了致深圳市民的公开信，倡议共建“深圳——心肺复苏之城”，初期目标如下：

（1）市民急救技能普及率20%（效法新加坡：有人倒地，每5人经过有1人懂急救）。

（2）公共场所AED密度200台/10万人（2015年日本全国已实现）。

（3）猝死抢救成功率10%（2010年美国全国已实现）。

2. 名正言顺——社会组织背书和专业性是公益推广的基础

协会认识到，急救和公共AED项目专业性较强，进行其公益推广前首先要取得相应的资质——协会骨干多为清华医管同学，不少是在职医护人员，协会成立后很快参加培训成为急救导师，成立了美国心脏协会认证的急救培训中心，可以为医护人员开展BLS（基础生命支持）急救培训，更可

① https：//www. sohu. com/a/15550649_ 148974。最后访问日期：2023年7月24日。

以为民众进行 Heartsaver（拯救心脏）急救培训，学员经培训、考试通过而获得的急救证书全球认可。

协会是在深圳市民政局注册成立的公益性社会组织，又取得了全球认可的急救培训资质，推广公共 AED 项目就有了公益组织和专业资质背书，这是得到社会认可和支持的必要条件。

只有师出有名，名正言顺，才能得道多助。

（四）社会组织进行公益推广公共 AED 的战术实践

1. 借船出海——“社区心肺复苏急救推广和公共场所 AED 项目”喜获支持

协会参考先进国家和地区的公共 AED 项目的成功经验，精心设计了社区心肺复苏急救推广和公共场所 AED 项目，其主要内容是：在社区工作站、学校、人流密集场所设置 AED，组织多场急救普及讲座，每台 AED 配 12 名社区工作人员、物业员工或居民志愿者参加美国心脏协会急救资格认证培训，建立“像救火一样救人”的急救机制。

该项目以其专业性和公益性得到了有力的支持——2015 年、2016 年先后获得福田区社会建设专项资金项目、龙华区公益创投项目支持，在梅林一村、梅山中学、家乐福商场、水榭春天小区、深圳市儿童医院、深圳市眼科医院、深圳市妇幼保健院、深圳巴士集团等单位落地公共 AED 项目。特别是 2016 年 4 月入选深圳市民政局市级民生微实事项目库，深圳市所有 600 多个社区工作站都可选用。

2016~2021 年该市级民生微实事项目在深圳各区共 40 多个社区落地，不少社区工作站连续第二年、第三年选用，是市级民生微实事项目库的明星项目。参与培训的居民、社区工作人员和物业管理人员非常满意，滚雪球般不断向亲友推介公共 AED 项目和社会急救。①

---

① https：//baijiahao. baidu. com/s？ id=1707656464193547132&wfr=spider&for=pc。最后访问日期：2023 年 7 月 24 日。

2. 积极合作，树立标杆——救人成功就是硬道理，榜样的力量是无穷的

（1）协会2015年成立时即争取到清华大学深圳研究生院和AED代理商的支持，在清华大学深圳研究生院落实了深圳首个公共AED项目，项目本身即为向社会宣传推广的标杆。AED实物设置在学生宿舍、办公大楼一楼大厅显眼位置，在校园每栋建筑的电梯口张贴“校园AED地图”（配套AED简易使用说明和急救科普图文），是持续向师生、员工、访客宣传的实物标杆。

（2）2016年12月，协会得到深圳火车东站支持，在其客运值班室设置AED一台，同时为员工进行了急救培训。仅一个月后的春运第10天，2017年1月22日凌晨1点30分，副站长叶迎春发现一名中年旅客晕倒在站台，呼吸不规则，呼救后即刻开始胸部按压，驻场春运保障医师陈定军接力按压，AED启用后机器语音建议除颤，站长李昱亲自按下放电按钮，一次除颤成功，春运旅客获救，《春运=马拉松，深圳火车东站CPR+AED救活猝死旅客》在腾讯视频得到数万次播放。① 这是中国大陆首例全程视频记录的公共AED救人成功的标杆性事件，为深圳市政府全面落实公共AED项目提供了有力的决策支持依据。

（3）2018年、2019年协会先后在北京清华大学公共管理学院、生命学院、社会科学学院落地公共AED项目，为数百位清华大学教职工进行了急救普及讲座和资格认证培训。李营老师2018年3月参加培训并获得Heartsaver（拯救心脏）急救证书，同年8月她在清华大学东操场晨跑时即刻识别倒地的退休老师发生了心脏骤停，呼叫120后马上胸部按压，与其他三位老师接力持续高质量按压19分钟，坚持到救护车赶到除颤成功，获救老师完全康复，创造了生命的奇迹。

（4）2018年、2019年协会先后落实了广州中山大学体育学院、华南理工大学体育学院、北京对外经济贸易大学的公共AED项目，为教职工进行了急救普及讲座和资格认证培训。

（5）2016~2021年在深圳结合社区心肺复苏急救推广和公共场所AED

① https://v.qq.com/x/page/z0369pr6vkp.html。最后访问日期：2023年7月24日。

项目，协会取得社区工作站的支持，先后在 20 多所中小学落地公共 AED 项目。

优先在教育机构落实公共 AED 项目是借鉴了先进国家的经验：老师学会了，学生学会了，家长学会了，整个社会都学会了！

协会立足深圳，也积极创造机会在北京、广州先行试点，树立标杆，希望为促成全国范围政府行政推广公共 AED 项目出一把力。

3. 科研助力，有理有据——“深圳公共 AED 的优化设置”为政府决策提供依据

清华医管的老师在协会成立时就强调要重视公共 AED 项目的科研工作。协会积极参与深圳市急救中心 2016 年的深圳市卫健委课题“深圳公共 AED 的优化设置”，通过 120 出诊记录筛选出猝死发生的时间、地点等数据，绘制出了深圳 2011~2017 年的猝死发生时空地图，从而为将来深圳公共 AED 的优化设置提供了重要的决策依据。

该课题研究发现，“70%的猝死发生在社区/家庭中”。

2019 年起深圳急救中心在所有深圳社区工作站、社康中心都设置了 AED，鼓励所有居民小区的物业管理公司申请 AED，物业公司承诺相应的 AED 维护、管理要求，获批准后 AED 落地居民小区合适位置，深圳市急救中心为每台 AED 对应 10 名物业管理人员进行急救资格认证培训，全部由深圳政府买单。深圳所有居民都可以通过手机“AED 地图”小程序很快找到附近住宅、社区工作站、社康中心、地铁、体育场馆、学校、购物中心等场所的 AED。①

4. 强化宣传，建言献策——尽早促成政府行政推广公共 AED 项目

通过媒体宣传把公益项目推广出去，充分利用各种媒体渠道，使更多的人能够了解公益项目；群策群力宣传推广社会急救、试点公共 AED——健康公益目标是尽快促成政府介入。

---

① http://www.sz.gov.cn/hdjl/ywzsk/wsj/xzsx/content/mpost_10269454.html。最后访问日期：2023 年 7 月 24 日。

为促成政府介入公共 AED，协会积极联系市、区人大代表，合作提出深圳公共 AED 的立法建议，除了利用网络、自媒体外，还积极联系报纸、电视台、电台发布社会急救和公共 AED 项目活动报道，进行急救科普。

随着 AED 救人成功视频、新闻的不断涌现，社会各界也纷纷介绍 AED 在先进国家/地区的成功经验，公共 AED 和社会急救逐渐深入人心，政府行政推广公共 AED 水到渠成。

5. 创意推广，星火燎原——每位受众都是急救推广和公共 AED 宣传员

协会非常重视宣传推广的创意，"发明"了不少深入人心的宣传口号，如"春运=马拉松，车站要有 AED!"，"生命消防：像救火一样救人!"，"救人比救火重要 365 倍！（全国猝死每天 1500 人，超全年火灾死亡人数）"，"AED 是救人的'灭火器'!"，"共建'安心场所'!"等等。

协会印发了大量宣传彩页、创编了《急救广场舞/课间操/工间操》宣教急救流程和操作要领，上传了 AED 真实救人成功视频和急救普及讲座视频，还合作开发了"滴滴救人 App"以求通过"接单救人"提高效率……尽其所能地让受众了解社会急救和公共 AED 并赋能，使其成为急救和公共 AED 宣传员主动进行相关推广传播，有如星火燎原。

三　政府立法、行政推广公共 AED 项目，协会阶段使命达成，健康公益继续前行

为贯彻落实"健康中国"战略，自 2017 年始深圳市启动了"公共场所配置 AED 项目"并纳入市民生实事项目。深圳市卫生健康委员会牵头动员各区、各部门参与 AED 配置工作，至今已在地铁站、机场、高铁站、火车站、口岸、体育场馆、养老院、旅游景点、高校、街道、社区、警务厅、办事大厅等人流密集公共场所完成 10500 台 AED 的配置安装，截至 2023 年 2 月 28 日，配置在公共场所 AED 共参与现场抢救 228 人次，已成功救治 60 人。其中，年龄最大的 75 岁，年龄最小的 7 岁。

2018 年 10 月 1 日《深圳经济特区医疗急救条例》正式实施，其中第三

节“社会急救”规定如下：

> 第四十五条　市、区人民政府应当采取多种形式组织医疗急救知识与技能的普及培训，增强公众医疗急救意识和自救、互救能力。广播、电视、报刊、互联网等媒体应当开展公益宣传，普及医疗急救知识。
>
> 第四十六条　市卫生健康部门应当制订机场、地铁车站、火车站、汽车客运站、客运码头、口岸等公共场所配置自动体外除颤仪等医疗急救设备和器材规划，经市人民政府批准后组织实施。已配置自动体外除颤仪的公共场所经营管理单位，应当在开放或者营业时间安排掌握自动体外除颤仪使用技能的工作人员在岗。鼓励社会力量在人员密集场所按照相关规范配置自动体外除颤仪等医疗急救设备和器材。
>
> 第四十七条　市、区卫生健康部门应当制定医疗急救培训计划，免费向公众提供医疗急救知识与技能的普及培训。培训可以通过购买服务的方式实施，费用纳入财政预算。①

2021年12月，国家卫生健康委办公厅制定了《公共场所自动体外除颤器配置指南（试行）》，印发给各省、自治区、直辖市及新疆生产建设兵团卫生健康委，供各地在公共场所配置自动体外除颤器时参照使用。②

深圳市急救中心牵头制定的深圳地方标准《公共场所自动体外除颤器建设与管理规范》（DB4403/T318—2023），经市市场监督管理局批准发布，于2023年3月1日起实施。③

政府行政介入落实公共AED项目后，社会组织公益推广公共AED阶段使命初步达成，协会战略就要进行相应调整，除了继续做好急救普及和培训工作外，

---

① http：//www. gd. gov. cn/zwgk/wjk/zcfgk/content/post_ 2531960. html。最后访问日期：2023年7月24日。

② http：//www. gov. cn/zhengce/zhengceku/2021-12/31/content_ 5665718. htm。最后访问日期：2023年7月24日。

③ http：//www. sz. gov. cn/cn/xxgk/zfxxgj/bmdt/content/post_ 10463561. html。最后访问日期：2023年7月24日。

还有意在促成各手机 App 置入“应急呼叫”模块并互通互联，第一时间提醒志愿者“接单救人”或“接单救火/避险”等，可望大大提高应急管理效率。

四　试点“生命消防2.0：像防火一样健康管理”

协会自成立起开始呼吁“生命消防：像救火一样救人”，这可以看作是“生命消防 1.0”，重在推广公共 AED 项目和社会急救。参照消防的总则是预防火灾和减少火灾危害，“生命消防 2.0：像防火一样健康管理”的新理念也应运而生。

（一）什么是“生命消防2.0：像防火一样健康管理”

“生命消防 2.0：像防火一样健康管理”是协会提出的新理念：把心脑血管事件（脑梗死、脑出血、心肌梗死等）的发生视为“人体起火”；把容易发生心脑血管事件者视为“生命消防隐患”；参考消防，对于消防隐患会采取强力行政措施：“限期整改”甚至“停业整顿”。

对于“生命消防隐患”们，即单位体检发现的高血压、糖尿病、高血脂、肥胖、吸烟、饮食不节制、久坐不运动者，单位积极干预，落实“生命消防 2.0：像防火一样健康管理”：组织“生命消防隐患”们讲座式学习心脑血管疾病防控知识、技能，同时微信建群打卡，数字化落实“健康管理 6 要：戒烟戒酒、规律运动、控制体重、健康饮食、自信热情、体检达标”。

“健康管理 6 要”源自《美国心脏协会心脑血管疾病健康自我管理科学声明》，是有大数据循证医学支持、可有效防控心脑血管疾病的健康管理行为[①]：1. 戒烟戒酒：戒烟在所有健康行为中获益最大，酒精是一类致癌物，

① Riegel, B., Moser, D. K., Buck, H. G., et al., “Self-Care for the Prevention and Management of Cardiovascular Disease and Stroke: A Scientific Statement for Healthcare Professionals From the American Heart Association,” *J Am Heart Assoc*, 2017 Aug 31; 6 (9): e006997. doi: 10.1161/JAHA.117.006997. PMID: 28860232; PMCID: PMC5634314.

滴酒不沾最好；2. 规律运动：每周 3~5 次，每次 60~90 分钟，挥拍类运动最佳；3. 控制体重：体重指数控制在 18.5~24kg/m^2；4. 健康饮食：七分饱，少红肉，多果蔬、少油盐；5. 自信热情：是心理健康的标准；6. 体检达标：定期体检，血压、血糖、血脂等指标正常。

（二）为什么要倡导“生命消防2.0：像防火一样健康管理”？如何在单位启动该项目？

1. 心脑血管疾病危害第一，可通过“健康管理6要”得到有效防控

“健康管理 6 要”，是防治心脑血管疾病（占国人死因 44%）的要求，也与癌症（占国人死因 26%）的防治要求完全一致。国人十大死因依次是：中风、缺血性心脏病、慢性阻塞性肺病、肺癌（吸烟除了可导致慢性阻塞性肺病和肺癌，还可以导致心脑血管痉挛、动脉粥样硬化/斑块破裂而发生中风/心肌梗死）、车祸、新生儿疾病、肝癌、糖尿病、颈痛、抑郁症。①

脑血管疾病中最常见的脑卒中即脑梗死、脑出血，其病理基础与心血管疾病均同为动脉粥样硬化，所以一般合并在一起，统称心脑血管疾病（或心血管病）。据《中国心血管健康与疾病报告 2021》，心血管病死亡占我国城乡居民总死亡原因的首位，中国心血管病患病率处于持续上升阶段。②

但心脑血管疾病可防可控——《中国心血管健康与疾病报告 2021》倡导心血管全生命周期的健康管理，在生命早期强调心血管健康，采取以预防高血压、血脂异常、糖尿病、肥胖和吸烟等预防为主的策略，可以有效防治心脑血管粥样硬化，预防心脑血管疾病的发生，具体操作就是落实“健康管理 6 要”。

① Zhou M., Wang H., Zeng X., et al., “Mortality, Morbidity, and Risk Factors in China and its Provinces, 1990-2017: a Systematic Analysis for the Global Burden of Disease Study 2017”, *Lancet*, 2019 Sep 28; 394 (10204): 1145-1158. doi: 10.1016/S0140-6736 (19) 30427-1.

② 中国心血管健康与疾病报告编写组：《中国心血管健康与疾病报告 2021 概要》，《中国循环杂志》2022 年第 6 期。

2. 健康管理遭遇“寡人无疾”——“生命消防2.0：像防火一样健康管理”的必要性

健康管理是指一种对个人或人群的健康危险因素进行全面管理的过程。其宗旨是调动个人及集体的积极性，有效地利用有限的资源来达到最大的健康效果。

对个人的健康管理一般是患者主动，因为担心自己体检异常而咨询医师，容易遵循医师的意见和建议。

对人群的健康管理主要是针对单位体检异常人群，对于容易发生心脑血管事件者即“生命消防隐患”们，体检医师会强烈建议马上落实相应治疗措施和健康管理行为改变，但他们一般都不以为然，有如蔡桓公自称“寡人无疾”——正因为他们健康管理意识严重不足、放任种种自身健康危险因素不管不顾，才会使病情发展到医师担心出现心脑血管事件的程度。

怎么办？——在单位试点“生命消防 2.0：像防火一样健康管理”可望取得成效。

3. “一把手工程”——单位试点“生命消防2.0：像防火一样健康管理”的可行性

本协会参照现有的消防机制设计了“生命消防 2.0：像防火一样健康管理”，可望有效管理“生命消防隐患”，至少在退休前不出现“人体起火”——有效防控单位员工心脑血管事件的发生。

说服“一把手”们在自己单位试点“生命消防 2.0”其实不难——单位员工只要发生心脑血管事件，其家属一般都会认为是“工伤”、“过劳死”，“一把手”们很受困扰，在单位启动“像防火一样健康管理”投入极少，效益极大，是刚需。

（三）“公益止于政府介入”——希望促成政策层面落实“像防火一样健康管理”

“生命消防 2.0：像防火一样健康管理”如在单位试点成功，可望促成政府出台相应政策，比如《根据参保人健康管理成效调整医保支付比例的指导意见》——各地试点设定参保人健康管理指标（如血压、糖化血红蛋白、血脂、体重、腰围等客观指标），根据年度体检反馈的健康管理成效相应调节医保支付比例——与车险“基于用户使用方式”的 UBI（usage-based insurance）模式类似，[①] 以经济杠杆奖励健康管理达标者，可望事半功倍。

如果试点成功，将来各单位的健康管理和社会急救纳入现有的消防体系兼管，以类似《中华人民共和国消防法》的行政管理力度落实“中华人民共和国生命消防法”，可望尽快扭转中国心血管病患病率持续上升的趋势，投入极少而效益极大。

① https：//baijiahao. baidu. com/s? id=1713681551388266145&wfr=spider&for=pc。最后访问日期：2023 年 7 月 24 日。

B.14

健康公益助力健康乡村建设的实践和探索

——以韩红爱心慈善基金会“医疗援助与发展项目”为例

韩红爱心慈善基金会　王增娟*

摘　要： 本报告以韩红基金会医疗援助与发展项目为例，总结其在助力乡村医疗发展、促进健康公平等方面的实践和探索，提炼出以“硬件支持+能力提升+社会服务”为核心模式的系统化解决方案。最后提出加大对健康公益事业的资源倾斜、聚焦提升乡镇卫生院医疗卫生服务能力、加强基层医护人才培养等针对性对策。

关键词： 健康公益　乡村医疗　健康公平　韩红基金会

一　健康公平差距直接影响西部农村居民健康水平

近年来，随着国家大力发展医疗保障体系和实施西部大开发战略，我国城乡健康公平程度逐年改善（见图1），西部地区与中部和东部之间的健康公平差距呈逐渐缩小趋势。尽管如此，区域差距客观上仍然较为显著，健康公平发展程度从东部、中部到西部仍然呈现整体递减趋势：东部沿海地区健

---

* 北京韩红爱心慈善基金会，由著名歌唱家韩红女士发起，是具有公开募捐资格的5A级地方性基金会（慈善组织）。王增娟，北京韩红爱心慈善基金会秘书长，清华大学公共管理学院公共管理硕士，主要研究方向：公益慈善与社会治理。

康公平程度普遍较高，上海、江苏、山东、天津、北京得分较高；而西部地区则健康公平程度较低，内蒙古、宁夏、云南、贵州、青海得分低；其中排名第一的上海其得分约是最低分省份的两倍。①

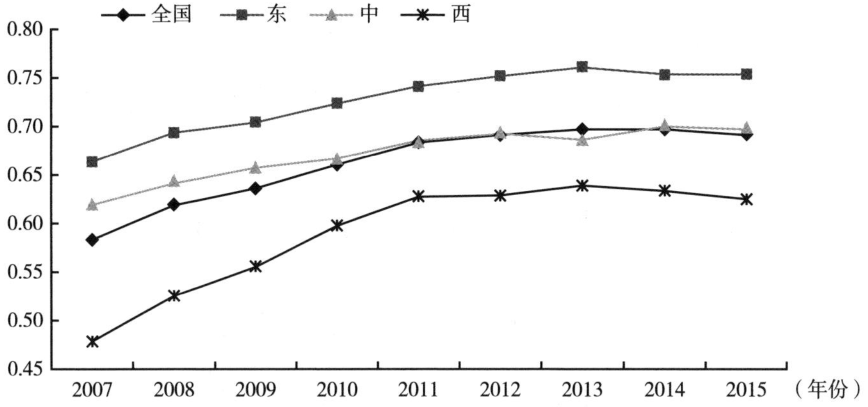

图 1　2007～2015 年中国城乡健康公平发展趋势

资料来源：罗能生和郝腾（2018）。

健康的区域不公平所带来的一个直接后果，就是严重影响我国东西部地区人口标准死亡率差异及西部地区人民群众的健康水平。国家统计局第五次和第六次普查数据分析显示，我国人口标准死亡率分布与人口密度分割线“黑河-腾冲线（胡焕庸线）”在空间上高度重合，从沿海到内陆、从东到西梯级递增的变化规律非常明显，且地区之间的差异非常大——农村牧区的人口标准死亡率高于城镇地区，高海拔地区高于低海拔地区，边疆少数民族地区一直高于内地汉族地区，而地区的文化教育程度则与人口标准死亡率呈负相关关系。② 同时，针对我国各省份 1990～2017 年间的死亡率、发病率和危险因素的一项系统研究显示，我国各地的健康问题差别很大，东部城市、沿海区域以及生活富裕省份人们的身体健康状况通常好于西

① 罗能生、郝腾：《城乡健康公平区域差异及影响因素的空间计量分析》，《河北学刊》2018 年第 6 期。

② 梁海艳：《中国人口死亡率空间差异特征》，《热带地理》2018 年第 2 期。

部农村和贫困地区。①

没有全民健康，就没有全民小康。而健康公平是实现全民健康和健康中国的一个衡量标准和重要标志。实现健康公平的关键在于我国西部农村地区。② 基于此认识，北京韩红爱心慈善基金会（以下简称韩红基金会）用10年的时间，在西部12省份的农村地区开展乡村医疗援助与发展公益项目实践，以期完成健康公益助力乡村医疗发展、促进健康公平的模式探索。

二　韩红基金会的健康公益实践

（一）韩红基金会助力乡村医疗健康公益的探索

韩红基金会成立于2012年5月9日，由韩红女士发起，是一家具有独立法人身份和公开募捐资格的5A级地方性基金会。该基金会以“专注乡村医疗援助，守护生命健康”为使命，核心业务主要围绕三个方向展开：一是持续为基层医疗机构提供支持性的系统解决方案，助力其提升医疗卫生服务能力；二是积极响应重大自然灾害和公共卫生事件，助力受灾地区卫生防疫、特殊群体关怀和医疗秩序的恢复；三是打造有温度的具有广泛公信力的公益参与平台，让更多需要帮助的群体因此受益。其中，医疗援助与发展是韩红基金会最核心的业务之一。

1.“韩红爱心行动”促进西部地区眼健康

自2008年起，面对汶川地震、青海玉树地震、舟曲泥石流、云南盈江地震、四川雅安地震等多起大型自然灾害，韩红先后发起多次“韩红爱心救援行动”，积极发动社会各界力量募集款物，组织志愿者及医务工作者前

---

① Maigeng Zhou, et al.,“Mortality, Morbidity, and Risk Factors in China and its Provinces, 1990-2017: a Systematic Analysis,” *The Lancet*, Volume 394, Issue 10204, 28 September-4 October 2019, Pages 1145-1158.

② 薛宇、王长青、朱亚：《健康中国行动视角下我国城乡卫生资源差距预测研究》，《中国医院管理》2019年第12期，第3页。

往灾区慰问受灾群众、开展支援，并积极投入灾后重建工作。

在参与灾害救援的过程中，韩红目睹西部少数民族地区农村居民长期缺医少药的现状，遂希望将“韩红爱心行动”常态化开展下去。2011 年，她积极响应国家健康扶贫号召，发起并启动“韩红爱心·西藏家乡公益行”，并瞄准当时西部地区白内障微创（超乳）手术的技术力量尚不普及，白内障患者手术率低、致盲率高的现状，于当年启动“韩红爱心·复明中心”项目，通过资助眼科设备、医疗专家义诊、免费实施白内障手术、培训眼科医护人员等方式，帮助提升援助地区县医院眼科硬实力与软实力，从而提高基层眼健康服务能力及范围，使更多陷入困境的白内障患者得到有效治疗。

2.“百人医疗援助”逐步聚焦乡村医疗健康

致力于让更多中西部农村群众“看得上病、看得起病、看得好病”，同时为了使自发性的民间公益活动得到规范化运作，2012 年韩红发起成立韩红基金会，在已开展的“西藏家乡公益行”和“复明中心”基础上进行优化，正式启动“韩红爱心·百人医疗援助”系列公益行动，联合国内优质医疗卫生资源开展系列医疗援助工作，并利用自身影响力带动更多的爱心企业及爱心人士关注乡村医疗与乡村发展。

这一时期，随着“韩红爱心·百人医疗援助”系列公益行动的日臻成熟，韩红基金会的工作重心也从扶危济困的泛扶贫领域逐渐聚焦到医疗健康公益领域。每一年度，韩红基金会通过与当地政府及卫健部门合作，寻找乡村医疗真需求；依托县人民医院眼科建立“复明中心”，提供白内障手术硬件支持；组织国内医疗专家赴当地开展白内障手术、带教及乡村义诊和会诊，依托国内优秀三甲医院为乡村眼科医生开展规范化培训，最终实现为当地贫困百姓持续提供白内障手术免费后续治疗的目标。截至 2022 年 9 月，韩红基金会依托“韩红爱心·百人医疗援助”系列公益行动，已为我国西部省份累计捐建“韩红爱心·复明中心”20 所，为患者实施免费白内障复明手术 5000 余例。2012 年，韩红个人获得中华人民共和国第七届“中华慈善奖”——“最具爱心慈善楷模”荣誉称号。

3.“乡镇急救室”推动从授人以鱼到授人以渔

2015年的“百人援贵”是“韩红爱心·百人医疗援助”系列公益行动的第四个年头，也是韩红爱心慈善基金会继“百人援藏”、“百人援蒙”、“百人援疆”、“百人援青”之后再次对西部少数民族地区提供医疗援助，同年，“韩红爱心·乡镇急救室”项目在贵州省正式启动。

作为“乡镇急救室”发起人之一，北京大学人民医院急诊科副主任医师、韩红基金会急诊专家委员会成员余剑波这样说：“2014年，我以一名心血管医生的身份参加了韩红基金会在青海举行的乡村医疗义诊活动。当义诊现场出现患者急症突发需要急救的情况，由于我们当时没有随队的急诊专科医生，也没有携带急救设备，只能依靠当地县医院。但是由于当地县医院的急救设备以及相关的检测检验设备落后、老化甚至缺少，严重影响了现场急救工作的开展，患者的生命安全受到了严重威胁。”

根据相关医疗专家的这一认识，韩红基金会围绕乡村急诊急救开展了深入调研。

根据2005~2020年《中国卫生健康统计年鉴》数据统计，在15年间，我国致死率最高的疾病，始终是心脏病、脑血管疾病和恶性肿瘤，其次则是呼吸系统疾病和损伤及中毒。但是如表1所示，这五种疾病的城、乡居民死亡率差异正在不断发生着变化，特别是心脏病、脑血管疾病和恶性肿瘤在农村的死亡率呈现显著升高趋势。

表1　2005~2020年我国城乡居民主要疾病死亡率差距变化情况

年份	2005		2010		2015		2020	
死亡率	城市	农村	城市	农村	城市	农村	城市	农村
呼吸系统疾病	69.00	123.79	68.32	88.25	73.36	79.96	55.36	63.64
脑血管病	111.02	111.74	125.15	145.71	128.23	153.63	135.18	164.77
恶性肿瘤	124.86	105.99	162.87	144.11	164.35	153.94	161.40	161.85
心脏病	98.22	62.13	129.19	111.34	136.61	144.79	155.86	171.36
损伤和中毒	45.28	44.71	38.09	52.93	37.63	53.49	35.87	50.93

资料来源：《中国卫生健康统计年鉴2020》。

与此同时，随着近20年农村经济水平持续飞速发展，导致心脑血管疾病的相关危险因素如高血压、高血脂、糖尿病等在农村地区呈高发态势。我国农村居民“头号杀手”已非心脑血管病莫属。据《中国心血管病报告2018》统计，我国城乡居民冠心病死亡率自2002年以来持续上升，在农村地区更为明显，且自2016年起，开始大幅超过城市平均水平（见图2）。脑血管病防治工作在取得初步成效的同时，在农村地区死亡率始终高于城市地区，且近几年该差距更为明显（见图3）。[①]

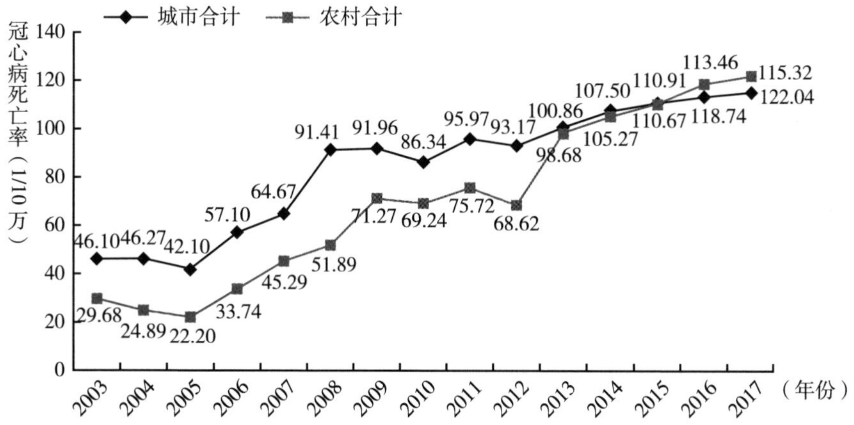

图2　2003~2017年我国城乡居民冠心病死亡率

资料来源：《中国卫生健康统计年鉴》。

同时，据《中国卫生健康统计年鉴2021》数据统计，自2006年起，我国农村居民包括机动车交通事故、中毒、意外跌落、火灾、溺水等在内的损伤及中毒外部原因死亡率开始超过城镇居民同种死亡率。

随着我国城乡居民危急危重症比率升高，我国急诊就诊及院前抢救需求也大幅度增加。据统计，自2005~2017年，中国急诊就诊的总体次数从5190万次增至1.665亿次，同比增长超过200%。其中，东、中、西部的急

① 国家心血管病中心：《中国心血管病报告2018》，《中国循环杂志》2019年第3期。

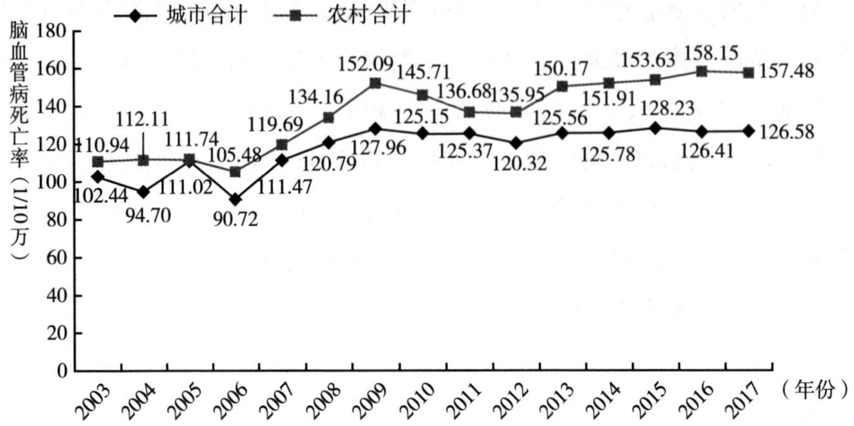

图 3　2003~2017 年我国城乡居民脑血管病死亡率

资料来源：《中国卫生健康统计年鉴》。

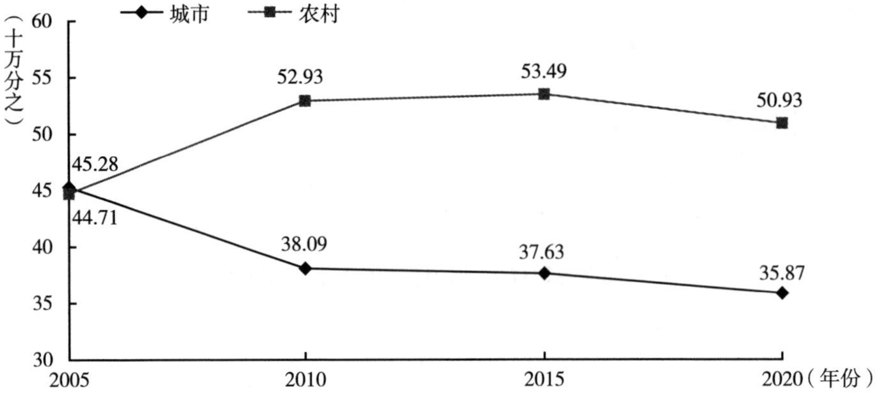

图 4　2005~2020 年我国城乡居民损伤及中毒外部原因死亡率

资料来源：《中国卫生健康统计年鉴 2021》。

诊就诊人次增长度分别为 183%、262%和 277%。[①] 但截至目前，我国急救医疗服务体系建设仍以城市地区为主，而占全国人口 3/4 的农村居民则受益较少。有研究显示，在我国 11 个省（自治区、直辖市）的 389 所农村乡镇

① 潘畅、陈玉国、徐峰：《中国大陆急诊和急诊护理的趋势和挑战：2005-2017》，《世界医学杂志（中文）》2019 年第 3 期，第 152~155 页。

卫生院中，有将近 1/5（21.9%）的乡镇卫生院出现过危/急重症患者非正常死亡现象。在这些非正常死亡的案例当中，由于急救设备缺乏造成患者死亡的乡镇卫生院占比 43.4%，由于急救技术水平差耽误患者抢救成功的乡镇卫生院占比 39.1%，由于卫生院分布数量少路途远耽误抢救造成患者死亡占比 27.5%，另外还有 2.5%的乡镇卫生院曾出现过病人因家属拒不抢救导致死亡的情况。①

根据对资料文献的分析及实地调研，韩红基金会认为造成以上现象的主要原因可以总结如下：

（1）部分乡镇卫生院尚未设立急诊室，急诊急救能力受到各种限制。

> 交通等基础设施落后、人口稀少、聚居分散等多种因素制约着我院卫生事业的发展，我院先后经过了三次搬迁和改扩建，目前也仅仅设置了一般诊疗科室。由于设备配备严重不足，专业技术人才匮乏，仅仅能满足常见病多发病的诊治，对于急诊急救只是奢望，无法满足重大疑难疾病诊治条件。需要转诊的患者一般也要经过百余公里的颠簸，长达数小时才能到达最近的二级医疗机构，对于急危重症患者无法得到急救，往往走在半路就失去了生命。我镇要创建急诊急救建设是迫切的，添置设备、引进人才是必须的，这是群众的呼声，更是患者的期盼。
>
> ——陕西省汉中市南郑区福成镇卫生院

（2）部分乡镇卫生院缺乏基本的急诊急救设备。据统计，在 2017～2021 年申请“韩红爱心·乡镇急救室”项目的 311 家乡镇卫生院当中，仅有心电图机（75.6%）、血压计（53.7%）的总体占比超过了 50%，而像急诊科常备的呼吸机、心电监护仪、除颤仪、氧气瓶、负压吸引器、洗胃机、

① 蒲泉州、李晓阳、谭芬梅、谭连梅、余莉、杨番：《389 所乡镇卫生院急诊急救情况调查》，《中国农村卫生事业管理》2007 年第 5 期。

气管插管及气管切开包、简易呼吸器这样的“急诊科八大件”，配备率均不到1/3。

（3）乡镇卫生院普遍缺乏专业的急救医护人员。阻碍中国农村基层医疗服务发展的一个重要瓶颈，始终是缺乏医疗人才。据统计，2020年全国农村乡镇卫生院中，每千人口执业（助理）医师数为1.05，仅是城市的1/4。而经过调研，“韩红爱心·乡镇急救室”所在西部地区乡镇卫生院，每千人口执业（助理）医师数则为0.58，仅是城市的1/8，而护士短缺的现象在农村地区就更加明显。

（4）部分乡镇卫生院已丧失医疗服务功能。以韩红基金会援助的乡镇卫生院为例，其中一大部分乡镇卫生院依靠自身的医疗服务能力目前已经走上了以医疗服务带动机构可持续发展的道路，而另一小部分乡镇卫生院的医疗服务功能基本丧失，仅仅依靠政府公共卫生服务的财政拨款来支撑机构的日常运营，其中大部分乡镇卫生院依然在医疗服务和公卫服务中寻找平衡。

（5）农村三级急救网络建设尚待加强。由于我国农村地区部分医疗机构上下级之间未形成紧密协作关系，“单兵作战”的情况偶有发生，这不仅会延误生命抢救的黄金时间，甚至还会出现危重症患自行转诊的危险局面。

急诊医学是一门跨学科的临床医学，其最能够代表一个国家及地区现代化医疗服务水平。中西部农村急诊急救中出现的问题实际上暴露出来的就是西部乡村医疗服务所面临的窘境与挑战，也可以由此看出，西部农村地区健康公平问题目前仍较为突出。

2015年，“韩红爱心·乡镇急救室”项目为贵州省10所乡镇卫生院每间急救室捐赠含除颤监护仪、呼吸机、床旁监护仪、12道心电图机、自动洗胃机、负压吸引器、喉镜、简易呼吸器、注射泵、输液泵、多功能抢救车、担架、紫外线消毒灯车在内的22件急诊设备，转运型救护车及乡村医生巡诊包共计价值600万元，有效补齐了当地乡镇卫生院急救设备短板。

但是，在之后的寻访中，基金会工作人员却发现，即使配备了先进的设备，基层医生面对病人却依然不敢贸然施救。例如，在韩红基金会配备的急救设备中，很多乡镇卫生院反馈喉镜的利用率很低。经专家分析，造成这一现象的原因主要是因为早期急救理念是首先开放气道、呼吸恢复，最后才是心脏循环。虽然韩红基金会按照三甲医院急救室的标准为乡镇卫生院援助了喉镜等设备，但是由于当地急救技术落后，医生缺乏实践经验，胆量不够，加之家属不同意等复杂原因，气道开放技术很难实施，很多病人因此错失了宝贵的生命急救8分钟。近年来，随着急救技术的发展，现代急救理念已经发生了更新，更加强调首先进行心脏循环，然后才是开放气道，呼吸恢复。因此在施救过程中，心肺按压、除颤就显得尤为重要了。急救理念发展了，韩红基金会也为乡镇卫生院相应配备了更为先进的心电除颤监护仪，但如果基层医生的急救理念跟不上，没有使用设备的能力，病人的生命依然难以得到有效的挽救。因此，在设备援助的基础上，提高当地基层医疗机构急救能力的需求就变得更加迫切。

2016年，韩红基金会首次组织乡镇卫生院的医护人员到北京三甲医院进行为期一周的培训，由急诊专家亲自带教，同时安排到北京市医疗机构参观学习。2017年开始，在征求参训人员及带训人员意见和建议的基础上，培训时间从7天延长为2周，后期又延长为3个月的规范化培训，同时培训也开始逐步在当地展开，在基金会医疗专家顾问制定整体培训框架后，由当地三甲医院按照当地需求来进行课程设计，并同时邀请专家进行授课指导。

在韩红基金会看来，专家义诊也好，大病救助也好，设备援助也好，仅仅依靠外部力量“输血”始终解决不了当地老百姓看病难的长期问题，唯有千方百计提高当地医护人员的能力，建立当地医务人员能力建设生态系统才是长远之计。同时，作为兜底型公益项目，“韩红爱心·乡镇急救室”项目特别强调“医护结合”、“平战结合”的能力提升，希望通过乡村医护人员从“救命”到“看病”能力的全面提升，为乡村留下一支“带不走的医疗队”。

2022年，“韩红爱心·乡镇急救室”项目获得中国公益慈善项目大赛金奖。

（二）韩红基金会新时期乡村医疗援助公益性解决方案

2021年，在国家脱贫攻坚任务圆满完成、乡村振兴全面实施之际，在从健康扶贫进入健康公平的关键发展时期，韩红基金会紧扣国家乡村振兴战略和《"健康中国2030"规划纲要》，明确提出"专注乡村医疗援助，守护生命健康"的新时期机构使命。

随着我国进入老龄化社会以及东西部人口流动，西部农村地区老人、妇女、儿童健康需求日益突出。《2012年世卫组织全球疾病负担评估》报告指出，60岁及以上老年人的健康问题造成了中国45%的疾病负担，而这种负担也很有可能造成"贫困老龄化"现象的出现。有研究表明，在中国的中老年人群中，经济地位与健康水平呈正相关，并且符合累积优势假定，也就是说，越是经济条件差的人，健康不平等现象越会随着年龄不断加剧。特别是当这一群体的自费能力较弱时，会降低其较高费用治疗项目（例如白内障手术）的可及性，同时也增加了这一人群的健康风险。① 因此，巩固扶贫成果、防止农村老年群体因病返贫仍需要全社会的高度关注。

与此同时，从积极应对老龄化的角度出发，2017年，国家卫计委等13个部委联合颁布《"十三五"健康老龄化规划》，其中将健康老龄化定义为：从生命全过程的角度，从生命早期开始，对所有影响健康的因素进行综合、系统的干预，营造有利于老年健康的社会支持和生活环境，以延长健康预期寿命，维护老年人的健康功能，提高老年人的健康水平。② 以老年人口的视力健康为例，2015年第四次城乡老年人生活状况抽样调查结果显示，25.68%的老年人视力一般，而34.89%的老年人视力较差（看不太清楚的32.42%，几乎或完全看不清的2.47%）。从城乡差别来看，城乡老年人在视力方面存在显著差异。城市老年人看得非常清楚和比较清楚的比例（45.19%）高于农村老年人（12.01%）。这说明我国老年人的视力状况，不管是城市还是农村均不容乐观。对于老年人的生活质量来说，视觉能力的维持非常重要，这种状况需要引起高度关注。在高度消耗视觉能力的当代社会，当前老年人的视力状况是对当今年轻人口也就是未来老年人口视觉能力

① 焦开山：《中国老年人健康预期寿命的不平等问题研究》，《社会学研究》2018年第1期。

② 国家卫生计生委、国家发展改革委、教育部等：《"十三五"健康老龄化规划》，2017年3月9日。

保持的重要警示。①

城乡老年人在眼健康方面所存在的显著差异，不仅直接体现出了我国眼科医疗资源总量不足、分布不均的问题，也间接反映出从青少年时期开始进行全生命健康干预的重要性。2022 年 1 月 4 日，国家卫生健康委印发《“十四五”全国眼健康规划（2021-2025 年）》，明确指出：到 2025 年力争实现以下目标：一是 0~6 岁儿童每年眼保健和视力检查覆盖率达到 90%以上，儿童青少年眼健康整体水平不断提升；二是有效屈光不正矫正覆盖率不断提高，高度近视导致的视觉损伤人数逐步减少；三是全国百万人口白内障手术率达到 3500 以上，有效白内障手术覆盖率不断提高。②

在全生命眼健康干预的理念下，韩红基金会在原有针对老年人白内障手术的项目“复明中心”的基础上，在国内三甲医院视光专家的技术指导下，于 2021 年正式启动针对关爱少年儿童眼健康的“曜日之光计划”，项目将通过为乡镇卫生院捐赠视光检查设备、提供医务人员技能培训、组建视光筛查团队等方式，建立“曜日之光 · 乡镇视光中心”，长期为项目区少年儿童开展视力筛查、科学验光配镜及近视防控宣教等活动，同时建立视光档案，持续监测少年儿童的视力情况，从而更好地保护孩子们的眼睛。

在我国从人力资源大国迈向人力资源强国的过程中，确保每一位公民，特别是农村经济欠发达地区儿童、青少年、女性、老年的全生命健康，既是我国社会主义健康公平的具体体现，也是不断推进我国人口政策顺利实施，最终实现中华民族伟大复兴的基础保障。因此，结合多年的乡村医疗公益实践，韩红基金会在“专注乡村医疗援助，守护生命健康”的新时期机构使命引领下，提出了如表 2 所示的以乡村老人、妇女、儿童为重点关注对象的乡村医疗公益性解决方案。

---

① 胡宏伟等：《中国城乡老年人健康及医疗卫生状况分析》，《中国城乡老年人生活状况调查报告（2018）》（老龄蓝皮书 2018），社会科学文献出版社，2018，第 118~146 页。

② 国家卫生健康委：《“十四五”全国眼健康规划（2021-2025 年）》，2022 年 1 月 4 日。

表 2　韩红爱心·乡村医疗公益性解决方案

<table>
<tr><th rowspan="2">合作机构</th><th colspan="3">重点人群及核心项目</th><th rowspan="2">项目目标</th></tr>
<tr><th>老人</th><th>妇女</th><th>儿童</th></tr>
<tr><td>省卫健委</td><td colspan="3">韩红爱心·乡村医疗培训基地
（基础设施型公益项目）</td><td>依托省内三甲医院，在西部 12 个省份建立基层医生规范化培训基地</td></tr>
<tr><td>县级医院</td><td>复明中心—老年白内障手术项目</td><td>妇产科规范化培训</td><td>新生儿科规范化培训</td><td>依托县域医疗机构专科发展，为老、妇、儿三类重点人群提供优质可及的医疗服务</td></tr>
<tr><td rowspan="2">乡镇卫生院</td><td colspan="3">韩红爱心·乡镇急救室（兜底性公益项目）</td><td rowspan="2">提高乡村急诊急救服务的可及性；加强针对老人康复、体检和儿童眼健康的公共卫生服务能力</td></tr>
<tr><td>老年健康项目</td><td>B 超诊断技术规范化培训</td><td>曜日之光—青少年眼健康项目</td></tr>
<tr><td>村卫生室</td><td colspan="3">韩红爱心·乡村医生巡诊包
（普惠性公益项目）</td><td>为乡村医生开展常见病、多发病、慢性病筛查，健康教育，传染病防控提供支持</td></tr>
</table>

（三）韩红基金会“以人为本，能力驱动”项目干预模式

在多年公益实践过程中，韩红基金会已逐渐形成如图 5 所示的“以人为本，能力驱动”的乡村医疗服务能力发展变革理论以及“能力提升+硬件支持+社会服务”的项目干预模式。其以经济欠发达地区的乡镇卫生院医护人员能力建设为抓手，辅助专科建设硬件支持及社会服务，从而带动农村基层医疗服务水平的不断提高。

1. 硬件支持，为西部农村地区物力匮乏提供有力补充

如表 3 所示，截至 2022 年 9 月，韩红基金会医疗援助与发展项目已覆盖我国西部十余个省份、300 余个县市。其中，捐建“韩红爱心·复明中心”20 所；为基层乡镇卫生院捐赠救护车 822 辆，捐赠医疗巡诊专用车 255 辆，捐赠“乡村医生巡诊包”10296 个；并依托基层乡镇卫生院捐建“韩红爱心·乡镇急救室”305 所。累计捐赠总额 2.3 亿余元，为改善项目地区的硬件条件提供了有力补充。

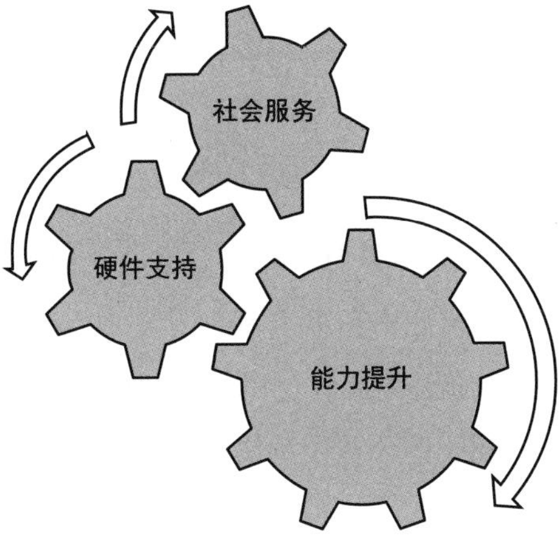

图 5　韩红基金会“以人为本，能力驱动”乡村医疗能力发展变革理论

表 3　韩红爱心·乡村医疗硬件支持

合作机构	项目名称	硬件支持
县级医院	复明中心	为偏远地区已开设眼科,但不具备白内障微创(超乳)手术技术的县医院捐赠超乳仪、手术显微镜等白内障手术设备,助力其眼科建设和发展
乡镇卫生院	乡镇急救室	为农村地区存在应急救援、社区康养、辐射周边急诊急救需求的乡镇卫生院捐赠除颤监护仪、呼吸机、多参数床旁监护仪、12 道心电图机、自动洗胃机等急诊室标准配备设备,助力其急诊急救业务有效开展
	急速抢救	为地处边远,道路状况恶劣,出诊、巡诊、转诊不便的乡镇卫生院捐赠转运型救护车、巡诊车,助力完善急救系统,使危急重症患者得到及时转运,也为乡镇医护人员入户医疗服务提供便利
	视光中心	为乡镇卫生院捐赠验光仪、瞳距仪、插片箱等,帮助其提升眼健康服务能力,为辖区内小学生提供视力检测和矫正服务
村卫生室	乡村医生巡诊包	为乡村医生捐赠乡村医生巡诊包(内含基本诊疗工具及敷料共 18 类),为乡村医生筛查常见病、多发病、慢性病和宣传落实慢性病防控策略措施,提供必要条件支持,弥补当前基层乡村医生检查设备不足的现状

2. 能力提升，为西部农村地区医护人才短缺提供有效支持

基层医护人员作为基层群众的健康守门人，其诊疗能力的强弱直接影响就医效果。“授人以鱼”的同时，韩红基金会更重视“授之以渔”，帮助当地打造可持续发展的医疗服务体系和专业人才梯队。依托三甲医院，在全国

多个省份建立公益性规范化培训基地，为基层医护人员提供三个月的脱产培训，旨在提升学员专业知识及技能水平、培养临床思维、增加病例经验，多维度提升基层医护人员医疗服务能力。为乡村留下一支带不走的高素质基层医护骨干队伍。

如表4所示，截至2022年9月，韩红基金会已完成覆盖12个省份，为26个民族的77名县级医院妇产科及儿科医生、19名县级医院眼科医护人员、494名乡镇卫生院急诊医护人员、462名乡镇卫生院超声医师、28名乡镇卫生院视光人员提供全脱产公益性基层规范化培训。

表4　韩红爱心·乡村医护人员培训项目

合作机构	项目名称	人才培训
县级医院	眼科医护培训	通过培训，使县医院眼科医生和护士形成团队，具备独立开展白内障超乳手术的能力
	妇产科、新生儿科医生培训	提高孕产妇、新生儿常见病多发病的诊疗规范，降低新生儿、孕产妇死亡率
乡镇卫生院	全科急诊医护培训	提升基层医护人员急诊急救水平，做到“快速识别、及时处置，安全转运”，满足基层危急重症患者急诊急救医疗服务需求
	B超诊断培训	提升基层医技人员对于基层常见病、多发病的超声扫查规范、诊断及鉴别诊断能力以及专业统一报告形式等多方面能力
	视光筛查培训	帮助基层医生掌握视光筛查的基本技能，为当地少年儿童眼健康保驾护航
村卫生室	乡镇卫生院村医指导	帮助村医掌握基本的诊疗方法，满足居民的基本医疗需求；为居民及时筛查常见病、多发病，提供慢病管理等医疗服务

3. 社会服务，同做基层群众的“健康守门人”

自2012年起，韩红基金会发起人韩红通过“韩红爱心·百人医疗援助”系列公益行动持续带动数百位全国知名医疗专家到西部地区去、到农村去，在老百姓的家门口开展大型巡诊义诊活动。该行动截至目前累计行程70000公里，足迹遍布我国西藏、内蒙古、新疆、青海、贵州、甘肃、宁夏、陕西、四川、云南10省（自治区）300余个县市，义诊直接惠及超过10万余名基层群众。

在行动过程中，医疗专家们通过义诊的形式开展现场诊疗，为患者提供合理诊断结果，并为在义诊、会诊中发现的符合要求和手术指征的贫困重症患者开展后续治疗提供合理有效救治方案。在开展义诊的同时，医疗专家们还会深入当地基层医疗机构开展查房会诊、手术示教等工作，向医护人员“手把手”悉心传授诊疗技术，并通过学术交流等手段将先进的医疗理念植入基层。

与此同时，该行动还会在沿途为当地居民开展健康知识宣教，通过发放爱心药箱和健康包，对农村常见病、慢性病、多发病、易传染病的预防和用药知识进行普及和指导，帮助群众掌握基本的健康保健知识和技能，健康管理等多元化医疗服务，倡导正确的健康生活方式，增强其健康预防意识。

（四）韩红基金会医疗援助与发展项目的成效与影响力

当关注健康公益项目成效的时候，要特别注意与医疗行业常说的以投入/产出比效率为核心的微观效率进行区别，而更应该去关注其在文化、伦理、社会公平、民族团结上发挥的社会效益。

1. 项目点医疗卫生水平和服务能力均有明显提升

根据“韩红爱心·乡镇急救室”项目评估，该项目所覆盖的乡镇卫生院的关键急救技术实施率在项目实施后均有显著提升，其中气管插管、切开术提升118.8%，电除颤术提升45.9%，危急重症患者死亡率降低15.2%。这些都可以说明项目干预在降低乡镇卫生院危、急重症患者死亡率方面发挥出相应的作用。

根据“基层产科及新生儿科医生培训”项目评估，87.5%的学员专业技术及技能有所提升，主要表现在对疾病的诊断与治疗，以及手术的水平。33.3%的学员回到工作岗位后，利用培训所学扩充了科室的诊疗服务内容，具体表现在无痛分娩、血气分析等的增加。

根据“基层超声医师培训”项目评估，71%的学员在报告撰写规范化方面获得明显提升，65%的学员切面标准操作水平有明显提升，76%的学员能看的病种有明显增加。这些都充分说明，项目干预在提高基层医护人员技能水平方面有显著作用。

2. 推动健康公平，促进民族团结

在推动健康公平方面，韩红基金会重点关注老、妇、幼健康弱势群体。西部地区农村人口分散，优质的医疗卫生资源可及性低，且随着经济及社会的发展，农村以留守妇女、留守老人、留守儿童为主体的“386199 部队”现象严重，这些群体在健康上均属于弱势群体。因此，韩红基金会在项目设计上，重点考虑这些人群的实际需求，比如专门针对老人的白内障手术，针对留守妇女的两癌筛查，针对留守儿童的近视防控项目等，通过对这些重点人群的关注，推动解决健康公平问题。

在促进民族团结方面，韩红基金会重点关注三州三区少数民族地区，例如新疆、西藏、四川阿坝和甘孜等藏区以及云南边境少数民族地区。截至 2022 年 9 月，基层医护人员专科培训项目已累计为藏族、维吾尔族、哈萨克族、苗族、白族、彝族、回族、蒙古族、土族、瑶族、傣族、哈尼族、佤族、壮族、布朗族、傈僳族、布依族等 26 个少数民族的 1000 余名基层医护人员提供了为期 3 个月的全脱产公益性规范化培训，有效地推动了各民族医护人员之间的业务学习和交流，促进了民族团结。

3. 形成广泛的社会动员和社会影响力

在工作过程中，如图 6 所示，韩红基金会充分发挥自己的优势，通过广泛的社会动员，联合各利益相关方，合力共创农村基层医疗服务解决方案。

政府支持：截至目前，韩红基金会已获得西藏、新疆、青海、贵州、甘肃、宁夏、陕西、四川、云南、内蒙古、广西、黑龙江 12 个省（自治区）卫健委支持，各省（自治区）卫健委积极参与韩红基金会医疗援助与发展项目的规划和实施，并提供政策支持、激励机制和落地条件，为项目执行过程中的管理问题提供监督和协调，为项目成果进行推广和传播。

优质医疗资源下沉：在各省（自治区）卫健委的支持下，韩红基金会已在 12 个省（自治区）建立培训基地，依托省内外的浙江大学医学院附属第二医院、空军军医大学第一附属医院、北京医院、北京大学第三医院、华中科技大学同济医学院附属协和医院、四川省人民医院等 14 所三甲医院作

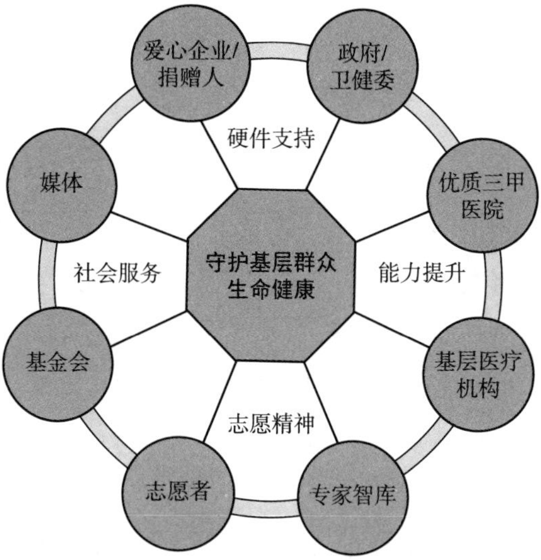

图 6　韩红基金会利益相关方

为定向培训基地，为来自西藏、新疆、青海、贵州、甘肃、宁夏、陕西、四川、云南、内蒙古、广西、黑龙江 12 个省（自治区）的基层医护人员提供覆盖眼科（含白内障及眼视光方向）、急诊科、超声科、产科及新生儿科全脱产公益性规范化培训，并调动全科室资源为基层医生的规范化培训保驾护航。

专家智库深度参与：韩红基金会先后组织来自中国人民解放军总医院（301 医院）、中国医学科学院北京协和医院、浙江大学医学院附属第二医院、北京大学人民医院、北京大学第三医院、首都医科大学附属北京天坛医院等 30 余家国内知名三甲医院 500 余位医疗专家开展义诊巡诊，并形成专家智库，常态化深度参与，为项目遴选、项目评估等贡献力量；同时采用以老带新，以强带弱，分层分类分级，将基层医疗卫生机构打造成汇聚多层次资源的枢纽平台，以回应群众对基层医疗服务日益增长的需求。

积极动员爱心企业/捐赠人：公益项目的开展，离不开爱心企业和爱心个人的支持，他们捐款捐物，贡献资源，为各项工作的有效开展提供了“枪支弹药”。韩红基金会非常注重积极引导理性捐赠，即捐赠企业和捐赠个人基于对基金会使命的高度认可，对公益项目的深度了解，在评估自身意愿后理性审慎捐款，并采取高透明度的项目反馈机制，大大增强了公众的参与意愿和信任感。

倡导践行志愿精神：韩红基金会累计动员上千名医疗专家、车手、捐赠人/企业志愿者代表和明星志愿者充分发挥志愿精神，积极参与公益事业。其中医疗专家志愿者为基层群众义诊、手术，为基层医疗机构进行学术讲座；车手志愿者保障活动过程中行车安全，义诊现场的秩序维护；捐赠人/企业志愿者代表定岗定责参与义诊帐篷搭建、布置现场等志愿服务；明星志愿者进行分诊导诊，药品发放等志愿工作，并通过自身影响力倡导社会公众践行公益，助力公益常态化。

带动媒体营造慈善社会氛围：韩红基金会联动新华网、人民网、央视网、新浪新闻、腾讯新闻、搜狐新闻、凤凰网、今日头条等主流媒体持续报道，中央电视台、北京电视台、湖南卫视、东方卫视等电视媒体多次进行专题报道，微博话题累计超 10 亿人次关注，百度搜索词条超 700 万。

目前，借助广泛的社会动员能力和社会影响力，韩红基金会“医疗援助与发展项目”已成为我国西部农村地区覆盖面最广泛、受益人群最多、影响力最大的健康公益项目之一。

三　健康公益助力健康乡村建设的思考与建议

近年来，受到新冠疫情的影响，社会对于健康公益的关注度不断升温，我国健康公益领域也逐渐从传统的大病救助等形式扩展到更加专业的医疗保险、医疗救援、专科建设、医务社工、医养结合等健康服务领域。但乡村医疗的援助与发展、西部农村地区的健康公平问题，仍需各方的深切关注。韩红基金会通过多年来的工作实践，提出以下思考与建议。

（一）加大对健康公益事业的资源倾斜

党的十九大对社会组织、公益慈善事业的发展高度重视。如表 5 所示，

2015~2019年间，我国基金会的数量从4784个增长至7585个；全国捐赠总收入从1108.57亿元增长至1509.44亿元，基金会数量及社会捐赠规模逐年上升。教育、扶贫、医疗三大领域是我国社会捐赠的主要流向。其中医疗健康作为社会组织非常关注的领域之一，其社会捐赠规模占比在2015~2019年间，始终维持在18%~26%之间。与教育和扶贫相比，仍然有较大差距。随着脱贫攻坚的结束和乡村振兴的开始，应该逐步完成从健康扶贫到健康公平的转变，加大对健康公益的投入。①

表5　2015~2019年中国公益慈善捐赠规模与流向情况

年份	2015		2016		2017		2018		2019	
捐赠收入（亿元）	1108.57	—	1392.94	—	1499.86	—	1439.15	—	1509.44	—
基金会数量(个)	4784	—	5559	—	6307	—	7034	—	7585	—
教育	346.87	31.29%	424.01	30.44%	411.56	27.44%	417.93	29.40%	440.31	29.17%
扶贫	124.16	11.20%	292.65	21.01%	318.12	21.21%	355.73	24.72%	379.02	25.11%
医疗	268.72	24.24%	362.86	26.05%	361.47	24.10%	294.14	20.44%	272.23	18.04%

资料来源：《中国慈善捐助报告》（2015、2016、2017、2018、2019）。

（二）聚焦提升乡镇卫生院医疗卫生服务能力

自20世纪50年代以来，农村乡镇卫生院始终在我国“农村三级预防保健网”中处于中枢位置，与县级卫生机构和村卫生室上联下接、紧密配合，担负着我国数亿农民的预防保健工作，并提供基本医疗服务以及乡村公共卫生管理工作。但是自20世纪80年代开始，我国乡镇卫生院发展受到了市场化大潮的严重冲击，出现了比较明显的分化现象，部分乡镇卫生院的医疗服务功能几近崩溃。虽然随着新农合、新医改等政策的落地实施，这一现象有

① 《中国慈善捐助报告》（2015、2016、2017、2018、2019），中国慈善联合会官网，http：//www.charityalliance.org.cn/。

所改善，但一部分乡镇卫生院仍然徘徊在“医疗服务”与“公共卫生”的角色定位之间，踟蹰不前。

从长远来看，乡镇卫生院仍将在中国农村卫生医疗发展中处于非常重要的地位。如何保持住乡镇卫生院的基本医疗服务能力及水平，回应当地居民在家门口“看得上病，看得好病，看得起病”的需求，在农村医改持续推进的道路中是一个不小的挑战。因此韩红基金会将发展重心放在乡镇卫生院，既符合广大基层群众的需求，也必将对于探索我国农村基层医疗卫生体系构建与联结不断提供宝贵的实践经验和政策建议。

（三）加强基层医护人才培养，推动乡村人才振兴

党的二十大报告指出，全面推进乡村振兴，坚持农业农村优先发展，巩固拓展脱贫攻坚成果，加快建设农业强国，扎实推动乡村产业、人才、文化、生态、组织振兴。[①] 千秋基业，人才为本。人才是乡村振兴的基石，是乡村振兴的根本，是乡村走向现代化的基础，是党和国家方针、政策得以全面落实的保障。

但由于受到各种因素的影响，医疗人才不足却始终阻碍着我国农村基层医疗卫生服务的发展。2019 年，国家卫生健康委员会指出：“我国医师数量过度集中在大城市三甲医院，城乡基层特别是农村和偏远山区医师数量十分有限。2018 年我国每千人口医师数为 2.59 人（德国、奥地利等发达国家超过 4 人），其中农村每千人口医师数为 1.8 人，仅为城市的 45%。康复、儿科、急诊、精神科等专业的医师数量相对较少，存在学科短板。公共卫生医师数量不足且呈逐年减少趋势，人才队伍相对薄弱，与预防为主的方针不匹配。”[②] 农村基层医疗机构就诊人数多，医师数量少，因此也造成了如表 6 所示的农村乡镇卫生院医师日均诊疗担负远远高于城市三甲级医院的医师的情况。

① 习近平：《高举中国特色社会主义伟大旗帜　为全面建设社会主义现代化国家而团结奋斗》，2022 年 10 月 16 日，在中国共产党第二十次全国代表大会上的报告。

② 马晓伟：《关于医师队伍管理情况和执业医师法实施情况的报告》，2019 年 4 月 21 日在第十三届全国人民代表大会常务委员会第十次会议上。

表 6　2020 年我国各级医疗机构医师日均担负诊疗人次

医疗机构	级别	医师日均担负诊疗人次
医院	三级医院	6.3
	二级医院	5.8
	一级医院	4.5
乡镇卫生院	东部乡镇卫生院	8.5
	中部乡镇卫生院	8.7
	西部乡镇卫生院	7.9

资料来源：《中国卫生健康统计年鉴 2020》。

繁重的诊疗负担，加上乡镇卫生院所承担的公共卫生等工作，使得农村基层医生很少能够拿出时间和精力进行进一步的系统性进修和培训，而缺乏进修与培训又进一步限制了基层医生医疗服务能力的提高。我国医学生培养周期较长，扩大培养计划难以缓解当下的困境。因此，提升存量基层医务人员的能力显得格外重要。韩红基金会希望通过不断探索，能够以“人才造血”的方式有效激发当地医疗服务内生资源的可持续发展，进而实现农村基层医疗服务常态化发展目标。

B.15

数字化精神心理服务模式在健康公益中的探索与实践

——以好心情心理医疗和健康数字化平台为例

陈冠伟 *

摘　要： 当前，我国社会正在积极推动数字化进程，以此为契机，基于数字化心理平台的精神心理服务模式逐步发展，成为当前健康领域重要的一环，本报告首先分析了精神心理问题的社会负担以及新冠疫情背景下精神心理问题现状，继而介绍了数字化心理平台在健康领域中的具体功能、发展历程以及现状，明确了数字化心理平台在健康领域所发挥的积极作用，并以好心情平台为例，探讨数字化精神心理服务模式在健康公益中的实践方式。

关键词： 数字化精神心理服务模式　健康公益实践　好心情平台

精神心理问题是一类严重危害人民群众身心健康的问题。当前，我国正处于社会转型期，各类社会矛盾较多，精神心理问题发病率持续提高。根据国家卫健委公布的数据，我国精神障碍患病总人数逾 1 亿，其中，重度精神病患者 1600 万人左右。① 不仅如此，以焦虑症、抑郁症为代表的轻症心理疾病患者大幅度增加，其中，抑郁症的患病率高达 2.1%，成为危害人类的

---

* 陈冠伟，好心情网站董事长、创始人。

① 《中国抑郁症患病率达 2.1%，全球约 10 亿人正遭受精神障碍困扰》，《大河报》2021 年 10 月 10 日。

第二大杀手。2020年初，新冠疫情暴发。作为本世纪以来最大的突发性公共卫生事件，新冠疫情对人们的正常生产生活带来了巨大的影响，进一步加剧了精神心理问题。数字化精神心理服务模式是精神心理服务中的新模式，以数字化心理平台为依托，在提高精神心理服务普及度、增强精神心理服务效能中发挥着重要的作用。因此，要充分发挥好数字化心理服务模式在健康公益中的作用，抵御新冠疫情背景下日益严峻的精神心理问题。

一　精神心理问题所带来的社会负担

（一）精神心理问题的社会负担分析

根据国家卫健委发布的数据，神经精神类疾病在我国疾病总负担中居首位，占疾病总负担的20%。[①] 并且，随着精神心理问题人数的增加，神经精神类疾病负担占比仍会提升。综合前人的研究成果来看，精神心理问题的社会负担主要有以下四点：

第一，影响患者个人的身体健康。精神心理问题在对患者的工作、生活产生严重不良影响的同时还会影响患者的躯体健康。举例而言，精神心理问题患者普遍存在失眠的症状，如入睡困难、睡眠时间减少、睡眠质量下降等。长期的失眠会导致精神问题，患者记忆功能衰退、工作能力下降。精神心理问题不仅会损害患者的心理健康，也会危害患者的身体健康。研究表明，精神心理问题会导致系列症状，如胸闷、心悸、血压不稳等心血管系统症状，便秘、腹泻、胃部闷胀等消化系统症状，颈肩部肌肉紧张、腰痛、头疼等运动系统症状。[②] 严重的精神心理问题，如重度抑郁症，更会驱使患者做出自残乃至自杀的行为。

第二，滋生家庭暴力，影响家庭和谐。家庭作为社会的基本单元，家庭

---

① 《精神疾病居疾病负担之首》，https：//www. kuaihz. com/tid278_ 1124755. html。

② 王春方、孙长城、王勇军等：《精神障碍疾病的神经生理信号复杂度研究进展》，《国际生物医学工程杂志》2015年第5期，第310~313页。

和谐是社会和谐的前提和基础。家庭暴力是影响家庭和谐的首要因素，与普通家庭相比，存在精神心理问题患者的家庭，家庭暴力的发生率更高。其中，存在精神分裂症、分裂情感性障碍等严重精神障碍患者的家庭，几乎都存在家庭暴力。统计资料显示，我国每年因精神病诱发的家庭暴力悲剧事件多达万起。精神心理问题患者普遍存在情绪压抑、苦闷的症状，攻击他人是他们宣泄情绪的一种手段，而关系最近的家庭成员则是他们主要的攻击对象。同时，一些精神心理患者存在幻听、幻觉，总感觉周围人在说他/她坏话，或要做出有害他/她的行为，继而采用攻击的方式来“保护”自己。

第三，不利于青少年健康成长。青少年是国家、民族的未来，他们的身心健康不仅关系到个人的成长、发展，也关系到国家、民族的发展。当前，我国精神心理问题呈现出低龄化的趋势，青少年精神心理问题发生率大幅度提高。青少年精神心理问题主要表现为焦虑、抑郁、睡眠障碍、物质依赖等，其中，抑郁症是当前青少年高发的精神心理问题。根据中科院心理研究所发布的《中国国民心理健康发展报告（2019-2020）》，2020 年，我国青少年抑郁检出率为 24.6%，其中，重度抑郁检出率为 7.4%。[①] 日益严峻的青少年精神心理问题，对青少年的学习、成长、发展带来了非常负面的影响，并引发了不少的悲剧，如 2021 年发生的重庆抑郁症前兆高中生跳楼自杀的案件。

第四，消耗社会资源，影响社会发展。精神心理问题对社会的长远发展同样非常不利。作为拥有 14 亿人口的发展中国家，我国经济建设在取得巨大成就的同时，也面临着发展不均衡不充分的问题，发展压力巨大。不断增加的精神心理问题患者，需要国家在精神心理卫生领域投入大量资源，这会导致社会资源的消耗，并极大地增加政府的财政负担。不仅如此，随着人口老龄化的不断加剧与出生率的持续走低，我国人口红利逐渐消失。精神心理问题患者总人数逾 1 亿，他们是社会发展非常重要的人力资源，然而，受疾病的影响，他们难以正常参加工作，这也在很大程度上影响了社会的发展。

---

① 《绝望与希望：困在“无形之网”中的孩子》，《21 世纪经济报道》2021 年 10 月 10 日。

（二）新冠疫情背景下社会大众心理问题现状

2020年初暴发的新冠疫情，迁延至今已有3年。在党和政府的有力领导和全国人民的共同抗疫下，我国新冠疫情得到了有效控制。但是3年疫情，给社会大众造成的心理问题不容忽视。

首先，负面情绪蔓延。新冠疫情背景下，焦虑、紧张乃至恐惧等负面情绪蔓延。尽管新冠肺炎的致死率不高，但对患有基础性疾病的人以及老年人而言，新冠肺炎仍具有很大的伤害。新冠疫情的散点暴发，使得部分群众处于害怕、忧虑的情绪下，非常容易酿成心理问题。

其次，心理问题爆发。根据中科院院士陆林的介绍，传染病的大流行会导致医务工作者、感染者以及社会大众产生创伤后应激障碍，且发病率可达20%以上。世界卫生组织的调查也指出，截至2021年，新冠疫情已在全球范围内增加了7000万抑郁症患者、9000万焦虑症患者。特别是因疫情被隔离的人员中，近1/3的人出现了心理问题。

最后，青少年抑郁显著高于疫情前水平。疫情期间，为防止聚集性感染，学校纷纷停课，学生居家学习、在线学习成为常态。青少年身心尚未成熟，心理抵抗能力较差。受疫情影响，我国青少年抑郁发生率大幅度提高，[①] 显著高于疫情前的水平。

二　数字化心理平台的前生今世

（一）数字化心理平台的内涵与功能

数字化是信息时代非常重要的概念。从技术层面而言，“数字化是将任意连续变化的输入信号转换为一串分离的单元，并在计算机中采用0、1表

① 《新冠疫情导致全球抑郁症焦虑症上升》，https：//www. sohu. com/a/535710179_ 121102889。

示”。[①] 数字化的实质是将现实世界中复杂多样的信息转变为一系列二进制代码，再借助信息系统将二进制代码组合成可识别、可存储、可计算的数字、数据，并构建相关的模型对数字、数据进行标准化的处理、分析与应用。数字化包含两个层面的内容，一是技术逻辑层面的内容，主要指各类信息的数字编码；二是应用层面的内容，主要指数字化在现实生活中的实际应用。[②] 当前，数字化的应用日益广阔，而数字化心理平台则是数字化在精神心理问题防范与应用中的产物。基于此，本报告将数字化心理平台界定为：以信息技术为依托，以数字化精神心理服务为核心功能的集成化心理平台。

数字化心理平台具有多重功能。以好心情平台为例，其功能主要有五个：第一，互联网医疗功能。相比于数量庞大的精神心理问题患者而言，我国精神卫生事业发展缓慢，大量精神心理问题患者得不到及时治疗。好心情平台提供线上精神心理问题医疗服务，为精神心理问题医疗的普及创造了条件。第二，心理健康宣教功能。科普宣传教育系统是好心情平台重要的功能模块，在提高社会大众精神心理问题认知水平、传递精神心理问题预防方法中具有积极意义。第三，精神心理问题研究功能。当前，精神心理问题呈现出高发性、复杂性、多样性的特点，对诊疗工作带来了很大的挑战。好心情平台汇聚了大量精神卫生领域的专家学者，能发挥专家学者在精神心理问题研究中的作用，推动科研工作深入开展。第四，人才培养功能。与美国等发达国家相比，我国精神卫生人才数量稀少，远不能满足社会需求。好心情平台成立了好心情学院，着力培养临床精神医疗和社会心理的专业人才，壮大精神卫生事业的人才队伍。第五，创新疗法的前沿技术研发。随着人工智能技术的发展，好心情在国内建立首个“心理疾病人工智能实验室”和“心理健康研究院”，专注研究心理医疗健康服务和相关 AI 等前沿技术，自主研发了诸多医学 AI 系统与医疗设备。

---

① 韩春平：《敦煌学数字化问题研究》，民族出版社，2015，第 5 页。

② 陈刚：《博物馆数字化与数字博物馆展示特征分析》，2009 北京数字博物馆研讨会，2009，第 127~133 页。

（二）数字化心理平台的发展历程

当前，人类社会已经步入信息时代，而与网络的深度融合则是各行各业发展、创新、转型、升级的必经之路。2015 年 7 月，国务院发布了《关于积极推进“互联网+”行动的指导意见》，为互联网+时代的行业发展指明了方向。互联网+医疗是信息时代医疗产业发展的方向，也是丰富、拓展医疗服务空间、时间的必然要求。早在 20 世纪末，互联网+医疗便在我国出现，但初期的互联网+医疗以医学信息咨询为主，且不得开展诊疗活动，存在很大的局限性。随着信息技术的不断发展，特别是移动网络的全面覆盖与智能终端的高度普及，互联网+医疗获得了迅猛的发展，并且发展重点从传统的网站转变为新型的集成式 App，各类互联网医疗软件成为现代医疗服务的重要载体。数字化心理平台是互联网+医疗的重要形式，以提供数字化精神心理服务为主要内容。

好心情平台是数字化心理平台的代表，成立于 2015 年。好心情平台的发展历程可以视作我国数字化心理平台发展历程的缩影。成立初期的好心情平台以资源整合为主要工作，获得了大量精神心理问题领域的临床医疗资源，并吸引超万名医生上线入驻。2018 年，好心情平台在同类平台中率先获得互联网医院牌照，顺利完成数字化诊疗闭环，并加强了智能诊疗体系的研发，构建了线上线下一体化的诊疗体系。2021 年，好心情平台入选北京市社会心理工作联合会会员单位，并深度参与到北京社会心理服务中心站建设中，影响力进一步提升。2022 年，好心情平台承担国家层面的“5G+医疗健康应用试点”项目。如今，好心情平台已经成为中国领先的精神心理医疗和健康的数字化解决方案平台，在以数字化精神心理服务模式解决用户精神心理问题中发挥着重要的作用。

（三）数字化心理平台的发展现状

网络信息技术的迅猛发展为数字化心理平台的发展提供了良好的外部环境。当前，数字化心理平台已经成为精神心理问题患者诊疗的重要载体。从好心情平台来看，数字化心理平台取得的成就主要有三点：一是专业化水平大为提升。好心情平台诞生前，一些 App 也开设了心理咨询服务，但对从业人员缺乏严格的审核机制，存在从业人员专业水平不高的问题。好心情平台作为国家首批颁发互联网医院牌照的公司之一，拥有 5 万余名临床精神心理医生注册，涵盖了相关领域 80%以上的专家，是数字化心理平台中最为专业的平台。[①] 二是初步构建了一体化服务模式。好心情平台将线下医疗机构与线上专业诊疗有机结合了起来，既能为患者提供线上处方以及数字化心理干预，也具有线下连锁的心理诊所，在精神心理问题患者诊疗中具有得天独厚的优势。三是注重诊疗服务的个性化。好心情平台最大限度地整合了国内精神卫生资源，并依据病症、痛点和人群特色进行标签细分，为患者寻找最为适合的医疗机构以及心理医生，同时，提供图文、视频、语音等多种形式的问诊服务。

数字化心理平台在蓬勃发展的同时，也面临着一些问题，突出表现为两点：首先，高水平的数字化心理平台数量较少。我国数字化心理平台正处于发展的起步阶段，虽然涌现了一些数字化心理平台，但高水平的数字化心理平台并不多。其次，推广程度不够。我国有世界上最多的精神心理问题患者，但绝大部分精神心理问题患者并没有接受过专业的治疗。数字化心理平台的出现，为患者提供了新的诊疗方式。受推广不够等因素的影响，多数患者并不了解数字化心理平台，这极大地制约了数字化心理平台作用的发挥。

三　数字化心理平台在精神心理问题人群中发挥的作用

（一）缓解精神障碍患者复诊难购药难问题

很多精神心理问题相关患者需要长期服药，如果断药将会出现撤药反应

① 《好心情：后疫情时代，数字化精神心理健康服务迎来发展》，《中国日报》2022 年 5 月 24 日。

等问题并且会面临病情复发的风险。疫情期间，精神心理问题患者就医较为困难，而患者用药和复诊的需求并未减少，对此，数字化平台有着重要的价值。数字化平台将线下医疗机构与线上诊疗服务有机结合了起来，患者无须出户，便可完成诊疗活动，有效解决了精神心理患者的需求，并且减少了患者大量因线下复诊而产生的如误工费、交通费、陪护费等间接诊疗支出成本，极大帮助患者解决现实生活难题。

（二）提高心理健康水平

1990 年，世界卫生组织更新了健康的定义，将心理健康作为健康的四大方面之一，凸显了心理健康的重要性。心理健康强调的是心理各个方面以及活动过程处于良好状态，具体内容包括态度积极、认知正确、情感适当等。① 数字化心理平台可以将心理健康知识及内容通过更加快捷和方便的方式触达每一个用户，相比传统的患者科普教育而言，触达人群更多，阅读方式更加简便。同时数字化心理平台能够有效发挥专家学者在精神心理问题患者诊疗中的作用，提高精神心理问题患者的心理健康水平。

（三）平衡医疗资源

我国精神心理问题患者众多，但接受专业治疗的精神心理问题患者占比不高，由此导致的结果便是，精神心理问题患者给个人、家庭、社会造成了极大的负担。除了认知层面的不足外，精神心理医疗资源分布不均也是精神心理问题患者治疗率不高的重要因素。精神心理医疗资源，主要集中在城镇地区，乡村地区不仅面临精神心理医疗资源总量不足的问题，且医疗服务水平也难以和城镇地区同日而语。人口大量向城市地区聚集也加剧了精神心理医疗资源城乡分配不均的问题。对此，数字化心理平台有着重要的意义。数字化心理平台使得精神心理问题诊疗突破了时间、空间的限制，患者只要在具备网络的条件下，便可以向专业的医生寻求治疗方法，并且，精神心理问

① 李明霞、周志钦：《论健康概念及其影响因素》，《中国健康教育》2012 年第 7 期，第 573~575 页。

题的诊疗方法和身体健康问题有着很大的差别，仅需通过患者与医生的交流、沟通便可以实现。数字化心理平台以信息技术为依托，实现了精神心理服务的普及化、均等化，能够有效提高我国精神心理问题患者的诊疗率，并降低精神心理问题人群带来的社会负担。

四 好心情平台与精神心理社会公益建设

（一）好心情平台数字化精神障碍患者管理模式简介

网络医疗平台建设是互联网+背景下数字心理平台建设的基础性内容。网络医疗平台以互联网+医院联盟为建设模式，以互联网技术为手段，以自由联盟的方式整合各类医疗机构的资源，建设覆盖全国的协同智慧医疗平台，不仅在推进医疗资源下沉、推动分级诊疗中具有重要作用，也能为大众提供更加优质、便捷、安全、高效的医疗健康服务。网络医疗平台具有开发性、整合性、共享性、协作性四大特点，实现了就医模式转变、服务模式转变以及管理模式转变三大目标。好心情平台作为专业性最高、规模最大的精神心理问题网络医疗平台，在精神障碍患者管理中形成了独特的管理模式。从好心情平台功能架构的角度来看，平台分为四个端口：第一，医生端，主要业务包括健康咨询、远程问诊、双向转诊、远程会诊、电子病历共享、病人管理、医医沟通、医患沟通、医疗资讯、网络学院；第二，大众端，主要功能有查找医生、健康咨询、远程问诊、就诊预约、线上支付、取单、购药、服务点评、健康宣教、自我健康管理；第三，第三方机构端，如订单查询与执行、业务的对接接口；第四，医疗机构及运营管理端，主要内容有监督管理、客户服务、准入管理、数据分析、资源协调、升级改造等。

好心情平台充分利用现代信息技术，推动了线上精神心理问题服务的创新与发展。首先，以大数据分析提高诊疗的针对性。大数据分析是从大数据层面开展的数据分析，具有以下三个特点，一是数据分析的对象更为广泛。大数据分析的数据既包括传统的结构化数据，也包括大量半结构化和非结构化数据；[①] 二是数据分析速度更快。大数据分析能够在更短时间内完成数据分析工作，获得想要的分析结构；三是数据分析的价值更为多元。大数据分析在多个领域均有重要的应用价值，可以提高数据的使用范围。大数据分析为平台研判患者需求、提供定制化服务提供了条件。好心情平台利用大数据技术，分析研判患者资料，为患者推荐针对性的医生和服务。其次，好心情平台通过人工智能提高诊疗的实效性。好心情平台将人工智能作为辅助治疗的重要手段，如借助人工智能向患者提供标准化的解答服务，强化平台的健康宣教功能。同时，积极利用可穿戴设备，动态化地掌握患者的实际情况。

（二）好心情平台参与社会公益案例简介

新冠疫情属于突发性公共卫生事件，好心情平台作为专业水平最高、规模最大的数字化心理平台，深入参与到新冠疫情背景下的社会公益实践中，通过网络义诊、宣传教育等方式，发挥了重要的作用。通过好心情内部资料和数据（非对外公开）整理，主要涉及以下几个方面。

第一，2021 年 10 月 28 日至 2022 年 1 月 31 日：线上义诊，广大用户可通过“银川健康广场”小程序和好心情 App 参与活动。具体内容如下：名家义诊：特邀国内公立医院知名专家近百位，提供心理在线远程服务，广大民众可通过在线图文问题咨询或电话热线咨询两种形式进行参与。大咖直播：特邀国内公立医院知名精神科心理科医生，空军军医大学西京医院王华宁主任、上海市精神卫生中心陈俊主任、中南大学湘雅二院李卫晖主任、北京回龙观医院肖春玲主任以及哈尔滨医科大学附属第一医院安钢辉主任等十几位专家，聚焦疫情期间百姓关注的心理健康热点、难点问题，帮助不同受众群体。量表测评：免费为广大用户提供涉及焦虑障碍、失眠严重指数、抑郁、青少年生活事件、心境障碍、躯体健康等方面的科学有效的专业测评量表 10 余套。

第二，2022 年 1 月 23 日至 3 月 13 日：线上心理服务，好心情 App 设立

① 《大数据的下一个前沿：创新、竞争和生产力》，http：//intl. ce. cn/specials/zxgjzh/201408/27/t20140827_ 3436534. shtml。

公益专区，同时将专区对接到冬奥服务人员所在企业端。① 活动包括“专家Talk”，特邀请了中国人民解放军总医院第六医学中心中医科李秀玉主任、北京大学第六医院睡眠医学中心范滕滕主任等精神心理领域数位大咖专家，以在线科普的形式，帮助广大冬奥会服务人员，增加心理健康科普知识，重视自身心理问题，及时发现并调整心理状态。“即刻倾诉”活动板块，组建了一支30人的心理咨询师队伍，在线接听倾诉热线，旨在帮助缓解服务人员心理压力，提高自身心理素质。

第三，2022年4月20日至5月30日：线上义诊，在好心情App设立义诊专区。② 专区设立专家义诊、用药登记、极速问诊、心理测评、专家科普、免费问答、即刻倾诉7个服务。其中，专家义诊：近300位公立医院医生提供义诊服务，共服务1700人次；极速问诊：全国2万名医生在线服务，一对一图文咨询；心理测评：免费提供12个自评量表，涉及老年、儿童、青年、女性等领域的关于抑郁、焦虑、睡眠等方向，共服务1800人次；专家科普：疫情期间录制20多条科普视频，总观看量达到27万人次；免费问答：开设抑郁、焦虑等8个圈子，共收到提问2000多条；即刻倾诉：每晚8~10点开通服务，由一支30人的心理咨询师和医生组成的团队，共接到倾诉电话300余个，进行危机干预8起。

五　结语

数字化心理平台建设具有重要的成效，既推动了互联网+医疗的发展，也缓解了精神心理医疗卫生资源分布不均的问题，并推动了健康中国战略的深入实施。因此，要深刻认识到数字化心理平台建设的意义，并采取有效的措施，推动数字化心理平台建设的深入开展。

---

① 《好心情护航冬奥服务人员心理健康公益活动》，http://www.cubn.com.cn/portal/article/index/id/53520.html。

② 《人民日报健康客户端携手好心情免费在线心理义诊》，https://3g.163.com/news/article/H7QTF2JV00019UD6.html。

B.16

中国食育公益开展的探索

——以"食育推动计划"为例

王旭峰　常　明　毛春蕊*

摘　要： 食育，即饮食教育和通过饮食做教育。开展儿童食育，通过饮食教育及渗透到其中的德智体美劳等方面的教育，使儿童青少年拥有健康的身体和心理、健全的人格以及适应社会所需的技能，做健康幸福生活的主人。为此，"食育推动计划项目"已推进10年校园食育工作，建立食育示范学校、编写小学及幼儿园食育教材、打造食育示范区（县）、举办全国食育行业大会，搭建全国食育交流平台，将食育和健康的理念与知识、健康的信息和方法带给学校师生，带到千家万户，促进师生健康、校园健康、家庭健康、中国健康。

关键词： 饮食教育　食育推动计划项目　健康公益

引　言

随着我国经济社会快速发展和人民生活水平显著提高，儿童青少年膳食结构及生活方式发生了很大变化。学生中不吃早餐、偏食挑食、超重肥胖、

* 王旭峰，首都保健营养美食学会会长，主要研究方向：社会服务、全人群健康教育；常明，首都保健营养美食学会秘书长，主要研究方向：社会服务、健康教育；毛春蕊，首都保健营养美食学会副秘书长，主要研究方向：社会服务、校园食育。

慢性疾病等现象普遍存在，慢性病低龄化呈现上升趋势，这些健康问题的发生，与饮食生活习惯有密切的关系，已成为威胁我国儿童青少年身心健康的重要公共卫生问题。比如超重肥胖，儿童青少年期肥胖会增加成年期肥胖、心脑血管疾病和糖尿病等慢性病过早发生的风险，对健康造成威胁，给个人、家庭和社会带来沉重负担。儿童食育，迫在眉睫。

通过食育，让儿童青少年学习食品基础知识，提升选择食品的能力，培养他们良好的饮食习惯，使其从小开始培养保持健康的能力，拥有健康的身心、健全的人格、完善的人性和适应社会所需的技能，避免由于饮食不合理引发微量元素缺乏、贫血、超重、肥胖、低体重、生长迟缓等健康问题，将健康的良好习惯延续终身，同时感恩食物、感恩父母、感恩国家，热爱生活，热爱大自然，从而学会健康、科学、幸福地生活，促进家庭健康，助力健康中国建设。

2013 年，食育推动计划公益项目，开始走进校园，通过食育课堂的方式，为孩子们普及营养健康知识，传递健康的饮食行为和习惯。多年来，引领全国各地营养相关机构，在当地开展校园食育公益课堂，致力于帮助每一个孩子拥有维护终身健康的能力。

食育推动计划公益项目，由首都保健营养美食学会在 2012 年底发起，项目愿景为让每个孩子拥有维护终身健康的能力。以建立学生正确的健康意识、培养健康的饮食习惯，通过融合德智体美劳等多方面的教育内容，达到培养青少年儿童身心健康的终极目标。项目通过建立食育示范校、食育示范区县、编写出版教材、学校营养配餐、建立服务站搭建全国交流平台、培训食育人才、建立行业标准等工作，全面推进儿童食育工程。让更多的孩子从小爱上天然食物，并学会均衡营养、合理膳食，做健康生活的主人。

一　关于食育

食育，即饮食教育和通过饮食做教育。它包含两个方面的含义：一是饮食教育，指通过各种各样的活动来促进人们学习与食相关的知识，形成有关食的正确判断能力，使其能够实践健全的饮食生活，从而实现健康的目的。二是通过饮食开展教育，指通过饮食相关过程进行的德智体美劳等各方面的教育，培养健全的人格和丰富的人性。食育的内容可以包括：普及饮食的基本营养和安全知识，培养健康饮食行为；传承传统的饮食文化；培养与自然环境协调的意识，感恩大自然提供我们食物；培养日常生活的基本技能，如选购、做饭、清扫等；培养健全的人格；培养解决问题的能力以及时间统筹和理财规划的观念；培养艺术想象力和创造力。①

食育，横向覆盖全民，纵向贯穿一生。但对于儿童青少年来说，食育更加重要。少年强，则国强。儿童青少年是祖国的未来、民族的希望，我们要重视儿童青少年的健康，他们的身心健康关系着中华民族整体素质的提升和国家的长远发展。开展儿童食育，通过饮食教育及渗透到其中的德智体美劳等方面的教育，使儿童青少年拥有健康的身体和心理、健全的人格以及适应社会所需的技能，是“少年强”的根本保障。

二　中国食育发展概况

（一）国家食育政策

1990年，《学校卫生工作条例》中规定学校把健康教育纳入教学计划，普通中小学必须开设健康教育课程。2001年，《中国食物与营养发展纲要（2001-2010年）》提出，加强对中小学生和家长的营养知识教育，把营养健康教育纳入中小学教育的内容。2016年，中共中央、国务院印发的《“健康中国2030”规划纲要》提到，加强学校健康教育工作，把健康教育纳入体育老师的职前教育和职后培训中。2017年，国务院办公厅印发的《国民营养计划（2017-2030年）》进一步强调学生营养健康教育的重要性。2019年4月，由教育部、国家市场监督管理总局、国家卫生健康委员会三

① 中国学生营养与健康促进会：《中国儿童少年营养与健康报告2014》。

部委联合发布《学校食品安全与营养健康管理规定》，明确学校应当将食品安全与营养健康相关知识纳入健康教育教学内容，通过主题班会、课外实践等形式开展宣传教育活动。2020年《关于印发儿童青少年肥胖防控实施方案的通知》中提到，将膳食营养和身体活动知识融入幼儿园中小学常规教育。2018、2019、2021、2022年，教育部办公厅均发布关于开展《师生健康·中国健康》主题健康教育活动的通知，强调“牢固树立健康第一的教育理念，把健康教育融入学校教育教学各环节，关注师生生命全周期和健康全过程，夯实健康教育课程设置与课时保障、师资配备与培养培训、教学改革与评价体系等基础，丰富拓展健康教育载体、形式、途径、内容和方法，以高质量健康教育供给满足广大师生多元和个性的健康需求，引导师生树立正确健康观，提升健康素养并形成健康行为和生活方式，培养德智体美劳全面发展的社会主义建设者和接班人。”

（二）国内食育现状

“食育”一词，最早由日本著名养生学家石塚左玄在著作《食物养生法》中提出，他认为：“体育智育才育即是食育。”[①] 在我国，食育实践尚处于起步阶段，食育的概念2006年由中国农业大学李里特教授引入。[②] 关于食育的概念还没有完全统一的标准。

《中国儿童少年营养与健康报告2014》指出：“食育是生存之本，是教育之本。我国学生和家长营养素养相对不高，学校食育缺位，社会上营养信息相对混乱，饮食礼仪逐渐消失，食物浪费比较严重，传统饮食文化也面临危机。”[③] 之后，国内一些机构团体发起食育相关项目，经过几年的探索与发展，在行业内有了一定的影响力及推动。2016年，国内已呈现出更多食育的星星之火，一些机构率先组织食育行业交流大会，促进全国食育的发展。2018年之后，全国各地更多的组织机构每年先后举办食育行业大会，

---

① 石塚左玄：《化学的食养长寿论》，日本CI协会，1896，第276页。

② 李里特：《“食育”是国民健康的大事》，《中国食物与营养》2006年第3期，第4~7页。

③ 中国学生营养与健康促进会：《中国儿童少年营养与健康报告2014》。

多地政府部门发布校园食育相关政策，推动食育试点幼儿园、试点校的建设。如 2018 年，上海市教育委员会、上海市食品药品监督管理局发布《关于进一步加强本市中小学校学生营养午餐及食育工作的通知》。随后，广东、北京、河南、安徽等地陆续发布相关规范性文件，开始各项食育活动。具体食育开展形式多样，比如：开展线上线下的科普宣传推广活动，开展形式不一的培训会议，开发市场化的食育产品，编写各学龄阶段的食育教材，建设食育基地等。

总体来说，我国食育在 10 年间有了比较大的发展，关注度和热度有所提升，但国家层面还没有明确的指导标准和建议，各个地区根据自身状况有条件地开展以试点为主的食育工作。未来，还需要政府、家庭、社区、媒体、企业以及全体公民充分参与，各司其职，共同行动，形成合力，全面推动学生食育工作，为实现中国梦而努力。

三　食育推动计划项目发展①

（一）食育推动计划公益项目的缘起

食育推动计划公益项目，起源于 2012 年底发起的“关注留守儿童健康”公益项目。2012 年，项目创始人王旭峰营养师，在家乡甘肃天水组织营养师到学校给学生上食品安全课程，发现很多学生健康意识淡薄，甚至没有任何营养的概念，对学校里发放的健康食品如鸡蛋、牛奶，丝毫不感兴趣，反倒钟情于学校门口小卖部里的 5 毛钱零食，而那些零食大多连最基本的安全都难以保证，更谈不上营养价值。作为营养师，看到这样的现象很痛心，于是发起了“关注留守儿童健康”公益项目，专注于改善儿童对零食的不良选择、食物的浪费、挑食偏食以及饮食礼仪与文化缺失等问题，帮助儿童从小树立正确的饮食理念，培养其均衡营养、合理膳食的习惯，做自己

① 食育推动计划网站：http：//www. shiyuworld. com/index. php？ s=/home/index/index. html。

健康生活的小主人。

2013~2019年，“关注留守儿童健康”公益项目以每年1~2次、每次一周的频次，走进甘肃天水、甘肃庆阳、青海互助20余所小学开展公益的学生健康教育活动，主要体现为三种形式：

1. 开展学生食育课堂

通过游戏、故事、实验等教学方法，帮助学生了解饮食健康知识，也从历史、文化方面，让学生感受到中华饮食文化的魅力。

2. 做一顿营养午餐

让学生从一顿营养餐中认识到，合理的膳食搭配应该是什么样子。一顿饭给孩子们带来的触动和记忆会更深刻。

3. 开展家长食育课堂

家庭是食育的第一课堂，家长意识和行为有所改变，孩子才能受益。通过知识改变孩子的健康意识更多的是为未来种下健康的种子，但改变家长的健康意识，可以更好地改变孩子的饮食环境和习惯。现在和未来都不可或缺，所以家长课堂也显得尤为重要。

2013~2019年，项目开展期间资金来源有三个方面：第一，企业赞助。第二，单位内部承担。第三，公益众筹。以此来看，项目没有形成持续稳定的发展状态，同时，每年1~2次的食育课程，对学生日常生活中的践行，也缺乏持续有效的指导和跟踪。

2014~2015年间，很多人建议，这样的健康课程，也应该给城市的孩子讲一讲。这时候，“关注留守儿童健康”公益项目便不足以带领全国的营养师和机构推动这件事，于是有了食育推动计划公益项目。希望通过食育，培养学生正确的健康意识和行为习惯，让每一个孩子拥有维护终身健康的能力，健康幸福地生活。

（二）食育推动计划项目的探索与实践

1. 编写教材

2013年的实践和经验告诉我们，想要持续、标准化地在更多校园开展食育课程，研发出版食育教材，是很有必要的。于是，2014 年的教师节，我们启动了小学生《食育》教材的编写工作。招募的编者均为和我们一起开展学生健康教育的营养讲师志愿者，大家完全义务地参与到教材的编写当中。第一年，每个月开会探讨编写内容，推进工作，终于完成一稿。二稿、三稿期间，更是几乎每周开展线上编写会议、每月开展线下编写会议。整个编写和出版过程中，所有专家顾问和编委均为公益支持。

终于，历时 5 年，2019 年 8 月，教材在北京出版集团正式出版发行。这是 2019 年之前国内首套小学 1~6 年级完整版食育教材，共 6 册，66 节课程，分为学生用书和教师用书。教材内容分为六个板块，包括食物认知、合理膳食、习惯与健康、礼仪与实践、饮食文化、感恩的心。课程以饮食健康为基础，激发学生对饮食的关注与兴趣，培养学生规律生活的意识和习惯。培养学生保持健康的能力、日常生活的基本能力、独立处事的能力、感恩的能力、爱的能力（见图 1）。

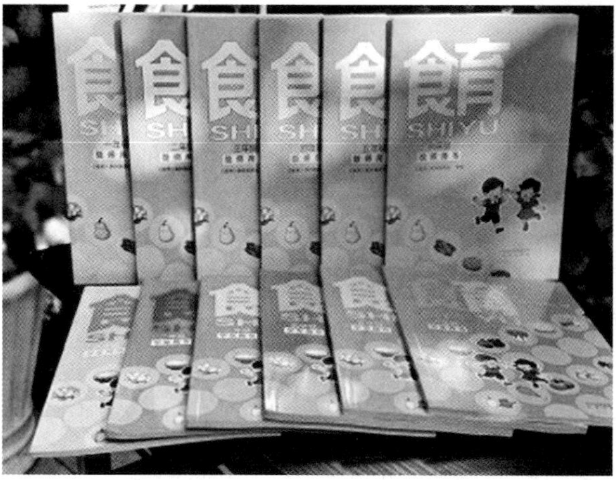

图 1　食育教材学生用书及教师用书共 12 册

2022 年，《食育》教材已走进河南省信阳市平桥区、新县 100 所小学，以及食育推动计划项目在全国的百余家食育服务站机构所涉及的学校。同时《食育》教材被九阳公益基金会、中国社会福利基金会免费午餐基金采购使用。

2. 建立食育试点校

有了在甘肃、青海贫困地区学校的健康教育经验，我们认为应该建立可以每年多次开展食育课程的试点学校，于是在机缘和探寻之下，2014 年 3 月，我们在河南省信阳市平桥区建立了第一所食育试点校——郝堂宏伟小学，以每年 5 次、每次一周的频次，为全校学生上食育理论课与实操课。在第一所试点学校的影响下，2015 年 3 月，于平桥区建立第二所食育试点校——明港镇新集小学。2015 年 9 月，于信阳市新县先后建立第三所、第四所食育试点校——新县光彩实验学校、新星小学。

食育试点校工作，从学生课堂、家长课堂、培养本校食育师资、建立食育专用教室、改善学生营养餐、评估食育成效等方面开展。2014~2016 年，联合当时的北京协和医学院公共卫生学院，开展学生问卷调查和体检，在《中国健康教育》杂志 2017 年第 6 期，发表了题为《食育对改善农村小学生饮食相关健康素养的效果》一文。数据显示食育干预后，农村小学生营养相关知识知晓率提高，比如对奶制品的主要功能、富含维生素 C 的食物和食物中毒的知晓率，分别由干预前的 9.1%、14.9%、14.9% 提高至 26.6%、26.6%、29.4%。学生经常吃零食、饮料的行为有所约束，分别由干预前的 75.5%、44.9%降至 63.9%、35.2%，具体各类零食的摄入情况的比例均有显著变化（见图 2）。文章得出结论：食育对提高农村小学生饮食相关的健康素养有所帮助，是改善我国农村小学生营养状况的有效途径之一。

信阳市一区一县 4 所“食育”试点校的工作，得到了校领导的认可和支持，受到了学生们的喜爱，对下一步“由点到面”推动信阳市平桥区、新县 70 所学校食育工作奠定了基础。

建立少量的食育试点校，打造食育示范学校，是开展“县域食育”模式的第一阶段。此阶段，借助教育局进入当地学校，安排专人食育教师为学生开设饮食健康课程，实现儿童健康教育项目的扎根生长。这一阶段用时三年，投入了大部分的精力、人力、资源等。

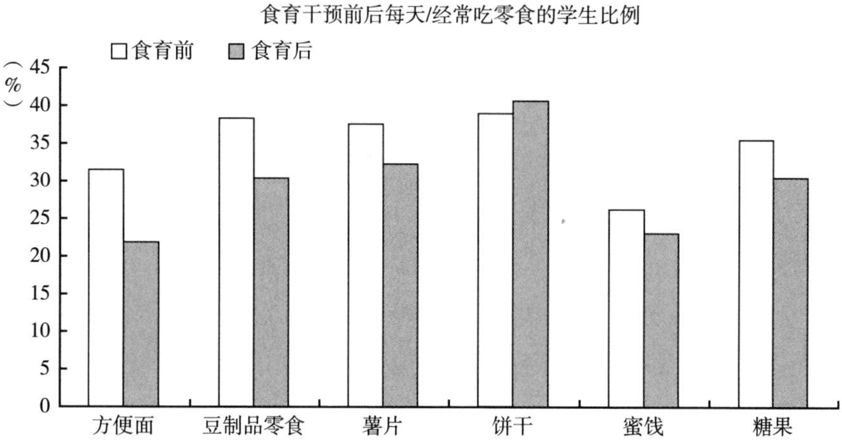

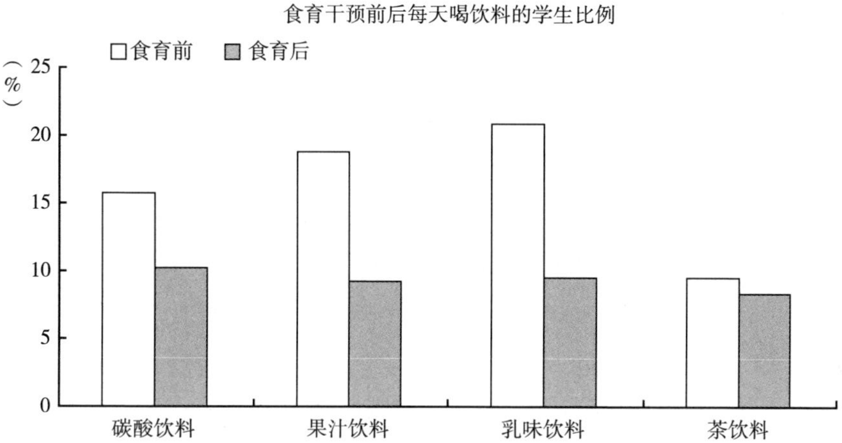

图 2　学生食育课前后对于饮料、零食等的食用情况

资料来源：尤莉莉、刘璐、何欣玥等：《食育对改善农村小学生饮食相关健康素养的效果》，《中国健康教育》2017 年第 6 期，第 487~491 页。

3. 建立“食育”示范县（区）

在 4 所食育试点校 3 年食育推进工作基础之上，为全面加强和推动学生食育工作，树立“健康第一”的教育理念，深入实施健康中国战略，2017 年，信阳市新县、平桥区分别由人民政府、教体局启动了全县（区）食育教师培训工作，此为“县域食育”模式的第二阶段。

这一阶段，重点培养本地在校食育教师开展食育课程及活动的能力，打造食育示范区（县）。平桥区 43 所学校及新县 27 所学校共计 100 余名食育教师，通过培训学习，在本地开展专业可持续的学校食育教学工作。此阶段，也实现了从食育推动计划项目组为主的行动转变为与教育局一起行动。教育局深度参与到校园食育的执行中，并投入财政资金支持。教育局出台相关政策推进校园食育，下发文件要求各小学将食育纳入学校校本课程，安排专兼职食育教师，每月开展 2 节食育课。支持食育项目培训，每月组织开展“全区（县）食育教师督导研讨会”活动，安排基教股、教研室相关负责人跟随食育项目组进入学校开展食育师资培训工作、食育示范校建设评估工作等。鼓励和支持食育教师通过食育参与优质课评选、课题立项等，评选食育优秀教师、优秀食育示范学校。

具体师资培养及 70 所学校的食育执行工作，主要由食育推动计划项目组执行，从 2017 年至 2022 年，这一政府采购项目主要实施及成果如下：

（1）开展食育师资培训

“食育”推动计划项目组自 2017 年起，每年 4~6 次到信阳市平桥区和新县两地，开展食育教师督导培训工作。具体内容包括：食育理念及营养专业知识的学习、食育理念及专业知识的学生课堂转化、食育理念与校园文化的融合、食育示范课展示、食育授课练习、观摩当地食育教师公开课、入校督导等，以此巩固和加强食育师资队伍建设。各学校安排的食育教师均为兼职，有语文老师、数学老师、体育老师、美术老师等，在集中培训学习后，老师返校开展食育课。有的学校是参与培训的食育教师开课；有的学校是全校开课，安排各班班主任担任食育课；有的学校是兴趣班开课，安排全校老师排班上食育课；有的学校固定年级开课，组建 5 人以上食育团队，相互协助共同分担开展食育工作。

在食育教师激励体系方面，可以总结为“3+2”激励体系：“3”指的是专业成长激励、公益价值激励、共同体激励，“2”指的是资源激励和教育体制内的认可激励。老师所学营养专业知识和技能，能使其觉得有成长、有改变、有价值，保持健康的能力越来越强，教学水平越来越高，自身的工作价值就会提升，这可以归纳为专业成长激励。通过知识的学习和践行，老师觉得食育这件事对孩子一生的健康与幸福息息相关，愿意为孩子的未来发展贡献自己的力量，这是为老师提供公益价值激励。平桥区、新县涉及食育学校和教师较多，大家日常授课及健康生活践行，形成互相促进、带动和激励的氛围，为食育发展带来正向影响，属于共同体激励。资源激励和教育体制内的认可激励，比如为积极开展食育的学校和教师提供优质会议名额，协助教师参与优质课评选、课题立项，评选“食育优秀教师”等。

（2）督导学校自主持续开展食育课

每次集中的师资培训结束后，平桥区和新县两地 70 所学校 100 余名食育教师返校便自主开展学生食育课程及相关食育活动。2018 年，两地教育局也发布相关文件，将食育课程纳入校本课程，要求学校每学期开设不少于 6 课时的食育课程。6 年来，70 所学校共开展学生食育课 6000 余课时，受益学生 35 万人次。

（3）打造专用的食育教室

平桥区和新县建立专用食育教室的学校有 20 所，浓厚的氛围能让学生充分参与和体验，在食育教室中通过体验式实操更有效地培养学生良好的饮食习惯，而食育教室文化的沁润更能感染和改变学生。食育教室的规划，包括硬件设施和软文化布置，如多媒体教学设备、小家电、水池、餐具、储物柜、书籍等。其中，九阳公益基金会“食育工坊”公益项目给予了很重要的赞助支持。

（4）开辟班级食育菜园

平桥区和新县有食育菜园的学校 20 余所。通过劳动课与食育相结合，让学生参与到蔬菜种植活动中，认识食物、了解食物的生长规律，参与耕种、培养、采收、销售等环节，树立劳动创造幸福生活的理念，培养学生的劳动观念、劳动能力、劳动习惯和品质、劳动精神。懂得感恩大自然的赐予，感恩劳动者的付出，懂得珍爱自己、家人和朋友，懂得热爱社会和国家，热爱大自然。

（5）食育丰富学校特色教学

有当地政策支持，食育教师也积极参与省级、市级、区（县）级各项教科研评比，如食育课题研究、优秀食育社团、食育优质课、综合实践活动课程建设、校本课程建设等。在逐年的实践当中，学校食育开展形式也更加丰富，如：校园食育广播、食育手抄报、食育主题板报、食育宣传栏、厨艺大赛、食育知识竞赛、食育联欢会、食育亲子活动等，一步步将食育融入学生学习和生活当中。

一区一县的食育工作被更多人看到和认可。2018 年 3 月，“2018 中国食育国际研讨会”在新县举办。2019 年 12 月，国务院妇儿工委办公室一行领导，来到信阳调研基层妇联改革、学校食育等工作，在新县光彩实验学校举办食育座谈会，对食育工作给予肯定和支持。2020 年 9 月，国家卫健委食品司一行领导来到新县调研，开展食育和食品产业扶贫调研座谈活动。2020 年 10 月，河南省漯河市、洛阳市妇联、教育局一行，也来到新县考察和学习食育先进经验。2021 年 4 月，信阳市食育工作推进会议在光彩实验学校举行，会议印发了《信阳市关于进一步加大推进食育工作的意见（试行）》通知（见图 3），信阳市副市长吕旅发表讲话，促进了整个信阳市所有区县的食育发展。同时，信阳市一区一县的食育工作，在全国其他地区和学校也具有一定的示范作用。此为“县域食育”模式的第三阶段，促进了食育在信阳市、河南省乃至全国的推广。

4. 搭建全国食育交流平台

2015 年，食育推动计划面向全国招募志愿者服务站，希望搭建一个交流学习平台，联合全国社会组织、机构的力量，推进食育在中国的发展。至 2022 年 6 月，在全国已有 80 家食育服务站，涉及河南、山东、广东、安徽、甘肃、湖南、上海、重庆、浙江、江西、辽宁、福建等省市。食育服务站均为当地营养学会、协会以及培训学校、健康管理公司。多年来，各地服务站秉承为学生健康发展增砖添瓦，为促进健康校园、健康中国建设贡献力量的初心，在全国各地开展食育公益课程 1.6 万余场，受益学生及家长 50 万人次。

5. 举办食育大会/论坛

首都保健营养美食学会至今举办了 4 期线下食育行业会议：2016 中国

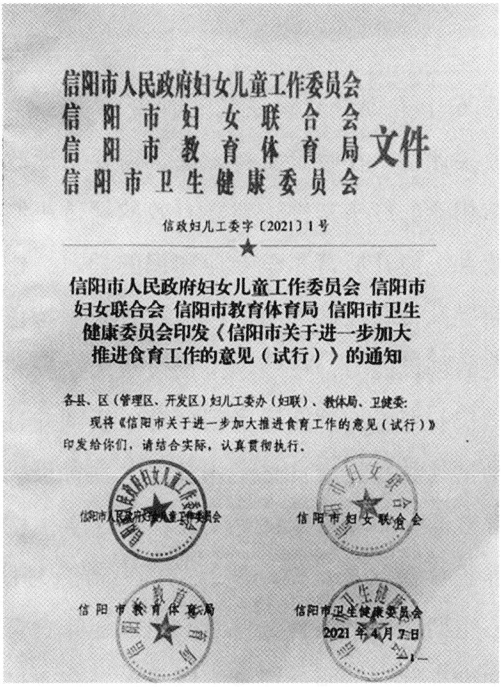
信阳市人民政府妇女儿童工作委员会
信阳市妇女联合会
信阳市教育体育局
信阳市卫生健康委员会
文件

信政妇儿工委字〔2021〕1号

信阳市人民政府妇女儿童工作委员会 信阳市妇女联合会 信阳市教育体育局 信阳市卫生健康委员会印发《信阳市关于进一步加大推进食育工作的意见（试行）》的通知

各县、区（管理区、开发区）妇儿工委办（妇联）、教体局、卫健委:

现将《信阳市关于进一步加大推进食育工作的意见（试行）》印发给你们，请结合实际，认真贯彻执行。

信阳市人民政府妇女儿童工作委员会　信阳市妇女联合会

信阳市教育体育局　信阳市卫生健康委员会

2021年4月7日

图3　四部门联合发布关于进一步加大食育推进工作的意见（试行）的通知

食育高峰论坛、2018中国食育国际研讨会、纪念于若木先生100周年诞辰暨2019中国食育经验交流大会、2021中国食育大会，大会邀请专家出席并做主题发言，全国各地食育服务站及食育践行机构、个人参与，分享食育经验，交流食育发展，促进师生健康、家庭健康、中国健康。

四　食育推动计划经验总结

（一）一套方案，两套标准

2013~2022年，10年的食育开展经验，我们总结梳理出一套食育开展方案、两套食育评价和评估体系，更系统、更完善地指导学校及政府开展食育工作。

1. 一套方案

这套方案包含 6 个方面：政策支持、师资培养、食育文化、餐厅食育、家长食育、效果评估。在政策支持方面，需要当地政府给予食育工作一定的支持，发布相应的红头文件，建立有效的评价机制。在师资培养方面，食育教师持续系统地开展营养学专业知识的学习，建议考取营养师资格证书，同时不断提升食育授课能力，因地制宜开展特色食育教学。食育教师还需要有一定的创设能力，带领学生创设班级、校园以及家庭的食育氛围，让学生在学校和家中，都能感受到食育的氛围并且付诸行动。在食育文化方面，鼓励指导学校建立食育专用教室、食育班级菜园、食育宣传栏等。在餐厅食育方面，布置餐厅食育文化，加强学生就餐期间的饮食教育，完善学生营养餐食谱，真正做到践行均衡营养合理膳食的饮食生活。在家长食育方面，定期开展家长食育讲堂，组织趣味食育活动，学生、家长、学校三方联动推进健康校园、健康家庭建设。在效果评估方面，组建专业团队，在食育干预前后，对学生的饮食行为习惯和身体素养指标进行调查和体检，做数据研究分析。

2. 两套体系

一套是《中小学及幼儿园食育教育体系要求和评定规则》，其中包含"食育教育学校等级评定检查表"，评价表从管理职责、师资队伍、基础设施、健康教育、餐饮教育、活动开展、其他创新这七个方面来评价学校的食育工作开展情况，满分 100 分，等级评定划分为三级：食育标杆学校（园）、食育示范学校（园）、食育试点学校（园）。

一套是根据项目不同而制定的"学生食育干预效果评估体系"。评估包括问卷形式和体检形式，问卷从个人和家庭情况、营养知识和观念、营养相关态度、膳食相关行为、学校营养环境、其他日常活动、身体健康、健康素养等方面来评估。体检从身高、体重、围度、血红蛋白、肺活量等方面来评估。希望通过两套标准，指导学校更深入全面地开展校园食育。

（二）普及食育，惠及大众

2021 年，国务院印发中国妇女发展纲要和中国儿童发展纲要的通知，其中《中国儿童发展纲要（2021－2030 年）》强调，改善儿童营养状况，加强食育教育，引导科学均衡饮食、吃动平衡，预防控制儿童超重和肥胖。加强学校、幼儿园、托育机构的营养健康教育和膳食指导。推进食育，要推动全社会进行环境营造，因为只有健全的饮食环境，才是真正达到健康的饮食保证。只有我们每个人都积极地参与食育，随时随地进行食育，才能为儿童青少年营造食育氛围，共同撑起一个健康的未来。

B.17

医学研究资助领域的三个公益组织案例

史迈　熊晶*

摘　要： 医学研究具有前瞻性、引领性、开创性、探索性等特点，其本质是对医学人才的培养和投资。但医学研究往往成本高昂且周期漫长，无论公共财政还是企业，总要面临不确定性过高而带来的种种资助困境。公益实践作为一种社会创新行为过程，具备人本性、实验性以及公共性，这种实践特征恰好对应了上述难点。可以说，通过公益模式来引导社会资金助力医学研究，其本身就是用“公益的方式”来解决“公益的问题”。本报告通过对西方三个成功公益组织的案例介绍和分析，将医学研究资助领域的公益实践特征归纳为“人才培育导向、容纳更多参与、少数成就多数、投资大于捐赠”四点，希望有助于推进类似公益实践在我国的顺利开展。

关键词： 公益组织　医学研究资助　案例

作为医疗技术创新的“源头活水”，医学研究在推动健康事业高质量发展中的重要性不言而喻。然而，医学研究尤其是涉及基础医学、前沿医学、罕见病治疗等相对“冷门”的领域，无论对于国家还是资本市场来说，其资金投入并非一件易事。具体到医学研究的特性来看：其一，医学研究具有

* 史迈，清华大学公益慈善研究院助理研究员，主要研究方向：社会组织、社会服务、公益慈善；熊晶，清华大学公共管理学院博士研究生，主要研究方向：公益慈善、企业社会价值。

前瞻性、引领性、开创性、探索性等特点，其本质是对医学科学工作者的投资和培养；其二，医学研究普遍成本高、周期长，无论公共财政还是企业，其投入还面临不确定性过高而带来的种种风险；其三，作为现代医疗体系的基础性支撑环节，医学研究往往始于纯粹的生命探索而终于临床治疗手段的革新，其成果产出具有明显的公共物品属性。而上述三点，恰好对应了公益实践作为一种社会创新行为过程所具备的人本性、实验性以及公益性的本质特征。可以说，通过公益模式来引导社会资金助力基础研究，就是用“公益的方式”来解决“公益的问题”。

不过，用“公益的方式”助力医学研究发展，并非单纯通过公益捐赠向医学研究领域“砸钱”，而是通过公益的思维和方法，系统性地解决医学研究发展中所遇到的实际问题，从而形成医学研究与整体社会之间的良性互动关系。实际上，通过设立基金会、慈善信托、开办公益性研究机构等方式助力医学研究发展的实践在西方发达国家早已有之，并在近代以来对人类医学研究的进步和发展做出了巨大贡献。不过诸如此类的公益实践在我国仍较为少见。为此，本报告分享三个在医学研究资助领域颇有知名度和影响力的全球性公益组织——维康信托、大众汽车基金会、电视马拉松基金会，通过对其组织发展沿革、财务状况、主要涉及领域及科研资助活动实例进行梳理，展现发达国家中公益力量支持医学研究的现状。在对上述案例进行介绍的基础上，本报告还将对这些组织在公益实践中的共性特征进行简要归纳，以此来析出有助于我国未来开展相似公益实践的可能性与潜在经验。

一　三个公益组织的概况

本报告涉及的三个组织案例主要来自英国、德国、意大利三个国家，它们均为体量庞大且在医学科学资助领域拥有丰富经验的专业公益组织。案例整理过程中的参考资料主要来各家组织的官方网站、公开发布的年度工作及财务报告。

（一）维康信托

英国的维康信托（The Wellcome Trust）成立于1936年，总部位于英国伦敦，是一家专注于健康及医学领域研究的慈善信托组织。该组织以制药巨头同时也是知名药企葛兰素史克的创始人亨利·维康（Henry Wellcome）的遗产作为初始资金，以资助健康领域的科学研究为主要活动，目标是“支持科学解决每个人面临的紧迫的健康挑战”。该组织在2021年资产规模达到382亿英镑，是英国最大的非政府科学研究资金资助者，排名全球最富有的慈善基金会的第四位，同时也是世界上最大的科学资助团体之一。①

维康信托原本是为了管理制药巨头亨利·维康爵士的私人财富而设立。其最初源自一家叫作“Burroughs Wellcome”的制药公司，这家公司随后在英国更名为“Wellcome Foundation Ltd.”。1986年，在时任财务总监伊恩·麦克格雷格（Ian Macgregor）的领导下，维康信托向公众出售了25%的Wellcome plc股票，并由此开启了长期稳定的财务增长。其信托的总价值在随后的14年内增长了近140亿英镑，这也使得他们的业务收益远远超出了制药行业的盈利水准。1995年，该信托通过将所有剩余股票出售给葛兰素史克公司，从而完全脱离了制药行业。2000年，“维康”的名号从制药行业彻底消失，由此蜕变成为一家活跃全球的慈善信托型组织。

2011年，维康信托在英格兰和威尔士正式登记注册，信托的唯一受托人是一家名为“The Wellcome Trust Limited”的担保有限公司。② 目前，维康信托下设6家子公司，其中有5家注册于英国，还有一家名为“Wellcome

---

① 本小节中的数据资料均来自维康信托2021年度报告资料《Annual Report and Financial Statements 2021》，https：//cms. wellcome. org/sites/default/files/2022 - 01/wellcome - trust - annual-report-financial-statements-2021. pdf，最后访问日期：2022年10月24日。

② 担保有限公司（company limited by guarantee）系英美法系中为非营利业务而设置的公司类别，与其他公司不一样，担保有限公司中的担保人（guarantor）无须就其担保金额承担出资义务，担保有限公司的运营资金并非来自担保人，而是一般来自捐赠或会员缴纳的费用等。一般认为，担保人无法从担保有限公司盈利中取得分红，担保有限公司的盈利只可继续投入企业再生产中。因此，维康信托（及理事会）对本组织及其他子公司所组成的整个维康信托集团（Wellcome Trust Group）负责。

Leap Inc.”的全资子公司注册在美国，各子公司通过完成各自的慈善目标或作为投资实体来支持和维系维康信托的业务发展。维康信托对各家子公司的产权比例、注册地、与信托人之间的法定关系如表 1 所示。其中，维康信托集团内最为知名的研究机构——维康桑格研究所（Wellcome Sanger Institute）以维康信托的子公司“Genome Research Limited”的名义运作。

表 1　维康信托持股情况一览

<table>
<tr><th>公司</th><th>持股比例</th><th>所在地</th><th>关系</th></tr>
<tr><td>Genome Research Limited</td><td>100%</td><td>英国</td><td rowspan="2">The Wellcome Trust Limited 与 Wellcome Trust Nominees Limited 为平等会员</td></tr>
<tr><td>Wellcome Leap Inc.</td><td>100%</td><td>美国</td></tr>
<tr><td>Gower Place Investment Limited</td><td rowspan="2">普通股 100%
A 级优先股 0%
B 级优先股 100%</td><td rowspan="2">英国</td><td rowspan="2">The Wellcome Trust Limited 为股东</td></tr>
<tr><td>North London Ventures Limited</td></tr>
<tr><td>Wellcome Trust Finance plc</td><td rowspan="2">100%</td><td rowspan="2">英国</td><td rowspan="2">The Wellcome Trust Limited 为单一股东</td></tr>
<tr><td>Wellcome Trust Investments 2 Unlimited</td></tr>
</table>

资料来源：作者根据维康信托 2021 年度报告翻译整理。

自 2017 年到 2021 年，维康信托每年保持投入约 9 亿英镑的资金用于支持研究人员的科研活动以及医疗健康方面的公众参与活动。当在资本市场上的投资收益表现足够理想时，该组织会释放更多非限定资金，用于支持更多大规模和更高影响力的科研活动。这些活动由执行领导团队（ELT）和理事会遴选并监督，评估整体使用情况。维康信托在科研方面的主要资助集中在传染病、气候与健康以及心理健康三个领域，如图 1 所示。值得注意的是，维康信托并没有将研究资助区别为“应用研究”或“基础研究”，而是统称为“发现研究”（discovery research）。

从最近一期的财报来看，维康信托在 2021 年的总体资助规模为 12.33 亿英镑，较上一财年的 10.99 亿英镑有着较为明显的增长，恢复到了 2008 年全球金融危机之前的水平。从资助领域细分结构来看，2021 年该组织在医学科学领域的投入为 8.62 亿英镑（2020 年为 7.71 亿英镑），居所有领域

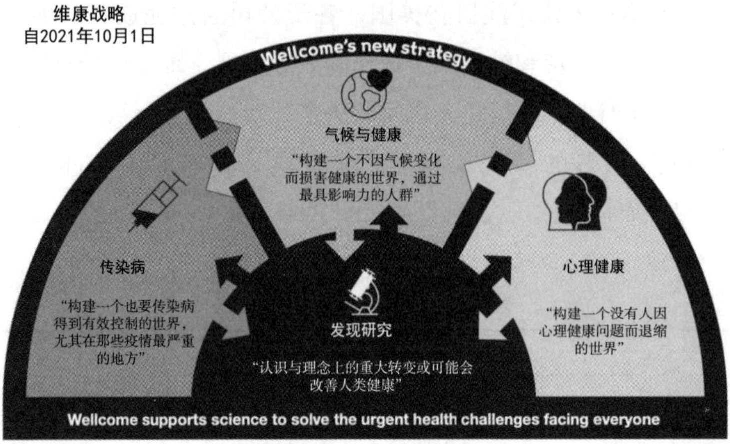

图 1 维康信托的主要资助领域

资料来源：作者根据维康信托 2021 年度报告翻译整理。

之首；用于创新领域的资助为 1.26 亿英镑（2020 年为 1.04 亿英镑），相较于前者，这部分投入主要偏向于科学研究成果的应用和转化；文化和社会领域的投入为 1.02 亿英镑（2020 年为 1.08 亿英镑），这部分主要用来支持健康与医疗领域的人文社会科学研究及面向公众的科普等活动；除此之外，还有 1.43 亿英镑（2020 年为 1.16 亿英镑）被投放到了该组织自定义的“前沿领域”，其中包括健康数据科学、多元化和包容性、耐药性感染、精神健康、亚非生态系统等多个细分议题。维康信托 2021 年度报告宣称，上述投入已惠及全球约 800 万名科研工作者。

（二）大众汽车基金会

德国大众汽车基金会（The Volkswagen Foundation）总部设在汉诺威，是德国最大的民间科研资助团体之一，整体资产规模位列全球慈善基金会组织第 33 位，在德国仅次于费森尤斯基金会（Else Kröner-Fresenius-Stiftung）与博世基金会（Robert Bosch Foundation）。该基金会旨在促进自然科学及人文社会科学领域的学术发展，尤其关注医学和自然工程科学方面的研究。基金会主要以资助前沿科学领域研究项目、支持科学机构改善科研环境为导向，同时也十分关注青年科学家的培养以及研究人员跨学科、跨国的横向合作。

大众汽车基金会成立于1961年，其成立过程并非完全出于慈善目的，而是与战后德国政府对大众汽车工厂的所有制改革有关。大众汽车在由国家管制企业向股份公司改革的过程中，60%的股权划归私人部门，而国家仍持有新上市公司注册资本的20%。为了管理剩余的股份和国家持有股份的收益，作为组织前身的“大众工厂基金会”（Stiftung Volkswagenwerk）应运而生。该组织在当时持有的股票价值约为10亿德国马克，按照约定还可获得国家剩余股票带来的资产收益价值作为其新的资产。因此，从资产构成的角度来讲，如今的大众汽车基金会并不隶属于现在的大众汽车集团，恰恰相反，基金会可被认为是大众汽车集团的主要股东之一。

大众汽车基金会的理事会由14名成员组成，任期5年，他们向联邦政府和所在地区政府负责。该基金会拥有100名工作人员，他们负责处理资助项目的运营、评估，以及组织的行政事务和资产管理等业务。截至2019年，该基金会已拥有约35亿欧元的资产。庞大的资产规模保证了基金会在经济上的自给自足和决策自主。① 1962年以来，该组织已为33000多个项目提供了约55亿欧元的资助。其中，1962~1986年间的9200个资助项目资助额超过28亿德国马克，约占历史累积资助金额的一半。在2017和2018两个财年，大众汽车基金会向博世基金会分别提供了约1.585亿欧元及2.072亿欧元的资金用于相关的合作资助项目。2020年，该组织的资助规模约为1.57亿欧元。

2019年，基金会共支付2.532亿欧元用于资助，其方向可分为一般计划和地区性资助两个大类。其中，在一般计划内有450万欧元用于基金会自己的日常业务活动和项目执行，9390万欧元用于资助外部申请人，另外还有1.548亿欧元作为约定的预付款项支付给了所在州政府用于其他地区性项目。

① 本小节中的数据资料均引用自大众汽车基金会2019年度报告《Jahresbericht 2019：Die Stiftung setzt Impulse》，https：//www.volkswagenstiftung.de/sites/default/files/downloads/VolkswagenStiftung_ Jahresbericht_ 2019.pdf，最后访问日期：2022年10月24日。

表 2　大众汽车基金会的主要资助领域及资金投入一览（2019 年）

单位：个，百万欧元

	启动时间	申请数	申请金额	批准数	批准金额	累计总数	累计金额
人与突破体制　(Personen und Strukturen)							
奖学金计划	2013	96	110.3	18	13.7	83	57.2
利希滕贝格教授席位计划	2002	26	30.0	8	6.9	115	96.7
动量计划	2019	69	59.4	8	7.5	8	7.5
世界知识计划	2018	26	11.6	19	4.9	27	5.7
Opus Magnum 计划	2005	33	4.9	5	0.8	117	17.9
未来学院计划	2004	9	2.0	7	1.7	104	21.4
挑战性研究　(Herausforderungen)							
人工智能领域	2018	201	26.9	36	5.1	80	13.9
人居领域	2016	51	20.5	28	10.9	94	38.8
实验活动	2013	685	79.8	33	3.9	177	18.6
原创性探索	2015	167	16.8	30	2.4	98	8.4
课程改进	2019	42	18.7	12	3.8	12	3.8
研讨会/夏令营	1966	45	2.1	32	1.7	2286	43.4
国际资助　(Internationales)							
全球性问题	2019	24	5.9	24	5.8	24	5.8
欧洲地区	2017	12	8.8	6	3.2	14	10.7
撒哈拉以南非洲	2003	34	3.6	30	3.1	450	53.3
中亚/高加索	1999	35	3.8	22	2.8	468	69.0
德国/美国	2007	37	2.4	16	0.9	146	9.3
难民科学家资助	2018	3	0.3	3	0.3	7	0.6
三边伙伴关系	2014	60	11.7	41	5.9	81	14.9
科学传播　(Veranstaltungen)							
海伦豪森会议	2017	2	0.3	2	0.3	8	1.5
开放—卓越	2002	7	2.0	7	2.0	137	37.8
特别捐赠计划	2002	24	5.1	22	4.0	270	35.1
下萨克森州　(NiedersächsischesVorab)							
研究协会/联络站	2008				18.3		333.8
新研究领域	2008				45.0		233.7
Holen &Halten 计划	2008				16.3		121.6
方案和招标	2008/2014				74.6		447.5

资料来源：作者根据大众汽车基金会 2019 年度报告翻译整理。

从资助的细分领域来看，该组织的资助主要包括五个主要方向：（1）研究人员资助，为杰出的研究者提供量身定制的资助服务，以此来突破既有学科体制的束缚以激发科研上的创新；（2）挑战性研究，对应面向未来的科学主题和不同寻常的跨学科问题；（3）国际资助，其战略目标是加强德国科学领域的国际交流，吸引更多国际人才融入本国科研体系；（4）科学传播，该项目侧重于科学与社会的关系以及科技文化的构建；（5）地区发展，投入固定资金以助力所在州的科学研究发展——这部分的资金主要从持有大众汽车集团的股权收益中而来。上述方向的资助金额分布如表 2 所示。

（三）电视马拉松基金会

意大利的电视马拉松基金会（Fondazione Telethon）是获得意大利教育研究部官方认证的非营利性公益组织，其名称中的“Telethon”一词来源于“电视（television）”和“马拉松（marathon）”两个单词的组合，本意为募捐播放的、长时间的电视节目，也称为“马拉松式电视节目”。该基金会成立于 1990 年，其成立初衷是通过这样的筹款方式来回应和帮助罕见疾病患者的医疗需求。该组织通过开展筹资活动、管理善款来保证研究项目所必要的资源。这些项目由一个独立的国际科学和医学委员会严格评估。但遗憾的是，本报告并未检索到该组织的财务信息，因此未能知晓该组织在各类项目中的资源配置细节。①

研究基金通过两个独立部门进行资助资金的分配。一个是科学和医学委员会。这一部门遵循同行审查程序，以确保可以选中最好的项目——在全体会议讨论之前，每个参选项目都要接受三名委员会成员和至少两名国际外部审查人员的审查。另一个是科学指导委员会。科学指导委员会的任务是为董事会提供生物医学研究领域的专业意见，帮助其更好地制定政策和管理决策。构成科学指导委员会的 7 位委员均为医学研究或实践领域的资深专家，

① 本小节中的数据资料均引用自电视马拉松基金会官方网站（https：//www. telethon. it/en/，最后访问日期：2022 年 10 月 24 日）公开发布的信息。

且都来自世界各地而非意大利本土。上述框架保障了该基金会得以追求高质量、高道德和高效率的内部治理。

图 2 展示了该基金会的业务活动全貌，其最为重要的资助项目可以分为研究和诊疗两类。其中研究类又包括项目资助、设立研究机构和对国际学者的资助。从该组织的发展历程和组织愿景来看，三种类型项目之间存在明显的递进互补关系：研究项目资助是基础，也是该基金会最早开展的业务；研究机构的设立是为了更好地开展研究，一部分无法通过资助来完成的研究可以在自设的研究机构内完成；而国际学者招募则保证了世界范围内一流的科技人才能够参与到研究中。与此相对，诊疗类则可看作是基金会过往 30 年发展中延伸出来且能让研究成果更好落地的配套项目：前沿疗法、临床试验、极罕见病和新生儿筛查这些项目的设置都是为了让研究的结果得以发挥真正的医疗价值，从而更好地服务于临床诊疗。

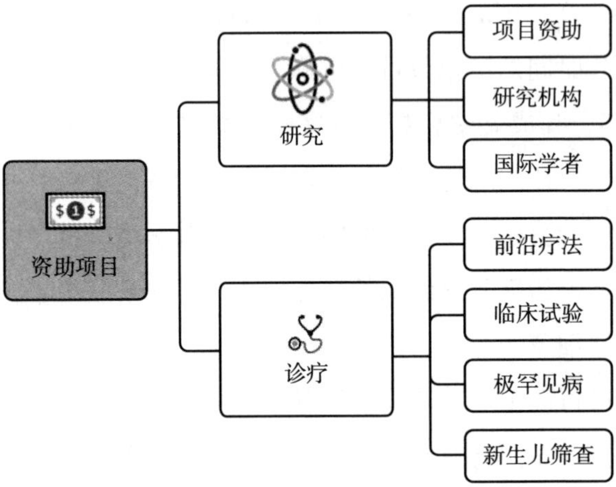

图 2　电视马拉松基金会的业务树

资料来源：作者根据电视马拉松基金会网页翻译整理。

由此可见，电视马拉松基金会在医疗研究领域有一套自己相对完整的“研究—产出”模式，这种模式不仅是依靠单纯的研究资助，而是通过前端领域的医疗探索不断吸引公共部门和商业部门的合作，以此来形成引领整个医疗研究体系之势。当然，同之前的两个案例一样，这种模式的成立缺少不了庞大资金基础以及在可持续经营和资产管理方面的努力。

二　资助实践的特征归纳

单纯从静态的组织外形上来看，上述三家机构与人们熟知的公益机构似乎并无二异。真正使其成为医学研究资助领域佼佼者的因素，其实是它们在包括筹资、资产管理和项目资助等动态环节所体现出的业务模式特征。通过对上述三家机构的观察和分析，本报告将这些特征简要归纳为以下四点。这四点对于当前和未来我国的科学研究资助来说，同样具有十分重要的启示意义。

（一）人才培育导向

大部分公益组织虽对推进医学研究进步抱有明确的愿景，但在实际的资助过程中并不以成果的多少论英雄，这使得很多资助项目并不以具体的研究项目为单位而是以科学工作者为资助目标，尤其对于富有创新思维但苦于应对科研压力的“小青椒们”（即青年学者）的职业成长和发展格外关注。这实际上正好覆盖了既有高校、科学院所包括国家资助体系在内各种官方体系力所不能触及的领域。

例如，大众汽车基金会在 2019 年共批准 433 个外部资助项目，批准率为申请金额的 16.2%（上年为 18.9%）和申请项目总量的 21.1%（上年为 21.7%）。根据科学领域、接受者群体和使用方式的构成来看，有 6090 万欧元（64.9%）流向了科学研究领域。高校和科研院所在项目数量和资助金额方面都占据明显优势，其中德国本土科研机构获得 1640 万欧元，与德国科学界有合作关联的境外科研机构为 1660 万欧元。基金会资助政策的一个明显特点是提拔科学家——73.9%的资助款项（6940 万欧元）直接支付给了科学人员用作劳务，仅有 21.1%的资金被用作科研活动消耗成本。此外，基金会在 2019 年投入了 140 万欧元用于科学教育传播事业，这些也被纳入后者的消耗成本中。

这一年的资助规模也创下了基金会历来资助活动的最高纪录，无论是一般资助计划还是面向所在州的地区性资助，都从未有过如此高的资助金额。值得注意的是，与过去10年相比，基金会的资助金额稳步增加是由于该基金会在资助战略上产生了些许的变化，其中地区性资助计划——下萨克森州（NiedersächsischesVorab）贡献了其中的大部分增长。而在一般计划中，该基金会对“青椒”可谓情有独钟——该基金会所有外部资助部分，有近3/4（73.9%，总计6940万欧元）用于支持处于学术生涯早期阶段的年轻学者们（包括博士生、博士后、助理教授和副教授职位）。

在德国学术体系中，越来越多的“临时”职位面临极其有限的晋升空间，青年学者普遍竞争压力巨大，大众汽车基金会意识到，僵直刻板的职场环境正在抹杀年轻人的科学天赋和创新动力。为此该基金会发起了一项特色资助项目“动量计划（Momentum）”，旨在为初任大学教职3~5年的青年学者提供一份奖教金，以此来激励他们在学术内容创作和职业规划方面的进一步发展，以便他们很好地适应和争取下一步的教授职位。该项目计划在5~7年内投资100万欧元，让青年学者用于深化研究或教学内容。实际上，资助的最主要目的是鼓励他们在研究中发挥创造力，探索一个超越传统学术范式且具有学术潜质的前沿理论或概念，以此来带动个人的职业发展和整个学术圈的活力。

如果说那些进入终身教职的人已经成功“上岸”，那么对于那些初入学术职场的人来说，往往既缺乏资源又没有获得资源的路径，更不要提学术工作以外的闲暇时光。因此，疲于应付职业初期的种种阶段性科研项目而无法展开真正的学术创新，变成了青年学者们科研工作的常态——这意味着建立新的研究方向或创新的教学形式，对于青年学者来说既费钱费时又没有任何实际意义。为此，“动量计划”希望可以通过资助的方式为这些职场新人提供他们所需的财务和闲暇上的自由。“动量计划”的资助并不拘泥于一个特定的、有固定期限的研究项目，其内容主体由不同的措施组成——这笔资助既可用于海外访学、导入新的教学项目、添购仪器设备，也可用于招聘博士后助手或用于行政事务。在资金用途上，该资助计划几乎不设置任何限制，但总体需要以提高科研水平为导向。

大众汽车基金会希望通过这一举措，增强大学研究的多样性，使医学相关研究人员能够自由开发和实施自己的想法，从而不受条条框框和既定规则的限制。2019 年，基金会通过“动量计划”资助了 8 位青年学者，其中既有来自弗莱堡大学的研究“古细菌的细胞生物学”的基础学科领域的学者，也有来自奥斯纳布吕克大学的研究“数据社会中的个性和规范模型”的社科领域的学者，还有来自亚琛工业大学的研究“数据挖掘和机器学习加速理解和发展”的技术型达人。

（二）容纳更多参与

通过资助活动来实现医学领域学科之间、不同国别的医学研究人员之间的相互交流，以此来容纳更多的参与，是这些组织在资助实践中的另一大特点。相比于在某些领域具有优势的个人和机构，如今这些头部组织纷纷展现出对于跨领域合作的兴趣，集中体现在公益组织设计和运营的具体资助项目上。

维康信托所设立的“发现研究”便是其中一例。该项目之所以命名为“发现研究”，是因为这类项目所关注的医学研究虽无法预测结果，却充满了对于未来产生深远影响的可能性。例如，该组织对疟疾研究的支持涵盖了大量的基础生物学和寄生虫学领域，同时也对遗传学、免疫学、医学史和临床研究工作进行了大量投入。其中对基于青蒿素疗法与驱虫蚊帐的大规模试验的支持，使其在 2006 年被世卫组织推荐为治疗疟疾的前沿方法。这些进步促使全球疟疾死亡率在过去 20 年中持续下降，每年致死人数从近 100 万人下降到 2019 年的 40 万人。从维康信托的资助经验来看，这种疫苗的顺利开发不仅得益于科学家对于疟疾自身的研究，同样也来自与此完全不相关的研究领域。

多年来，包括位于肯尼亚的 Kemri-Wellcome Trust 项目在内，“发现研究”资助下的各类科研工作可谓硕果累累——由葛兰素史克公司开发的疫苗得到了许多国家和组织的支持，并得到了由维康信托集团与英国政府合作的健康创新挑战基金（the Health Innovation Challenge Fund）的进一步资助。自 1938 年向研究人员提供第一笔资助用于疟疾防治研究以来，维康信托一直在积累有关方面的知识、工具和经验。这些资助活动也直接或间接地推动了包括疫苗在内的治疗和预防方面等诸多医学研究领域的进步。2021 年 10

月，世界卫生组织首次批准疟疾疫苗的广泛使用。

这些经验无疑坚定了维康信托对于“发现研究”投入的决心——除了通过向个人提供的研究奖（fellowship）、奖学金（studentship）和科研奖（Investigator Awards）等数千项资助项目外，该组织还通过资助机构之间开展协作活动、设立研究平台等方式来激励更多的研究活动。其核心思路是将人们凝聚在一起形成合力以创造出更多的可能性，这种凝聚既可以是空间意义上的，也可以是围绕某种范式或研究方法的。例如，该组织在英国设有11个专注于生物医学研究的维康中心，并在肯尼亚、马拉维、南非、泰国和越南等亚非地区设立了不同的科研资助项目（据悉这些中心和方案的资金通常每5年审查一次）。

除此之外，作为维康信托的“掌上明珠”，成立于1992年的维康桑格研究所无疑也是一个具有显著特色的资助模式案例。作为基因组测序领域的全球顶尖研究机构，从全球基因组学与健康联盟到人类细胞图谱，该研究机构参与了诸多世界级的科学合作项目。自新冠疫情暴发以来，这一研究所也参与到了基因组学英国联盟等重要项目。除应对疫情以外，该研究机构取得的成就还包括：在人类肠道中鉴定出14000种病毒，其中半数以上是科学上的新发现；在遗传学研究领域，实验室培育的微型胆管首次被用于修复人类肝脏等。该研究所的第一家分拆公司Kymab以超过10亿美元的价格出售给Sanofi（赛诺菲），其中Genome Research Limited获得了1290万美元。

诸如此类以促成合作为导向的资助实践还有很多。2021年该组织开始为Ensembl和Diamond Light Source提供额外资金用于研发：Ensembl是一个基因组浏览器，让研究人员能够简单地访问遗传和基因组信息；而Diamond Light Source则是指英国的离子加速器研究计划，维康信托自其诞生以来一直在支持它的研究，因为这一项目有可能为使用高速电子束来研究蛋白质和病毒的分子结构提供全新的技术手段，还可以帮助确定新药的潜在目标。落实到资助活动的实务层面，上述资助的背后实际上是对Covid Moonshot Consortium这一科学家团体的资助。据悉，科学家于2021年4月发表的Diamond Light Source成像研究结果显示了不同的抗体如何与新型冠状病毒的刺突蛋白相互作用，为病毒的治疗带来了实质性的帮助。

维康信托认为，撇开资金不谈，“发现研究”对于在身处不同领域和不同科学挑战工作中的研究人员来说，是既令人兴奋又有可能改变人类进程的绝佳机会。因此不难看出，该组织资助的另一个深层目的在于帮助这样的专业人士跨越传统的研究界限、实现不同层面合作和寻求新的机会。由此来看，资助的对象也在从个人、机构、研究项目这种具象的实体，向“合作关系”发生转变。或许这是因为相比其他类型的研究来说，医学研究似乎更需要激发思维的碰撞和跨领域的创新——比起以往将鸡蛋都放在一个篮子里，通过资助来形成网络和创新的平台，以此来撬动更多的智力参与和关注，似乎正在成为一种新的趋势。

（三）少数成就多数

与大部分来自企业的研究资助希望早日应用于商业性生产不同，公益愿景驱使下的资助活动往往具有更强的“公共性”，因此得以对弱势群体的福祉产生更多关怀，这也成就了此类实践区别于他者的一大特点。电视马拉松基金会的例子说明，至少在医学研究领域，解决少数人的健康需求问题同样也能够为一般大众谋求福祉。

表3展示了电视马拉松基金会自1990年成立以来的大事年表，从中可以大致看到这一机构从受到患者需求感召从事慈善事业，到资助医疗研究和自行设立医疗研究机构，再到与国际顶尖医疗企业合作的发展历程。

表3　组织大事年表

年份	事件	过程
1990	从1990年开始倾听	1990年，在肌营养不良症患者家属的呼吁下该组织成立（肌营养不良症是罕见遗传疾病之一，自1990年以来该组织资助了很多具有深远意义的关键研究项目）
1991	首届研究项目召集	就在意大利国家广播公司（RAI）宣传首届马拉松赛（获得100亿里拉捐款）几个月后，该组织举办了首届项目召集大赛，选择最好的研究项目和最好的研究人员成为组织的使命

续表

年份	事件	过程
1992	罕见遗传疾病研究	在医疗保健人人平等的感召下，组织在这一年起决定将研究资助范围扩大到所有遗传疾病，甚至是一些最罕见的疾病
1994	成立 Tigem 研究所	成立遗传和医学远程研究所（Tigem）开展罕见疾病的诊断、预防和治疗工作，以便对遗传疾病的研究人员进行长期而持续的资助
1995	成立 SR-Tiget 研究所	基金会在米兰成立了另一所名为 San Raffaele Telethon per la terapiagenica（SR-Tiget）的研究机构，以便资助一项前沿技术来攻克一项可能导致许多疾病的潜在 DNA 遗传病
1999	成立 Telethon Dulbecco 研究所	在诺贝尔奖获得者雷纳托・杜尔贝科的支持下，该组织设立了第三个研究所项目，旨在为杰出的年轻遗传疾病研究人员提供在意大利工作的机会，也方便其他研究人员在意大利本土从事研究工作
1999	神经肌肉疾病患者帮扶	与 Uildm 结盟，为神经肌肉疾病领域的研究者提供竞争性的研究资金，超过 6000 名患者受益于此次资助所创建的临床研究人员网络
2001	荣获“奥斯卡・迪・比兰西奥奖”	因资金管理与使用的高透明度，2001 年（以及 2014 年再次）获得“奥斯卡・迪・比兰西奥奖”
2007	第一家 Nemo 临床中心开业	组织开设了四个高度专业化的全球医疗保健（临床支持、援助和心理支持）中心，帮助神经肌肉疾病患者提高生活质量。2007 年在米兰开设了第一家，随后在阿伦扎诺（2010 年）、墨西拿（2013 年）和罗马（2015 年）开设了其他 Nemo 中心
2010	与葛兰素史克达成协议	SR-Tiget 开发的基因疗法不仅适用于 ADA-SCID 患者，还适用于其他六种罕见遗传疾病的患者
2016	启动疾病命名项目	通过与活跃在医学遗传学领域的三个意大利临床中心和一个研究中心开展合作，探索未知罕见遗传疾病的病理并以患者名字为其命名
2016	Strimvelis 获得 ADA-SCID 的欧洲上市授权	葛兰素史克（Glaxo Smith Kline）、Telethon 基金会和 Ospedale San Raffaele（OSR）宣布，欧盟委员会已经批准了 Strimvelis——第一种用于治疗一种罕见疾病 ADA-SCID（由于腺苷脱氨酶缺乏导致的严重联合免疫缺陷）患者的体外干细胞基因疗法。

资料来源：作者根据电视马拉松基金会网页公开信息翻译整理。

从上述发展历程中也不难看出，电视马拉松基金会主要涉及领域为生物医学研究，尤其是对罕见遗传疾病治疗研究的资助。这是因为罕见病通常并不被政府或市场重视，这些病症的研究通常并不能带来良好的药物研发收益预期——从统计学上来看罕见遗传病的发病条件确实不值得优先考虑。然而，该基金会认为对于生命来说众生平等，因此优先考虑这些罕见疾病、关注那些被忽视的人便成了该组织的使命和愿景。为此，基金会采用高透明度的方式来遴选意大利最好的研究项目、奖励优秀和卓越的研究人才。基金会通过在米兰和波佐利等地设立研究所，吸引来自世界各地的优秀研究人员投身于罕见病的研究。

该基金会认为，通过这样的项目运作方式，某种意义上是想让所有意大利人都参与到寻找治愈方法的行动中；相应的，组织也会告知那些提供帮助的捐赠人这一年来所筹集资金的使用情况。当然资助研究并不是最终的目的，基金会希望将优秀的科学研究成果转化为能帮助患者切实受益的治疗方法。值得一提的是，由于资助研究产出了诸多临床治疗方法上的创新，因此相关资助活动也吸引了越来越多制药集团的关注，并与诸多公共和私营卫生机构缔结了合作伙伴关系。经历了数十年的实践，基金会的工作已不再停留在成功的科学成果上，而是真正面向每一位患者，这一愿景已逐渐变为现实。

（四）投资大于捐赠

三个公益机构得以在资助实践中实现上述种种愿景的基础在于，这些机构均拥有相当殷实的“家底”以及源源不断的收入。但令人意外的是，纵观世界上最为知名的公益组织，他们的主要收入构成中均是投资收益多于捐赠。良好的资产管理模式和健康稳定的财务状况使其不仅可以每年投入巨额资金用于资助活动，而且可以在资助过程中依然保持相对的独立性而避免受到外部因素的干扰。

如图 3 所示，刚刚过去的 2021 财年是维康信托自 1995 年以来投资回报最为强劲的一年。受超低利率、量化宽松（QE）、扩张性财政政策以及经济重新开放后市场情绪复苏等因素的影响，该信托的年投资回报率为 34.5%（2020 年为 12.3%），组织的年期末净资产数达到 382 亿英镑（2020 年为 291 亿英镑）。除去当年 10 亿英镑的资助支出，过去一年的投资收益为维康信托带来了约 100 亿英镑的净收入。值得注意的是，过去 10 年中英镑通胀整体规模为 293%（实际每年 13.4%或每年名义 15.2%），而维康信托的投资即便在这种环境下依然实现了正向的增长。

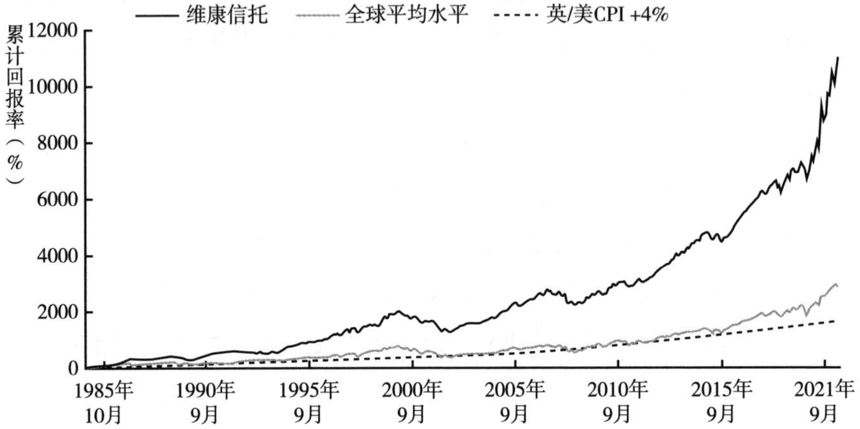

图 3　维康信托的投资回报率及历年变化

资料来源：作者根据维康信托 2021 年度报告翻译整理。

维康信托良好的投资回报得益于多元化的投资组合配置。如图 4 所示，从细分类别来看：第一，174 亿英镑的公开股票投资组合在绝对值上表现相对出色，回报率为 16.5%，较 2020 年 9.9%的水准有所增长；第二，42 亿英镑的对冲基金投资表现稳健，回报率为 11.2%（2020 年为 17.1%），相较正常年份已算是非常理想的状态；第三，私募股权（PE）一直是投资组合中迄今为止表现最好的部分，总回报率高达 72.6%（2020 年为 12.7%）。因此近年来维康信托也在一直在增加对私募股权的投入；第四，房地产投资的总资产已从 2020 年的 19 亿英镑增至 29 亿英镑，这一增长得益于 2021 年 1 月对英国战略土地开发头部公司 Urban&Civic 的收购。而且随着英国经济的复苏，房地产投资组合的估值有所上升，房地产综合体的总回报率高达

16%（2020 年仅为 9.6%）；第五，在外汇投资方面，鉴于英镑在过去财年的强势表现，维康信托从美元、欧元和日元的货币对冲中实现了不少利润。

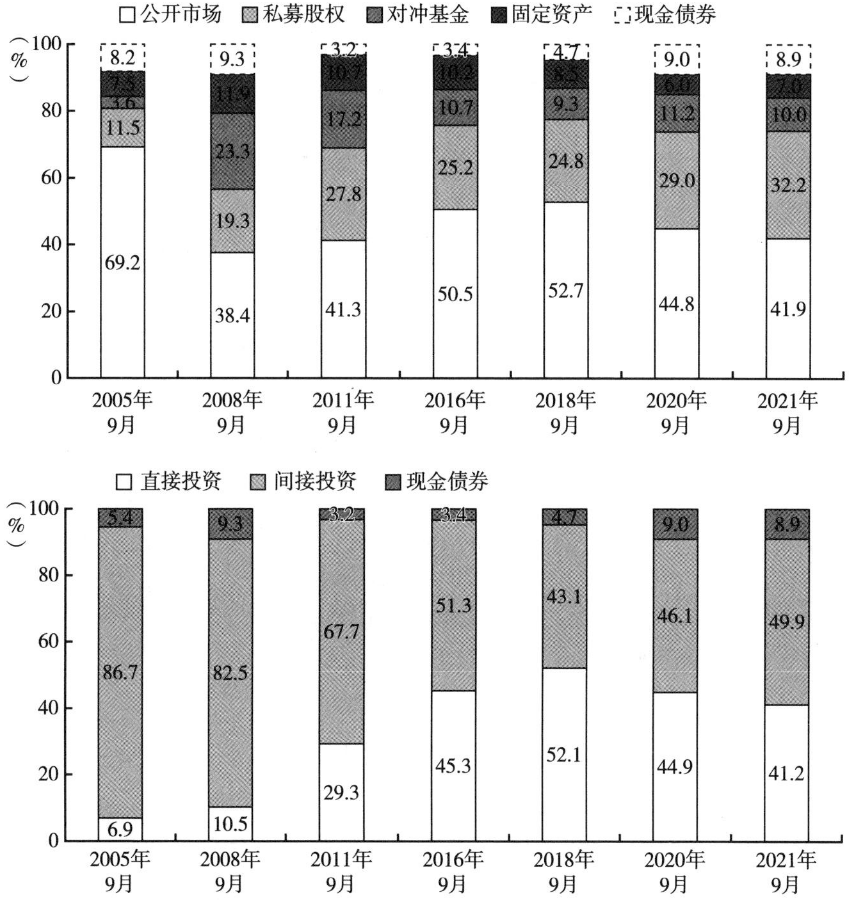

图 4　维康信托的投资配置变化

资料来源：作者根据维康信托 2021 年度报告翻译整理。

说明：1. 百分比不包括外汇重叠部分和衍生产品（因此各项加总并不严格等于 100%）。

2. 上图中的公开市场包括公开股票、股指商品期货和期权；下图中的直接投资包括除现金和债券以外的所有资产，间接投资包括由第三方管理的资产，但不包括现金和债券。

无独有偶，本报告关注的另一家标杆级公益机构大众汽车基金会对捐赠保持开放态度，但并不开展公开募捐活动。从 2019 年的相关财务报表来看，该组织在该财年仅从另一家基金会获得 20 万欧元的赠款，几乎可以忽略不计。同大多数体量庞大的基金会类似，大众汽车基金会不依赖捐赠收入，而是通过资本运作获得投资收益来实现持续收入流。

大众汽车基金会的资产构成包含两个主要部分：一是基金会的自有资产，二是德国和所在州政府持有的大众汽车股份公司的股权。两部分资本价值约为 35 亿欧元。为了让这部分资产持续产生收益，该基金会早在 20 世纪 80 年代后期便成立了专门的资产顾问委员会。顾问团队由五位金融和商业领域的顶级专家构成，主要负责投资战略的制定并为秘书长提供资产管理方面的建议。2019 财年大众汽车基金会的资产管理总收入为 2.984 亿欧元，总共获得了 2.532 亿欧元的投资收益，为资助活动共支付 1.309 亿欧元，有效维持了基金会资产的货币价值，并为基金池增加了 2540 万欧元的额外储备金。其中，基金会对所在州政府在大众汽车集团的股权收入增加了 2720 万欧元，固定资产证券收入增加了 520 万欧元，其他与大众汽车集团相关的收入增加了 460 万欧元。除此之外，该组织的其他收入还包括证券市场收益的 2480 万欧元以及减持固定资产和流动资产所带来的 1240 万欧元。另外，2019 财年该基金会的资产管理费用为 490 万欧元。

三　小结与启示

三个案例分散在不同的国家，有着不同的起源，在各自的活动领域有着独到的见解，在具体的科研资助实践中体现出不同的性格。但是，三家组织都为人类医学研究事业的进步做出了巨大的贡献，并在长时间的资助积淀中达到了同类组织难以企及的高度。总体来看，上述三个案例在资源投入上存在的最大共性在于，尽管他们对社会捐赠都持开放的态度，但在实际业务开展中并不依赖捐赠。这使得他们不需要花费过多精力进行筹款，这与我国基金会依赖社会捐赠或公开募捐的主流业务模式有着很大的不同。

而这些组织之所以能够拥有稳定、持续的日常性收入，除了起始资金足够庞大从而先天具备较好的发展空间以外，一个很重要的因素在于他们高度重视资产管理。这些组织不仅拥有专业化的金融投资团队，一些组织甚至投资或亲自运营了不少实体产业。这种方式极大增强了他们对于风险的控制能力，并且大大减少了收益的不确定性。这些民间公益组织都来源于企业，或多或少都脱胎于企业的财富创造——无论维康信托与葛兰素史克、大众汽车基金会与大众汽车集团、电视马拉松基金会与一众大药企等均存在密切关系。但是与国内大部分由企业设立的基金会不同，这些基金会并非企业的某个公共关系或社会责任部门，恰恰相反，从某种意义上来说创造了大量财富的企业反而成为为基金会输送资源的工具。

医学研究的公益资助是本报告撰写的起因和关注的重点。因为有足够庞大的投入和足够优秀的资产管理模式，这些组织在医学研究资助活动中显得似乎尤其“慷慨”，而这种资源的优越性体现在资助实践中的具体特征上——人才培育导向、容纳更多参与、少数成就多数——在逻辑上来看也就变得顺理成章了。

对于我国当前和未来医学研究公益资助事业来说，三个案例体现出的启示意义在于如何保证资助实践中公益的纯粹性。尽管本报告以组织视角的案例叙述过程，自始至终都是围绕“钱”的流向而展开，但三个案例无一例外都是将公益作为最终的“目的”而非迎合其他意图的“方法”。不过，对于从计划经济转向市场经济仅仅四十余年且尚处在经济社会快速发展期的我国来说，做到这一点并非易事：一方面，如王名等学者所言，经历长期资源稀缺的中国社会在实现小康后，也只是才遥遥看到了“丰裕社会”在海平面上露出的桅杆，庞大的剩余财富与社会发展之间仍有很长的磨合之路要走；[①] 另一方面，与报告中提到的三个具有全球影响力的“成功案例”相比，我国公益行业在自身专业水平和公益理念认知等方面依然存在不小的差距。从这个意义上来说，能否在医学研究资助这样一种关乎生命本真的领域发挥出多元公益实践的真实价值，关键在于能否保持“初心”的纯粹。

① 王名、蓝煜昕、高皓、史迈：《第三次分配：更高维度的财富及其分配机制》，《中国行政管理》2021 年第 12 期。

B.18
科学公益，积石成碑：CAFF花园与中国精神障碍患者家庭

管丽丽　周天航　马　弘　于　欣*

摘　要： CAFF花园/Care for Family（关爱家庭）项目由北京大学第六医院精神科医师于欣、马弘、管丽丽于2017年联合发起，是国内首个为严重精神障碍患者家庭及其未成年子女提供服务的公益项目，目前已在北京新阳光慈善基金会设立专项基金。项目致力于提供有循证依据的公益服务，关爱精神障碍患者的家庭，打破精神疾病的代际传递。

关键词： 精神障碍防控体系　COPMI　CAFF花园

* 管丽丽，北京大学医学博士、公共卫生硕士，北京大学第六医院（精神卫生研究所）副研究员、博士生导师，CAFF花园项目联合发起人，主要研究方向为精神疾病的病因学和公共精神卫生研究、严重精神障碍高危人群防治及早期干预等；周天航，北京大学医学博士，哈佛大学医学院全球健康医学硕士，目前就职于北京大学第六医院（精神卫生研究所），主要研究方向为情感障碍和精神分裂症的诊疗、精神疾病的早期识别及预防、精神科物理治疗等；马弘，北京大学第六医院（精神卫生研究所）主任医师，CAFF花园项目联合发起人，我国第一支灾后心理危机干预医疗队队员，在公共精神卫生（政策与社区方向）等领域深耕多年，目前主要致力于严重精神障碍高危人群防治及科学公益探索；于欣，北京大学第六医院（精神卫生研究所）主任医师、教授、博士生导师，CAFF花园项目联合发起人，中华医学会精神医学分会名誉主任委员，主要研究领域为早期精神病、精神分裂症、双相障碍和老年期精神障碍研究，精神卫生服务与政策。

一　2007年，背景

（一）中国严重精神障碍防控体系

自 2003 年起，我国政府开始加强公共卫生治理体系建设。2004 年，“中央补助地方卫生项目重性精神疾病监管治疗项目”启动，由于项目启动时的中央财政经费是 686 万元，因此也被称之为“686 项目”。作为当年唯一一个以非传染病身份进入中国公共卫生体系建设的项目，具有重要的里程碑意义。该项目借鉴了澳大利亚的精神卫生服务模式，旨在完善社区对严重精神疾病的防治和管理能力。其主要任务包括对患者进行登记、评估和定期随访，为贫困患者提供免费药物治疗、应急处置，以及解救被关锁病人等，建立包含医院和社区服务的、覆盖精神疾病整个患病阶段的全程管理与治疗服务体系。

2005 年，686 项目开始正式实施。从 30 个省份每省份 2 个示范区开始探索，到 54 个市级试点的扩大探索，再到 2009 年基本公共卫生服务在全国推开，从政策上严重精神障碍服务覆盖全国，建立了全国严重精神障碍信息系统，培养了省市县乡村自上而下的严重精神障碍防治系统（简称“精防系统”）。截至 2020 年底，该信息系统中登记在册的严重精神障碍患者达 6430587 人，经济水平在当地贫困线以下的占 54.32%，已婚患者占 53.91%，诊断为精神分裂症等精神病性障碍的患者和双相情感障碍的占 80.23%。①

与欧美发达国家相比，我国精神卫生资源发展不平衡，试点之外的地区，特别是偏远地区缺乏精神卫生服务机构，开展严重精神障碍患者的治疗和管理非常困难。因此，2009 年全国推广 686 模式之后，国家重点进行

① 张五芳、马宁、王勋、吴霞民、赵苗苗、陈润滋、管丽丽、马弘、于欣、陆林：《2020 年全国严重精神障碍患者管理治疗现状分析》，《中华精神科杂志》2022 年第 2 期。

了精神卫生机构的新建和改扩建，以及向西部和农村倾斜的人力资源培训，力求全国精神卫生服务资源逐渐平衡。同时，通过686项目，精神卫生从业人员也认识到，由于我国长期只提供医院服务，我们的服务队伍不仅数量绝对不足，在社区外展服务能力上也非常欠缺。2009～2014年这5年间，中国的精神卫生服务体系建设在补齐硬件、培训人员的基础上，重点引进和推广了发达国家，如澳大利亚的严重精神障碍患者的社区个案管理、社区康复等核心技术。可以说2005～2014年，基本处于“建体系，还旧账”的状态。

另外，值得关注的是，中国的精防系统以管理治疗患者为主，患者家人特别是孩子的信息并不录入系统内，也未覆盖在项目提供的配套服务之中。事实上，早在1987年，荷兰的心理学家就开始关注精神障碍患者子女这一特殊人群，并有针对性地探索相关的服务。国际学术观点普遍认为，加强预防是全球精神卫生服务领域发展的重要趋势，精神卫生服务不能只盯着已经发病的患者，要往前预防，避免出现更多的新患者。具有遗传和环境双重风险因素的精神疾病患者子女，显然属于患病高危群体。[①] 这个群体罹患严重精神障碍的风险是一般群体子女的2.5倍，[②] 同时面临父母患病后的陪伴缺失、情感忽视甚至暴力。家庭贫困和社会对精神疾病的污名化，使他们常常成为社会歧视的受害者，这些成长的困境又会造成自我效能感低，进而影响学业发展、就业情况，形成精神疾病与贫困的代际传递。

2017年，国际学界把这个群体统一称为COPMI（Children of Parents with Mental Illness），即精神障碍患者的孩子，围绕这群孩子的服务、研究与立法工作也在意大利、挪威、澳大利亚、美国等国家陆续开展。而在中国，开始认识到这个群体是在2007年。

---

① Andrea, E., Reupert, Darryl, J., Maybery and Nicholas, M., Kowalenko, “Children whose Parents have a Mental Illness: Prevalence, Need and Treatment,” *Med J Aust*, 2013, 199 (3 Suppl): S7-S9.

② Rasic, D., et al., “Risk of Mental Illness in Offspring of Parents with Schizophrenia, Bipolar Disorder, and Major Depressive Disorder: a Meta-analysis of Family High-risk Studies,” *Schizophrenia Bulletin*, 2014, 40 (1).

（二）中国 COPMI 的发现

自 2005 年起，北京大学第六医院（北京大学精神卫生研究所，简称“北大六院”）一直承担原卫生部精神卫生项目办公室（简称“精神卫生项目办”）的职能。686 项目的技术支撑和协调管理工作也由精神卫生项目办承担。为保证项目开展实施，项目办每年都组织大量的督导，督导组分为国家级、省级及地市级，由卫生、民政、公安等行政人员带队，精神卫生专家及有关专家参与，轮流对各地的工作进行督导检查。

2007 年，国家级督导组来到云南省易门县，和县委、县政府、县人大等有关人员组成的督导组重点督导检查易门县解除患者关锁的情况。时任精神卫生项目办公室主任的于欣教授、副主任马弘教授，以及项目办成员管丽丽医师以精神科专家的身份在督导组成员之中。

在一位农村女患者家里，三位医生注意到该患者家中有一位初中刚毕业的女孩子。经过交谈，得知她母亲因患精神分裂症，有冲动外走行为，只得被家人长期关锁在院子外面一间小黑屋里。由于缺失了整个孩子成长的过程，母女俩从来没有过对话和沟通，这个女孩对自己的未来也非常迷茫。

这次的督导给了三位精神科医生很大触动，他们意识到，这个女孩并非个例，她的背后是一个庞大但长期被遗忘的群体——精神障碍患者的孩子，也就是中国的 COPMI。回到北大六院后，他们进行了多次讨论：包括全国到底有多少严重精神障碍患者结婚、多少患者生子？女性患者在孕期有无产检和服用抗精神病药物？他们的孩子由谁照料？患者犯病时会不会伤害到孩子？这些孩子患精神疾病的风险到底有多高？如果我们想要帮助这些孩子，要做些什么？……

此后，北大六院争取到了去澳大利亚学习家庭服务、去哈佛大学医学院社会医学系学习整合性研究的机会，希望能借鉴他国经验帮助这些有精神疾病患病风险的孩子。但各国的卫生服务体系相差较大，尽管 686 项目系统是借鉴澳大利亚精神卫生服务体系建造的，但短时间内我国还是无法提供全面、几乎无缝衔接的精神卫生服务。2007~2017 年，他们继续反复讨论和探索，利用各种机会关注和走访精神疾病患者家庭、调查和分析 COPMI 个案。

2016 年，在四川省绵阳市，借助中国关心下一代工作委员会为留守儿童举办营会活动的契机，北大六院和当地精神卫生中心、西南科技大学教育系及心理服务机构一起，举办了一场专门为 COPMI 设计的营会活动——"绿色飞扬"。这次探索使服务这个群体的困难赤裸裸地暴露了出来。首先就是招生困难，绵阳精神卫生项目办邀请了 200 个孩子，最终只来了不到 30 人：不少家长的拒绝很直接，不愿意参加这种只为精神疾病家庭子女举办的活动、"担心传染"；还有更多的家庭从未有过让孩子外出 5 天参加活动的经历……各种各样的担心和顾虑导致家长们不愿意送孩子来参加活动。此外，营会中组织者的意见也不尽相同：到底要不要和孩子们讨论父母患病的问题？什么样的活动更适合这些孩子？营会活动之后还要为他们做些什么？两次"绿色飞扬"营会的举办过程比预想中困难许多，但是，在营会结束的联欢会上，大家看到了孩子们真实的笑脸，听到了他们的心里话，感受到了生命的力量，坚定了持续探索的决心。同时，也迫切希望找到合适的切入点和合适的干预技术。

二　2017年，起步

（一）德国巴塞尔

北大六院是中国两所世界卫生组织（WHO）的培训研究合作中心之一，每年都与 WHO 有数次交流。686 项目在 WHO 组织的各大学术会议上有过多次交流展示，并被 WHO 推荐向肯尼亚、加纳等第三世界国家分享经验。于欣、马弘等专家曾多次担任 WHO 不同项目的临时顾问。

2017 年，得知北大六院也在开展 COPMI 相关研究，前世界卫生组织精神卫生司司长 Norman Sartorius 教授联系了于欣教授，希望中国能参加欧盟一个有关 COPMI 的学术会议，与国际同行一起更多关注精神疾病预防领域。当年 8 月，马弘和管丽丽赴德国巴塞尔参加了这次 COPMI 学术年会，并被邀请加入学术委员会。他们第一次全面了解了国际同道们关于 COPMI 的研究和服务，第一次向国际同行表态会加强对父母患有精神疾病的中国儿童青少年群体的关注和支持力度，也意识到我国在严重精神障碍预防方面的严重不足。国际同行从 1987 年就开始了对 COMPI 的关注和研究，而我国到 2017 年才有人为这个群体公开发声，从某种意义上来讲，我们的起步比发达国家落后整整 30 年。

（二）公益敲门砖

2007～2017 年，经过反复的调研、进修、论证、学术交流，几乎是“十年磨一剑”，于欣、马弘、管丽丽等人意识到，启动一个为 COPMI 服务的项目已经势在必行了。与传统的纯科研项目相比，这次他们希望向前多走一步，从服务做起，让这些处在困境中的孩子可以直接受益。因为，对 COPMI 的关注如果只停留在社会动员和理论分析层面，就太单薄了。

在中国，建立针对 COPMI 的服务意味着从“零”开始。从技术层面来讲，尽管有很多国际研究成果可循，但基于 COPMI 群体的本土化研究还很缺失。2001 年，芬兰的 Tytti Solantaus 教授借鉴美国预防性家庭干预（Preventive Family Intervention）和荷兰简式干预（Dutch Mini Intervention）研发了以向患精神疾病父母赋能的 Let's Talk about Children（LT，中文直译“让我们聊聊孩子”）干预技术。① 这项技术已经被多个国家引进，但在严重精神障碍患者，诸如精神分裂症患者家庭的使用方面，可供参考的文献极少。

从政策层面来讲，北大六院虽然协助国家卫健委管理严重精神障碍十余年，但工作重点始终放在成年患者身上。因为 COPMI 人群不属于被诊断的患者，受相关法规和政策限制，暂时无法纳入中国现有的严重精神障碍管理

---

① Solantaus, T., et al., “Preventive Interventions in Families with Parental Depression: Children's Psychosocial Symptoms and Prosocial Behaviour,” *European Child and Adolescent Psychiatry*, 2010.

服务体系中。精神科医生尽管知道患者在治疗平稳之后会结婚、生子，但由于缺乏有针对性的早筛早诊工具，同时也无法通过现有的卫生服务系统了解家庭的现况，往往只停留在担心疾病的遗传风险层面，对于如何帮助这些家庭和他们的孩子则心有余而力不足。

为了弥补政府经费不足、COMPI 无法纳入政策管理服务体系、针对非疾病人群 COPMI 的科研课题立项困难等短板，LT 于欣、马弘等人考虑用公益慈善的办法，借鉴其他困境儿童群体的救助经验，发起和动员社会力量，一起“看到”这一长期被忽视的庞大人群——中国超过 600 万的 COPMI,[①] 尤其是其中 230 万未成年 COPMI,[②] 帮助他们构建健康美好的人生。

（三）中国昆明

COPMI 的服务需求时不我待，但是项目的推进却阻力重重。除了资金压力，来自患者和家属的阻力也是项目开展面临的一大难关。强烈的病耻感使得许多家庭将隐瞒视作对孩子的保护，他们担心隐私泄露而被社会歧视，不愿意接受社区服务，更不愿意提及自己的孩子。相较于成年人的焦虑和自责，孩子承受的心理负担更隐秘、幽深而不易察觉。因此，数据不清、问题不明、没有队伍、缺乏方法是几位发起人在介绍和推广 COPMI 项目中时常遭遇的窘况。[③]

2018 年初，经过不断奔走、解释、推演论证，终于点亮“星星之火”——两位患者家属自愿捐款 30 万元，支持为 COPMI 建立服务项目。于欣、马弘、管丽丽开始接触基金会接受善款，同时联系兄弟医院确立试点区域，招募志愿者、建立项目组，为项目起名、设计标识图（LOGO）等。

同年 4 月，在昆明举办的中国医师协会第十四届精神科医师年会（CPA）上，国内首个为严重精神障碍患者家庭及其未成年子女提供公益志

① 十一届全国人大常委会第二十三次会议公开数据，2011 年 10 月。

② 《严重精神障碍患者生育和子女养育情况摸底调查》，CAFF 内部数据，尚未发表。

③ CAFF 项目有关数据均来自实地走访、调研及考察分析。

愿及专业服务的项目 CAFF 花园/Care for Family（关爱家庭）正式启动。世界卫生组织精神卫生司前司长 Norman Sartorius 教授、澳大利亚心理学家 Rose Cuff 和 Brendan O'Hanlon 教授担任国际顾问，与中国精神科医师协会会长王高华教授，CAFF 花园发起人于欣教授、马弘教授，以及何燕玲教授、徐顺生教授、柯晓燕教授等国内精神卫生专家共同为项目揭幕。

在启动会上，CAFF 花园联合全国 9 省市的 10 家精神卫生机构作为首批试点单位，接受来自澳大利亚国际师资团队的培训，系统地学习了如何与患精神疾病的父母谈照顾孩子的话题。这个话题的第一步，就是“记住”——记住他们是患者的同时，也是父母。

（四）科普宣传

为了让更多的人知晓和理解 COPMI 这个群体，CAFF 花园开始了微信公众号的建设。通过多角度的健康教育，为精神障碍患者及家庭、精神卫生工作人员及大众传播精神卫生知识，指导患者及专业人员为 COPMI 提供健康的生活环境，减少社会对于精神疾病的污名化，呼吁对 COPMI 群体的社会关注与支持。

什么是这群孩子最需要的？CAFF 的答案是“陪伴”。在 COPMI 需要的时候，能至少有一个身心健康的成年人，提供用得上的帮助。这个公众号逐渐形成了与 CAFF 理念一样的风格，正如 CAFF 项目标志图所呈现的：花朵为主的配图，寓意在这个花园里每个孩子都是一朵会开放的花朵；更因为生物本身的多样性，才会使花园万紫千红。专业人员和志愿者作为园丁，主要任务是“伴成长，待花开”。

（五）营会活动

CAFF 花园收到的起步捐款 30 万元来自两位患者家庭。参照国外经验，“组织孩子们一起玩”的营会活动成为 CAFF 团队敲开服务大门的尝试。

第一次营会选择了北京奥林匹克森林公园，由奥森夜跑团提供志愿服务，营会口号是“快乐奔跑，健康成长”。组织工作中最困难的就是找到这些孩子，并动员他们来参加营会。各试点单位的精防人员和社区志愿者用了大量的时间和精力，动员自己管理的患者同意孩子来参加活动。活动结束后，孩子们的笑脸感动了所有人。孩子们表示，结识了好朋友，身体得到了锻炼，沟通表达能力得到了提升，看到了“不一样的自己”；家长们也表示发现了孩子的优点，收获了快乐，自己也更理解孩子了。

2018~2019 年，CAFF 营会在各个试点地区相继开跑。

三　2018年，研究探索

（一）科学循证

精神障碍患者家庭表面的拒绝或隐瞒，并不意味着患者家庭真的没有干预需求。医生们在临床上经常遇到手足无措的患病父母，他们不知道该如何向孩子解释自己的疾病，也会因为害怕孩子患病战战兢兢；另一种常见的态度则是“鸵鸟思维”，患者有时也会觉察到孩子身上的变化，却拒绝承认和面对。

研究者认为，精神障碍的代际传递是一系列因素互相作用的结果，其中包括的心理弹性、疾病认知、父母养育、社会支持等社会心理因素是可以后天改变的，如果能为精神障碍患者子女提供认知、行为或心理教育等方面的预防性干预，他们发展出心理问题的风险就会显著降低。如何通过科学思路探索公益活动的发力点，用科学手段阻断严重精神障碍的代际传递，是 CAFF 一直坚持研究的方向。

（二）研究路线

CAFF 将研究路线大致分为两条：直接遗传和间接遗传。直接遗传的研究主要采用影像学和遗传学方法，探索引发精神疾病代际传递的生物学因素。间接遗传主要围绕环境干预开展，包括需求调查、童年不良生活事件评估、目前心理健康水平和认知功能等，以及服务队伍对于服务 COPMI 的认识等。目前已有 18 名研究生围绕 COPMI 开展了相关研究。①

（三）评估工具

及早发现 COPMI 中有患病风险的超高危个体必须有不同的精神科诊断工具，目前，CAFF 正在汉化相关的诊断工具。

（四）干预技术

1. 家庭干预

“让我们聊聊孩子”（Let's Talk about Children，LT）和家庭会谈（Family Talk Intervention，FTI）两项家庭治疗技术在发达国家的 COPMI 干预治疗中已取得明确效果，CAFF 花园正在将这两项技术引入国内，进行本土化调整，并依托线上平台进行应用推广，将精神卫生服务的关注点从患者个人扩展至整个家庭。目前 Let's Talk about Children 的可行性和安全性研究已经进行完毕。

---

① Yao Hao，et al.，“Chinese Mental Health Workers' Family-focused Practices：A Cross-sectional Survey，” *BMC Health Services Research*，2021（1）；Zhou Tianhang，Chen Weiran，et al.，“Children of Parents with Mental Illness in the COVID-19 Pandemic：A Cross-sectional Survey in China，” *Asian Journal of Psychiatry*，2021（64）；Chen Lingling，et al.，“Parenting Experiences of Chinese Mothers Living with a Mental Illness，” *BMC Psychiatry*，2021（1）；Wang Xun，et al.，“Adverse childhood Experiences in Offspring Living with Parental Mental Illness：A Controlled Study from China，” *Journal of Mental Health*，2022：1－10；Chen Lingling，et al.，“Parenting and Family Experiences of Chinese Fathers with Mental Illness，” *Journal of Psychiatric and Mental Health Nursing*，2022，Epub ahead of print；袁艺琳等：《精神分裂症遗传高危人群的脑电失匹配负波及时频特征》，《中国心理卫生杂志》2023 年第 1 期，第 1~7 页；陈冰冰等：《精神障碍患者未成年子女与父母的亲子沟通及相关因素》，《中国心理卫生杂志》2023 年第 6 期，第 449~457 页；Chen Weiran，et al.，“Childhood Experiences and Needs of Offspring Living with Paternal and Maternal Severe Mental Illness：A Retrospective Study in China，” *Asian J Psychiatr*，2023 Mar；81：103449；Zhou Tianhang，Chen Weiran，et al.，“Children of Parents with Mental Illness in the COVID-19 Pandemic：A Cross-sectional Survey in China，” *Asian journal of psychiatry*，2021（64）.

2. 营会干预

为了对营会效果进行评估，CAFF 正在开展这项研究，目前现场部分已经完成。

（五）流调及特殊研究

2020 年新冠疫情暴发以来，CAFF 团队于 2020 年 3 月紧急开展了 6 地区（含武汉）精神疾病患者子女疫情期间需求调查,[①] 2021 年 CAFF 团队承担了国家卫健委疾控局布置的该人群深度调查工作，已完成了 6 万余例患者子女的调查。[②] 为下一步制定国家严重精神障碍预防政策提供了基本数据。

四　2022年，成果初现

（一）获奖情况

2021 年 CAFF 项目荣获中央宣传部、中央文明办等 21 个部门和单位共同组织开展的 2021 年度全国学雷锋志愿服务“四个 100”先进典型最佳志愿服务项目奖（见图 1）。

2019 年，CAFF 项目获北京大学第六医院院长会特别奖。

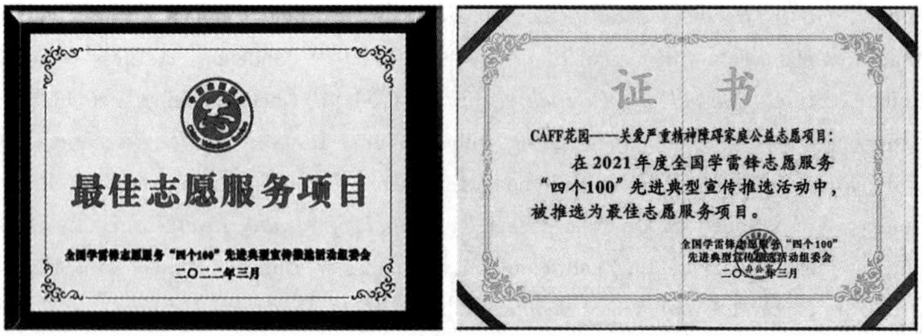
最佳志愿服务项目
二〇二二年三月
证　书
CAFF花园——关爱严重精神障碍家庭公益志愿项目:
在2021年度全国学雷锋志愿服务
“四个100”先进典型宣传推选活动中,
被推选为最佳志愿服务项目。

图 1

① Zhou Tianhang, Chen Weiran, et al., “Children of Parents with Mental Illness in the COVID-19 Pandemic: A Cross-sectional Survey in China,” *Asian Journal of Psychiatry*, vol. 64 (2021).

② 《严重精神障碍患者生育和子女养育情况摸底调查》，CAFF 内部数据，尚未发表。

（二）募捐情况

1. 爱心人士

各界爱心人士的善款超过 70 万元。

2. 爱心企业

日本住友制药集团分别于 2019、2020 和 2022 年向 CAFF 花园捐赠善款，总计 168.5 万元。2021 年大家投资集团捐赠善款 10 万元。西安杨森制药有限公司持续支持 CAFF 花园的宣传资料印刷、爱心礼包和公益画展活动，累计超过 20 万元。

3. 腾讯公益募捐平台

2019 年和 2022 年，CAFF 花园两次参加腾讯 99 公益日活动，两次募集到善款约 41.7 万元（2022 年的“花儿朵朵心理支持”项目还在继续募集中）。

4. 生活物资及学习用品

CAFF 花园先后为考上大学的 COPMI 募集到新电脑 6 台、二手电脑 77 台，配套 U 盘及电脑包，缓解了大学新生上网课的压力。

四年半的时间，CAFF 花园已募集善款及物资 310 余万元，帮助了 1000 多个 COPMI 家庭。

（三）主要活动及效果

1. CAFF 营会

自 2018 年至今，共举办营会 16 次，包括 2019 年在北京举办的国际营会。参与者包括 COPMI、他们的健康照料者和部分患病家长，总计 500 余人次。孩子们在营会中释放情绪，打破隔阂，传递快乐，与伙伴们共同成长。营会效果评估显示：90.6%的营员团队技能增强；83.3%的营员自信心提升；75%的营员知识面拓展；72.9%的营员沟通能力提高；62.5%的营员应对问题的能力提升。

2. 科普宣传

CAFF 花园微信公众号累计订阅近 9000 人，阅读量 10 万余次；CAFF 花园搜狐平台号累计阅读量 49 万余次。

目前的科普专栏主要有两个：养花宝典和花儿故事。

（1）养花宝典包括：

家庭支持：写给患者家庭的子女养育指南；写给孩子的成长伴读。

治疗用药：有关药物治疗的健康教育。

创伤干预：儿童创伤的表现与应对方法；Let's Talk 和 Family Talk 技术简介。

面对疫情：疫情期间的 COPMI 关怀。

（2）花儿故事包括：

花儿朵朵：COPMI 在成长中都经历了怎样的故事？

养花儿人：为人父母的患者在养育孩子的过程中有怎样的挣扎和坚持？

护花使者：精神卫生工作人员在服务 COPMI 家庭中有哪些新知和感触？

3. 花开应有声

2018 年 CAFF 花园集结北京、武汉、厦门等 13 地同步发起万人花卡心声活动，鼓励 COPMI 及家庭成员对彼此表达心声，并将他们的声音传递给更多公众。

2022 年 10 月 10 日精神卫生日到来之际，CAFF 花园联合 11 个试点单位，参加了由中央美术学院、CAFF 花园、北京新阳光慈善基金会、北京金彩艺术图书馆和杨森中国联合举办的“爱有回响”公益画作展览。CAFF 花园作为展览的第三部分“花开应有声”，共收到画作 73 幅，评出了金、银、铜奖和提名奖共 23 名，全部由艺术专家撰写了评语。参与现场展出作品 13 幅。同时，本次画展在网络上进行了人气画作奖评选，将 COPMI 的心声进一步传递给公众，扩大影响。

4. 小熊伴你

COPMI 是家庭暴力行为的高风险受害者，CAFF 在创伤事件发生后，第一时间通过 CAFF 小熊送去温暖，并提供心理支持和帮助。

（四）媒体报道

CAFF 花园在搜狐健康上建有专题链接，接受过人民网直播专访，以及《南方人物周刊》《健康报》《三月风》等媒体的采访和专题报道。

（五）志愿者队伍

目前，CAFF 花园已联合国内 9 个省市的 11 家精神卫生机构，接轨国际师资团队，汇聚爱心企业、爱心人士等社会力量，在北京新阳光慈善基金会设立专项基金，共同开展志愿服务。

至今参加志愿服务的人数已经超过 500 人，总计服务时间超过 5 万小时。志愿者中包括政府公务员、医务人员、教师、社区工作人员和在校学生等。

五　积石成碑，未来可期

（一）蹚过公益之河

CAFF 花园公益项目运行至今，相当于从医疗专业人员转身公益行业，可以说走过的每一步都是摸着石头过河。第一块石头就是态度的调整。特别是我们长期承担国家卫健委严重精神障碍管理治疗项目，熟悉国库经费的申请、使用及管理，对于一个非疾病人群的项目，却完全不知道到哪里去找经费。当我们习惯性向政府伸手时，发现非常困难；当我们转向民间筹资时，甚至不明白大家为什么不给我们捐款。经过了最初被筹款困扰得焦头烂额的阶段后，我们逐渐意识到并且坚信 CAFF 花园是一个非常有意义、非常需要爱心支持的项目。特别是当善款落地、活动真正开展之后，看到孩子们开心的笑脸、兴奋的表情，我们相信，这份为公益事业的初心、投身于精神病学事业的匠心、捐赠者为社会服务的良心，最后都将汇合为爱心，帮助 COPMI 家庭收获幸福。

第二块石头是我们的医师职业和慈善公益组织专业几乎没有交集。最初的时候，我们不明白基金会和民非组织的区别，不明白基金会的级别和管理，也不知道在已有的公益平台上如何申请到项目进行筹款。我们从零起步，一点点学习、一步步走进公益领域。踏过这块石头的过程很艰苦，从最开始联络的白求恩基金会到初次合作的中社基金会，再到现在合作的北京新阳光慈善基金会，我们终于有了自己的专项基金。

（二）走向循证公益之路

如何践行我们的愿景“打破精神疾病的代际传递，使每一个家庭都能成为陪伴孩子成长的花园”，是 CAFF 花园面临的最大一块石头。我们至今还在摸索着跨越，那就是我们的医学职业训练使 CAFF 花园做公益的风格带有较强的研究特点：追求完美，讲究证据，重视伦理，设计仔细，甚至不循证不行动。这样的风格适用于研究，却未必适合需要立即解决问题的公益活动。CAFF 花园初始团队的主要成员是年轻医生和研究生们，在探索过程中辩论时有发生，但也因为这些辩论，使越来越多的研究生愿意投身 CAFF 花园涉及的研究，因为大家追求的共同目标是“提供有循证依据的公益服务”。

在近 5 年的公益服务中，已有 18 名研究生加入，不仅有我们自己的研究生（北京大学医学部），也有和北京大学公共卫生学院和人文学院联合培养的研究生。此外，还有来自美国哈佛大学医学院、哈佛大学公共卫生学院、澳大利亚莫奈什大学的研究生课题，是 CAFF 花园相关的研究或是联合培养。公益筹款之外的研究项目和研究经费也在不断增加。前期的研究结果已经陆续在公益服务中起到了循证指导的作用，但是我们希望的阻断严重精神障碍代际传递的目标，还远没有达到。

前进路上其他的小石头还包括本职工作与公益活动的时间冲突等等，但通过公益活动，使专业人员得以了解这个从未被注意到的群体的特殊需求，实现了伴遗传风险的精神病高危人群的需求调查、专业评估与营会相结合的一揽子工作模式，设计了有针对性的营会手册，探索了开展超高危人群临床诊断评估和干预的早期门诊实践，使越来越多的精神疾病风险儿童青少年得到了早期诊治。

CAFF 花园真正践行了社会主义核心价值观，在将科学研究与社会心理服务紧密结合的路上，希望 CAFF 花园不断提升善款筹措和研究经费获取的能力，把摸着石头过河时摸到的每一块石头，都从一个小里程碑，变为未来精神卫生公益慈善丰碑上的基石。

2022 年底，CAFF 花园明确了自己的五个工作领域：循证研究、心理服务、公众倡导、能力提升和创投发展。也形成了自己宗旨、使命和愿景。

CAFF 花园的宗旨：伴成长，待花开。

CAFF 花园的使命：提供有循证依据的公益服务，关爱有精神障碍患者的家庭。

CAFF 花园的愿景：打破精神疾病的代际传递，使每一个家庭都能成为陪伴孩子成长的花园。

后　记

“健康公益”是一个交叉性概念，更是一个实践性概念。新中国成立以来，特别是伴随着改革开放以来社会组织的不断发展，健康公益在形式、路径、机制、模式等方面开展了多维探索实践。2016 年 10 月，《“健康中国2030”规划纲要》正式出台，因应了居民对健康日益重视以及移动互联网、区块链等先进科技迅猛发展的时代趋势，推动健康公益由公益型模式、健康型模式向融合型模式的新阶段转型。

纸浅事深，健康公益的研究进展要明显落后于实践发展。春江水暖鸭先知，清华大学公益慈善研究院院长王名教授和清华大学万科公共卫生与健康学院、清华大学健康中国研究院尤红教授既熟悉各自行业，又深谙领域理论，都敏锐地察觉到了这一不匹配背后的巨大缺口与历史责任。2021 年 7 月两位学者一拍即合，立即组建团队开展前期研究。经多轮研讨，于 2021 年 10 月 26 日召开线上专家研讨会，清华大学健康中国研究院和清华大学公益慈善研究院正式发起“健康公益”研究项目，将“健康公益蓝皮书”作为其中的重中之重。2022 年 5 月 13 日召开“健康公益项目推进会”，40 多位来自高校院所、社会组织、数据平台、出版机构、相关企业的专家和业界人士出席，推动“健康公益蓝皮书”进入正式轨道。

忆易行难，新生事物的发展总是伴随着跌跌撞撞。概念范畴的界定、逻辑框架的确立、作者队伍的构建、内容质量的把握、资金的筹措安排、田野调查的开展以及一些具体事务的推进等等，无不需要深入细致的、反复的讨论，加之受新冠疫情的影响，披星戴月、面红耳赤、推倒重来甚至退意萌生都是家常便饭。幸得诸位专家、作者以及出版社的担当与投入，历经一年有余，《中国健康公益发展报告（2023）》终于付梓。

报告以“健康公益”概念为统领，从总体状况、多领域发展、多主体实践等方面立体交叉式地进行全覆盖扫描，首次描绘我国健康公益领域的立体图景，以期推广健康公益的概念和理念，丰富健康公益有关研究，为健康公益领域的政策与实践提供借鉴和参考。

作为一份年度报告，下一卷将以专项社会调查的形式，关注“基层健康治理与健康公益”主题，把目光投向广大的乡村医生，关注他们在乡村居民健康治理中的巨大作用与未来发展，以及他们与公益的相向而行。欢迎健康公益领域的各位同人在政策、理论和实践等各个层面积极参与，共同促进我国乡村健康公益的积极发展，为我国健康公益的整体发展探索新的机制和模式！

难能可贵的是，蓝皮书的发起和创作过程也是一个公共空间的构建过程。公共空间首先是物质层面的：疫情之下，清华大学万科公共卫生与健康学院、一墙之隔的清华科技园、风景秀丽的东升八家郊野公园、三才堂写字楼，特别是漫天飘雪的 768 创意产业园，都成为团队讨论与交流的空间。公共空间也是精神层面的：借由此次蓝皮书工作，一个涵盖高校院所、社会组织、行政官员、数据平台、出版机构及企业的健康公益研究与实践网络已初步成型。

唯愿中国的健康公益事业蓬勃发展，唯愿健康公益研究、实践网络与之同呼吸、共命运！

“健康公益蓝皮书”编委会

2023 年 9 月 6 日

Contents

I General Reports

Abstract: This report introduces the concept of health philanthropy, aiming to summarize various private non-profit social public welfare activities dedicated to people's health since the reform and opening up, especially in the past 10 years or so, explore the corresponding public welfare resource allocation, public welfare operation mechanism, public welfare output and corresponding benefit status, reveal some important trends and essential laws embodied in the development of health public welfare, and make an overall judgment on the policies, regulations and systems/institutions that affect and promote the development of health public welfare. Our basic view is that, over the past 40 years, health public welfare has undergone a tortuous development process from bottom-up to top-down in line with China's economic and social development, deepening reform and opening-up, and social transformation, and is roughly equivalent to the process of medical reform. In recent years, with the new health care reform and policy system, health public welfare has been flourishing and innovating and iterating, gradually emerging three main forms that respond to different problems, lead different trends, and are symbiotic and iterating in turn: first, public welfare type of health philanthropy, which is mainly composed of various social organizations, mobilizing social resources, and helping the disadvantaged groups as the main mission; second, healthy type of health philanthropy, which is mainly composed of non-profit medical institutions and urban and rural communities, and is mainly characterized by the construction and sharing of common treatment by multiple subjects, and promotes general health as the main mission; Third, Fusion type of health philanthropic, which is along with the development and application of new technologies such as the Internet and big data, there are integrated health and public welfare, rich in social innovation and with health public welfare as its main mission.

Based on a clear definition of the basic concept of health philanthropy, this report analyzes the evolution and development of health public welfare in three main stages from a historical perspective, explores the current situation and main features of health philanthropy in terms of resource allocation, operation mechanism, output and benefits based on case studies, summarizes some important trends in the development of health public welfare on the basis of empirical evidence, and finally puts forward corresponding policy judgments and recommendations.

Keywords: Health Philanthropy; Health Care System Reform; Institutional Support

B.2 Status and Trends of Health Philanthropy in the Perspective of Big Data Analytics

Wang Ming, Han Xi, Tao Ze and Zhang Bilin / 034

Abstract: Based on big data, the report analyzes the organizations, projects and resources invested in the public health welfare field, and provides a systematic, structured and intuitive presentation of public health welfare. The report analyzes the characteristics of foundations and public welfare project expenditures of foundations in public health welfare field, and analyzes the public donations of public health welfare projects in Tencent 99 Public Welfare Day in 2021. As the first industry data analysis study in the public health welfare field, the report initially proposes a classification system for the public health welfare field and the main topics of public welfare projects covered.

Keywords: Public Health Welfare; Social Organization; Public Welfare Project; Tencent 99 Public Welfare Day

Ⅱ Special Reports

B.3 Report on the Development of Children and Adolescent Mental Health and Public Welfare Organizations

Abstract: Children and adolescent mental health has become a major public health issue in China, attracting increasing attention. The role of public welfare organizations in this field is becoming increasingly important. This paper introduces four major sections: the current status of children and adolescent mental health in China, relevant measures in the public welfare field, the overall development of public welfare projects, and prospects for combining with public welfare organizations. Through this elaboration, we aim to summarize and prospect the existing development status of children and adolescent mental health in China from the perspective of public welfare. Our objective is to raise social awareness of children and adolescent mental health issues and to call for more social organizations to actively join public welfare organizations in caring for the mental health problems of children and adolescents, thus creating a harmonious and healthy society.

Keywords: Children and Adolescents; Mental Health; Public Welfare Organizations

B.4 Rehabilitation of the Disabled in China Accompanied with Health Public Welfare

Abstract: By investigating through the initial and developmental stages, this report proposes that the rehabilitation of the disabled in China is a process accompanied with health public welfare, which is considered as an important force; analyzes the characteristics of different types of social organizations involved in the practice of disability rehabilitation; explores the mechanism of supply, cultivation, and supervision for social organizations practicing in the rehabilitation of the disabled; and finally discusses how social organizations can better practice in the rehabilitation of the disabled.

Keywords: Rehabilitation of the Disabled; Health Public Welfare; Social Organizations; Social Organizations Helping Disabilities

B.5 The Development of Health Philanthropy and Health Social Work in Medical Institutions

Abstract: Based on a literature study of the philanthropic development model of health social work at home and abroad, a data study of philanthropy projects conducted by medical institutions in mainland China, and a survey study of philanthropy in the development of health social work in Beijing, this paper proposes that health social work is a new field of professional social work in the new era of the health system that provides health literacy and health condition for the whole population with the goal of promoting social equity. As a professional medium for health welfare transmission, health social workers promote the development of philanthropy for health through planning, implementing and continuously improving health philanthropy projects, as well as promoting health philanthropy publicity and policies. To address the problems of lack of specialists, imperfect policies, and low social awareness level in the development of health social work, this paper proposes to build a health social worker competency model based on role analysis to promote the cultivation of specialists based on the "trinity" of value shaping, competence training and knowledge transfer. The paper also proposes to clarify the policies related to the functions and positions of health social work in medical institutions through multi-party collaboration, and to enhance social awareness by strengthening the training of health philanthropy and health social work concepts internally and telling the story of health social workers externally.

Keywords: Medical Institutions; Health Public Welfare; Health Social Work

Abstract: This article will sort out and review the development process of hospice care, and find the institutional and cultural foundation for the development of China's hospice care industry. In the process of exploring the development model of hospice care services, this article finds that hospice care has become the key to levering dying life, the dying life who were taken care of has become a "public space" where multiple entities can intervene in an orderly manner. In the process of hospice care, they not only fulfill their professional treatment, but also complete "life reeducation" time and time again. The specific practices and concepts presented in current hospice care have important enlightening significance and value for the future policies and policies related to hospice care and healthcare in China.

Keywords: Hospice Care; "Public Space"; "Life Reeducation"

Abstract: The health public welfare model in an ageing society is gradually shifting from the traditional public welfare model of "targeted dissemination, targeted fundraising, and targeted assistance" to the emerging model of "public welfare for the whole population, convenient public welfare, and fingertip public welfare". The development of health public welfare in an ageing society is supported by the theory of empathy, bounded rationality and altruism, and social preference. The health public welfare in an ageing society presents a public welfare pattern where everything is possible, with characteristics of integrity, long-term nature, and fundamental nature. Its main body presentscharacteristics such as popularization and youthfulness, multi subjectivity, and cooperation. Using the ROCCIPI framework of systems engineering to analyze problems in the development of health public welfare in an ageing society, mainly including the rule system of public welfare health policies and laws for health public welfare in an ageing society is not perfect, the premise for the healthy development of health public welfare in an ageing society has not been fully prepared, the concept of health public welfare communication in an ageing society is still relatively unfamiliar among various subjects, the level of public participation in health public welfare of ageing society is relatively low, and the social credibility of public welfare for the health of ageing society urgently needs to be reshaped. In addition, it is called for the establishment and implementation of a public welfare ecosystem strategy, with the theme of a new social public welfare ecosystem that is Co-created and Co-existing among multiple entities as the development of health public welfare in ageing society. The dual concepts of "people-oriented", "rational public welfare", and "promoting oneself and others", "emotional public welfare", are sustainable cores of health public welfare, in order to promote the sustainable development of health public welfare in an ageing society.

Keywords: Ageing Society; Healthy Public Welfare Ecology; Sustainable Development

B.8　Report on the Development of the Medical Insurance System Promoted by Serious Illness Assistance　*Wang Haiyi* / 195

Abstract: Establishing and improving the multi-level medical security system is the committed goal of China's medical security system. As an important part of the multi-level medical insurance system, the development of online serious illness assistance reflects the development orientation of health philanthropy in promoting the development of medical security system. Specifically, online serious illness assistance has promoted the improvement of the medical security system in terms of broadening financing channels, playing a complementary role, improving fairness, and promoting the effective integration of the medical security system. However, there are still issues with unclear developing ideas, inadequate supervision, and poor connectivity in current online serious illness assistance. It is necessary to take measures in three aspects: regulating online serious illness assistance platforms, making effort to effective alignment with other medical security systems, and exploring effective cooperation ways to achieve a standardized, collaborative and efficient medical security system.

Keywords: Serious Illness Assistance; Multi-level Medical Security System; Health Public Welfare; Charitable Medical Assistance

B.9　Social Organizations' Participation in Medical Assistance: Current Situation, Mode and Prospect

—An Example of the "United Love Project" from Shenzhen Henghui Charity Foundation

Shenzhen Henghui Charity Foundation / 218

Abstract: The social organizations who participating in medical assistance, should be driven by the demand of the service objects, follow the policy guidance, reinforce the communication and cooperation with the government.

Simultaneously, the social organizations should be able to design and improve the public welfare projects scientifically, link social resources extensively, and strive to establish an elaborate social support system for the service objects. In this article, "United Love Project", a medical assistance project for children with leukemia of Shenzhen Henghui Charity Foundation, is taken as a case to study and discuss the relevant issues in the process of social organizations' participation in medical assistance. Also, this case study is to analyze feasible paths and empirical methods for social organizations' systematic participation in medical assistance, and to provide references for improving the efficiency of social resource allocation and the system of social organization' s participation in medical assistance projects.

Keywords: Health China; Health Public Welfare; Medical Assistance Social Organizations; "United Love Project"

Abstract: The COVID-19 is a major infectious epidemic and public health emergency with the fastest transmission speed, the widest infection range and the most difficult prevention and control in human history. During the COVID-19 pandemic, social organizations, charities, caring enterprises and people related to health public welfare actively participated in the prevention and control of the epidemic, making due contributions to address the urgent need of local governments and medical and health institutions to overcome the shortage of protective supplies and medical equipment at the initial stage of the epidemic, which achieved good social benefits. However, it should be noted that the operation of health public welfare organizations is mainly based on the normalized management of public welfare projects. Public health emergency welfare projects still need to be strengthened, and the institutional mechanism for health public welfare organizations to participate in the public health emergency needs to be improved. Taking the prevention and control of COVID-19 as an example, this paper expounds on the position, role and practice of health public welfare organizations in handling public health emergencies, analyzes the problems and challenges faced by these organizations during the COVID-19 pandemic outbreak, and discusses the coping strategies of health public welfare in the post-epidemic era.

Keywords: COVID-19; Health Public Welfare; Public Health Emergency; Emergency Management

B.11 CSOs Going Global: The Practice of Internationalizing Healthcare NPOs

Huang Haoming / 253

Abstract: Studies show Chinese civil society organizations (CSOs) in health and public welfare has been strengthening its professional participation in international cooperation under "going global" strategy in the past 10 years. The joint actions and cooperation between health and public welfare CSOs and all sectors of society have been fruitful. Local CSOs have become a new force for CSOs to going global, and the international influence of public welfare CSOs going out has also been highlighted. The CPC, the government and all sectors of society attach importance to CSOs going global, which provides best chance for its engagement. This report puts forward how to promote the all-round crossing the boundary of Chinese CSOs in the next five years.

Keywords: Health Public Welfare; Civil Society Organizations (CSOs) Going Global; Internationalization Policy Suggestion

Ⅲ Case Studies

Abstract: At present, the number of foundations participating in the field of health public welfare in China is showing a rapid growth trend, how to maximize the role of foundations in national governance and building a healthy China has become a new proposition facing the government, foundations and the whole society. This report comprehensively analyzes the current situation and existing problems in the field of health public welfare in China. Combined with the public welfare practices of the Beijing Bethune Charitable Foundation, the internal governance, external cooperation, resource mobilization, public welfare practice, party building and cultural construction of the foundation are deeply analyzed under the new situation, and the prospects for the future development of the health public welfare are made. It is hoped that the health public welfare practice and exploration of the foundation will contribute to the construction of a healthy China and promote the development of Chinese public welfare and philanthropy.

Keywords: Healthy China; Beijing Bethune Charitable Foundation; Health Public Welfare

Abstract: Out of hospital cardiac arrest (OHCA) is a major public health challenge in China, Public Access Defibrillation (PAD) and bystander cardiopulmonary resuscitation (CPR) play a key role in saving lives. In 2015, the Shenzhen CPR Promotion Association was established and began related public welfare promotion. The Association set up an emergency training center to carry out social CPR popularization lectures and first aid qualification certification training. *The Community CPR and PAD Promotion Progame* was supported by government and implemented in schools, communities, enterprises and institutions. The trainees saved two people, including the first case saved by PAD recorded by video in Chinese Mainland. The concept of *LIFE IS HOW/Saving lives like fighting fires* has been widely disseminated. Shenzhen government promoted PAD Since 2017. To date, Shenzhen has the highest AED coverage and OHCA survivals in China.

Keywords: Out of Hospital Cardiac Arrest; Public Access Defibrillation; Bystander CPR; Health Public Welfare

B.14 The Practice and Exploration of Health Public Welfare Helping the Construction of Healthy Villages

—Take "Medical Assistance and Development Project" of Han Hong Foundation as an Example

Han Hong Love Charity Foundation, Wang Zengjuan / 314

Abstract: This Report takes the medical assistance and development project of Han Hong Foundation as an example, summarizes its practice and exploration in helping rural medical development and promoting health equity, and extracts a systematic solution with "hardware support + capacity improvement + social service" as the core model. Finally, it puts forward some specific countermeasures, such as increasing the resource inclination of health public undertakings, focusing on improving the medical and health service ability of township hospitals and strengthening the training of grassroots medical personnel.

Keywords: Health Public Welfare; Rural Medical Care; Health Equity; Han Hong Foundation

Abstract: At present, China's society is actively promoting the digital process, as an opportunity, based on the digital psychological platform of psychiatric psychological services model gradually developed, become an important part of the current health field, this report first analyzes the social burden of psychiatric psychological problems and the current situation of psychiatric psychological problems in the context of the covid - 19 epidemic, and then introduces the specific functions, development history and status of digital psychological platforms in the health field, clarifies the positive role played by digital psychological platforms in the health field, and takes the good mood platform as an example to discuss the digital mental psychological service model in the health public welfare practice.

Keywords: Digital Psycho-psychological Service Model; Health Public Welfare Practice; Hao Xinqing Platform

Abstract: Food education, that is, food education and education through food. Through food education and the education of moral, intellectual, physical, aesthetic and social skills that permeate it, children and adolescents can have a healthy body and mind, a sound personality and the skills needed to adapt to society, and be the masters of a healthy and happy life. To this end, the "Food Education" promotion project has been promoting food education in schools for 10 years, establishing model schools for food education, writing teaching materials for food education in elementary school and kindergartens, creating model districts (counties) for food education, holding national food education industry conferences, and building a national food education exchange platform to bring the concept and knowledge of food education and health, health information and methods to schools, teachers and students, and to thousands of families. teachers and students, to thousands of families, and to promote the health of teachers and students, campus health, family health, and Chinese health.

Keywords: Food Education; Food Education Promotion Plan Project; Health Public Welfare

B.17 Case Study of NPOs in Medical Research Funding

Abstract: The essence of funding medical research is to nurture and invest in researchers whereas the process is often expensive and time-consuming. The high level of uncertainty about the returns on funding forces both the public sector and the market sector to compromise with vested interests, thereby sacrificing some great but challenging ideas. However, the non-profit sector can make up for such issue through philanthropic fundings. The philanthropic model of directing public donation to support medical research can be described as "solving the social problem in a social way". Through the case study of three successful non-profit organizations in Europe, we summarized the main features of philanthropic funding of medical research as following: (1) prioritize talent, (2) encourage participation, (3) value the minority needs, (4) focus more on the financial management. And we hope that this case study will contribute to promote similar practices in China.

Keywords: NPOs; Medical Research Funding; Case

Abstract: The Care for Family (CAFF) Project was jointly initiated by Dr. Xin Yu, Hong Ma, and Lili Guan from Peking University Sixth Hospital in 2017. It is the first public project in China to provide services for patients with mental disorders and their families, especially their dependent children. Currently, a special fund has been established at the Beijing New Sunshine Charity Foundation. With aim of breaking the intergenerational transmission of mental disorder, CAFF is committed to provide evidence-based public welfare services for patients, their family members and children.

Keywords: Mental Disorders Prevention and Control System; COPMI; CAFF

皮 书

智库成果出版与传播平台

皮书定义

皮书是对中国与世界发展状况和热点问题进行年度监测，以专业的角度、专家的视野和实证研究方法，针对某一领域或区域现状与发展态势展开分析和预测，具备前沿性、原创性、实证性、连续性、时效性等特点的公开出版物，由一系列权威研究报告组成。

皮书作者

皮书系列报告作者以国内外一流研究机构、知名高校等重点智库的研究人员为主，多为相关领域一流专家学者，他们的观点代表了当下学界对中国与世界的现实和未来最高水平的解读与分析。截至2022年底，皮书研创机构逾千家，报告作者累计超过10万人。

皮书荣誉

皮书作为中国社会科学院基础理论研究与应用对策研究融合发展的代表性成果，不仅是哲学社会科学工作者服务中国特色社会主义现代化建设的重要成果，更是助力中国特色新型智库建设、构建中国特色哲学社会科学“三大体系”的重要平台。皮书系列先后被列入“十二五”“十三五”“十四五”时期国家重点出版物出版专项规划项目；2013~2023年，重点皮书列入中国社会科学院国家哲学社会科学创新工程项目。

基本子库
SUB DATABASE

中国社会发展数据库（下设 12 个专题子库）

紧扣人口、政治、外交、法律、教育、医疗卫生、资源环境等 12 个社会发展领域的前沿和热点，全面整合专业著作、智库报告、学术资讯、调研数据等类型资源，帮助用户追踪中国社会发展动态、研究社会发展战略与政策、了解社会热点问题、分析社会发展趋势。

中国经济发展数据库（下设 12 专题子库）

内容涵盖宏观经济、产业经济、工业经济、农业经济、财政金融、房地产经济、城市经济、商业贸易等12个重点经济领域，为把握经济运行态势、洞察经济发展规律、研判经济发展趋势、进行经济调控决策提供参考和依据。

中国行业发展数据库（下设 17 个专题子库）

以中国国民经济行业分类为依据，覆盖金融业、旅游业、交通运输业、能源矿产业、制造业等 100 多个行业，跟踪分析国民经济相关行业市场运行状况和政策导向，汇集行业发展前沿资讯，为投资、从业及各种经济决策提供理论支撑和实践指导。

中国区域发展数据库（下设 4 个专题子库）

对中国特定区域内的经济、社会、文化等领域现状与发展情况进行深度分析和预测，涉及省级行政区、城市群、城市、农村等不同维度，研究层级至县及县以下行政区，为学者研究地方经济社会宏观态势、经验模式、发展案例提供支撑，为地方政府决策提供参考。

中国文化传媒数据库（下设 18 个专题子库）

内容覆盖文化产业、新闻传播、电影娱乐、文学艺术、群众文化、图书情报等 18 个重点研究领域，聚焦文化传媒领域发展前沿、热点话题、行业实践，服务用户的教学科研、文化投资、企业规划等需要。

世界经济与国际关系数据库（下设 6 个专题子库）

整合世界经济、国际政治、世界文化与科技、全球性问题、国际组织与国际法、区域研究 6 大领域研究成果，对世界经济形势、国际形势进行连续性深度分析，对年度热点问题进行专题解读，为研判全球发展趋势提供事实和数据支持。